乳腺和妇科肿瘤
放疗规范和靶区定义

主　编　王维虎

副主编　铁　剑　李小凡

编　者　（按姓氏笔画排序）

王维虎（北京大学肿瘤医院）

尤　静（北京大学肿瘤医院）

邓　玮（北京大学肿瘤医院）

古小旋（北京大学肿瘤医院）

石　晨（北京大学肿瘤医院）

申军岳（北京大学肿瘤医院）

杜荣旭（北京大学肿瘤医院）

李小凡（北京大学肿瘤医院）

张丝媛（北京大学肿瘤医院）

国畅廓（北京大学肿瘤医院）

赵雨婷（北京大学肿瘤医院）

袁一迪（北京大学肿瘤医院）

铁　剑（北京大学肿瘤医院）

高维娇（北京大学肿瘤医院）

黄　州（北京大学肿瘤医院）

人民卫生出版社

·北京·

图书在版编目（CIP）数据

乳腺和妇科肿瘤放疗规范和靶区定义 / 王维虎主编
. —北京：人民卫生出版社，2024.4
ISBN 978-7-117-36089-0

Ⅰ.①乳…　Ⅱ.①王…　Ⅲ.①乳腺肿瘤 — 放射疗法②
妇科病 — 肿瘤 — 放射疗法　Ⅳ.①R737.05

中国国家版本馆 CIP 数据核字（2024）第 064456 号

人卫智网	**www.ipmph.com**	医学教育、学术、考试、健康， 购书智慧智能综合服务平台
人卫官网	**www.pmph.com**	人卫官方资讯发布平台

乳腺和妇科肿瘤放疗规范和靶区定义
Ruxian he Fuke Zhongliu Fangliao Guifan he Baqu Dingyi

主　　编：王维虎
出版发行：人民卫生出版社（中继线 010-59780011）
地　　址：北京市朝阳区潘家园南里 19 号
邮　　编：100021
E - mail：pmph @ pmph.com
购书热线：010-59787592　010-59787584　010-65264830
印　　刷：北京瑞禾彩色印刷有限公司
经　　销：新华书店
开　　本：787 × 1092　1/16　　印张：18.5
字　　数：404 千字
版　　次：2024 年 4 月第 1 版
印　　次：2024 年 5 月第 1 次印刷
标准书号：ISBN 978-7-117-36089-0
定　　价：159.00 元

打击盗版举报电话：010-59787491　E-mail：WQ @ pmph.com
质量问题联系电话：010-59787234　E-mail：zhiliang @ pmph.com
数字融合服务电话：4001118166　　E-mail：zengzhi @ pmph.com

序

　　乳腺癌和妇科肿瘤是威胁全球女性健康的常见恶性肿瘤,2020年乳腺癌新增病例首次超过肺癌,成为"全球第一大癌症",宫颈癌和子宫内膜癌始终占据妇科肿瘤发病人数的前两位,阴道癌和外阴癌虽然相对少见,但放疗发挥了重要作用。本书从放射治疗专业的临床实际出发,选择了女性特有或女性占绝大多数的五种恶性肿瘤,为学习和从事相关专业的人员打开快速了解并掌握放疗相关知识的一扇"大门"。放射治疗在乳腺癌和妇科肿瘤的综合治疗中起着举足轻重的作用,广泛应用于根治性治疗、术后术前治疗及姑息治疗等。其中,精确放疗及相关新技术在提高肿瘤控制率、延长患者生存和改善生活质量方面展现出令人瞩目的前景。

　　由北京大学肿瘤医院放疗科主编的《乳腺和妇科肿瘤放疗规范和靶区定义》一书,立足于乳腺癌及妇科肿瘤放疗领域的国际和国内的临床指南、专家共识,以及大量经典临床研究,结合最新研究进展和治疗手段,全面、系统地介绍了乳腺癌及妇科肿瘤放疗的循证医学证据,并对放疗流程及实践进行了归纳总结。同时,每章均配有典型病例,并进行了靶区定义的说明及示例,将理论融入实践,是一本新颖而又实用的放射肿瘤学工具书。

　　乳腺癌及妇科肿瘤放疗事业的发展任重而道远,希望以本书为桥梁,引导肿瘤学专业的医师,尤其放射肿瘤学临床医师及相关医学生,灵活掌握乳腺癌及妇科肿瘤的放疗规范,深入理解靶区定义的内涵,夯实专业理论基础,提高临床实践水平,进一步提升我国女性恶性肿瘤规范治疗水平,进而提高疗效、减轻不良反应、提高生活质量。相信本书将为促进肿瘤规范化治疗及推动我国放射肿瘤学事业增添新的光彩。

余子豪

中国医学科学院肿瘤医院

2024 年 1 月

前 言

为了响应国家卫生健康委《"十四五"卫生健康人才发展规划》，进一步提高医疗卫生行业人才专业素质和能力，北京大学肿瘤医院放疗科启动了《乳腺和妇科肿瘤放疗规范和靶区定义》一书的编纂工作，历时一年两个月完稿。

本书主要着眼于女性恶性肿瘤放疗相关内容，共五章，第一章为乳腺癌，后四章为妇科肿瘤，依次为宫颈癌、子宫内膜癌、阴道癌和外阴癌。考虑到本书的定位主要为放射肿瘤学临床医师的工具书，我们着重对放疗相关的临床研究进行了详细阐述，力求做到"知其然并知其所以然"。同时，我们从临床实际常见问题出发，字斟句酌，反复讨论，梳理出乳腺癌及妇科肿瘤放疗的发展脉络，归纳总结经典的临床试验结果，汇集名家评述，深入浅出，系统地介绍了乳腺癌和妇科肿瘤的治疗规范，特别是全方位介绍了放疗相关细节，让读者深入理解临床研究的精髓，读懂并领会临床指南推荐的真正涵义，从而熟练掌握放疗的适应证，达到疗效和安全性的良好结合。同时，我们在每一章都加入了放疗流程及实践，在前文总结相关临床研究结果的基础上，模拟临床实际流程，围绕如何在合适的时机选择放疗、如何勾画放疗靶区等内容进行归纳总结，力求条理清晰，突出实用性。此外，我们精心挑选了多个典型病例，以图谱形式生动地展示靶区勾画范围和正常组织器官的勾画方法，为临床医师更好地进行临床实践提供翔实的参考。

本书的两大特点：一是以丰富的实际图例形式说明靶区勾画范围，展示勾画细节，提供实例诊疗参考；二是尽量以简明清晰的表格形式介绍研究内容，总结研究结果，阐述靶区范围和剂量的依据。希望通过图文结合的形式，形象地为读者阐述复杂的临床实践问题。

本书在编写过程中，得到了余子豪教授的极大帮助和支持，同时每一位参与编写和讨论的人员都兢兢业业、一丝不苟，保质保量完成了撰写和校正，在此表示衷心的感谢！

由于新的治疗证据的不断涌现和编者水平所限，书中难免存在不妥之处，希望广大读者在阅读过程中将发现的问题反馈给我们，以便不断改进。

王维虎　铁　剑　李小凡
2024 年 1 月

目 录

乳腺癌是女性最常见的恶性肿瘤。2015年我国女性新发乳腺癌病例数约为26.86万例,位居女性恶性肿瘤发病的第一位,同时乳腺癌也是我国45岁以下女性癌症死亡的主要原因。世界卫生组织国际癌症研究机构(International Agency for Research on Cancer,IARC)发布的全球最新癌症数据显示:2020年乳腺癌新增病例达226万例,首次超过肺癌,成为"全球第一大癌症";2020年乳腺癌死亡病例达68万例,占癌症死亡的6.9%,位居女性癌症死亡的第一位。2020年我国乳腺癌新增病例为42万例,位居女性新发癌症的第一位、女性癌症死亡的第四位。

第一章
乳腺癌

第一节
乳腺癌改良根治术后的放疗

一、腋窝淋巴结转移 ≥ 4 枚和／或 T3~4 患者的放疗

随着肿瘤治疗理念的进步,乳腺癌的治疗由以外科为主的模式转变为多学科协作的综合治疗,但外科手术仍是非Ⅳ期乳腺癌的主要治疗手段。乳腺癌根治切除术(Halsted 根治术)始于 1894 年,现在已极少应用。手术范围是切除整个乳房,同时切除胸大肌、胸小肌及其筋膜,以及腋窝和锁骨下所有的脂肪及淋巴组织。20 世纪 50 年代发展起来的改良根治术,在既往乳腺癌根治术基础上保留胸大肌和胸小肌,是目前我国乳腺癌治疗的主要手术方式之一。

放疗是乳腺癌综合治疗中的重要组成部分,是预防乳腺癌复发并改善生存的最有效手段之一。随着乳腺癌治疗策略的转变与更新,乳腺癌改良根治术后放射治疗的作用也出现了新的变化。

早在 20 世纪 50 年代,研究者对改良根治术后放疗在乳腺癌治疗中的作用进行了分析,认为术后放疗可以降低局部区域复发但不改善总生存。然而大部分研究中纳入的患者并没有经过复发风险的筛选,且未接受术后全身治疗,加上放疗技术的不足,使得患者无法从辅助放疗中得到生存获益。20 世纪 70 年代以来,术后化疗成为乳腺癌高危复发患者的标准治疗方案。基于此,在辅助化疗的基础上,研究者对术后放疗改善乳腺癌生存的价值进行了更进一步的探索。

1978 年加拿大 British Columbia 乳腺癌研究组开始在有腋窝淋巴结转移的乳腺癌患者中进行术后化疗联合放疗的研究。研究纳入了 1979 年 1 月至 1986 年 12 月间,临床分期为Ⅰ~Ⅱ期接受改良根治术后有腋窝淋巴结转移的绝经前女性乳腺癌患者 318 例。患者随机分为术后化疗联合局部区域放疗组(164 例)和单纯术后化疗组(154 例)。化疗方案为环磷酰胺＋氨甲蝶呤＋氟尿嘧啶(cyclophosphamide+methotrexate+fluorouracil, CMF);放疗在第 4 周期和第 5 周期化疗之间进行,放射源采用 ^{60} 钴(^{60}Co),放疗范围包括胸壁及腋窝＋锁骨上＋内乳淋巴引流区,放疗剂量为 37.5Gy/16f。研究终点包括乳腺癌复发(包括局部区域复发和／或远处转移)、无病生存(disease-free survival, DFS)、乳腺癌特异性死亡、乳腺癌特异性生存(breast cancer-specific survival, BCSS)以及总生存(overall survival, OS),局部区域复发(locoregional recurrence, LRR)定义为以同侧胸壁或腋窝、锁骨上、内乳淋巴结复发为首发事件。入组患者腋窝淋巴结清扫的平均数目为 11 枚。15 年的随访结果显示,相较于单纯术后化疗,术后放疗降低了 33% 的乳腺癌复发($P=0.007$)和 29% 的乳腺癌特异性死亡($P=0.05$),但是 OS 改善的差异并未达到统计学意义($P=0.07$)。2005 年更新的该研究 20 年的随访结果发现,与单纯术后化疗相比,术后放疗显著降低了局部区域复发率(28% vs 10%),提高了

无局部区域复发生存率(74% vs 90%,相对危险度［relative risk,RR］0.36,*P*=0.002)、无远处转移生存率(31% vs 48%,*RR* 0.66,*P*=0.004)、BCSS(38% vs 53%,*RR* 0.67,*P*=0.008)以及 OS(37% vs 47%,*RR* 0.73,*P*=0.03)。毒副作用方面,单纯化疗组及化疗联合放疗组的心血管病死亡率、需要医疗干预的上臂水肿率分别为 0.6% vs 1.8%(*P*=0.622)、0.6% vs 3.7%(*P*=0.122),差异均未达到统计学意义。对比术后放疗带来的局部区域控制及生存获益,放疗引起的远期毒副作用是可以接受的。

1982 年起,丹麦乳腺癌协作组(Danish Breast Cancer Cooperative Group,DBCG)对辅助放疗在高危乳腺癌患者中的应用价值进行了系列研究。DBCG 82b 研究纳入了接受改良根治术的绝经前高危乳腺癌患者 1 708 例,高危定义为至少满足一项下列条件:有腋窝淋巴结转移、肿瘤大于 5cm 以及肿瘤侵犯皮肤或胸肌筋膜。患者随机分为辅助化疗联合放疗组(852 例)和单纯辅助化疗组(856 例),化疗方案为 CMF,辅助放疗在第 1 周期化疗后进行。放疗范围包括胸壁及锁骨上/下区+腋窝+内乳淋巴引流区,放疗剂量为 50Gy/25f 或 48Gy/22f,绝大部分患者采用直线加速器治疗。研究终点包括 LRR、DFS 及 OS。局部区域复发定义为出现在同侧胸壁或腋窝、锁骨上/下区的复发(无论是否合并远处转移)。中位随访 114 个月的结果发现 LRR 随着肿瘤最大径的增大(<21mm,21~50mm,>50mm)、腋窝淋巴结转移数目的增多(0 枚,1~3 枚,>3 枚)而逐渐升高。与单纯化疗组相比,辅助放疗降低了 LRR(32% vs 9%,*P*<0.001),改善了 10 年 DFS(34% vs 48%,*P*<0.001)及 OS(45% vs 54%,*P*<0.001)。DBCG 82c 研究纳入了绝经后的高危乳腺癌患者 1 375 例,高危定义同 DBCG 82b 研究。患者随机分为术后放疗+他莫昔芬组(686 例)和单纯他莫昔芬组(689例)。术后放疗范围及剂量与 DBCG 82b 研究一致,放疗期间不停用他莫昔芬。中位随访 123 个月的结果发现,对比单纯他莫昔芬治疗组,术后放疗+他莫昔芬组降低了 LRR(35% vs 8%,*P*<0.001),改善了 10 年 DFS(24% vs 36%,*P*<0.001)及 OS(36% vs 45%,*P*=0.03)。与 DBCG 82b 研究一样,放疗组 10 年 OS 获益达 9%。2006 年 DBCG 82b 及 82c 研究更新的 18 年随访数据显示,相较于无术后放疗者,术后放疗降低了 LRR(49% vs 14%,*RR* 0.23,*P*<0.001)及远处转移率(64% vs 53%,*RR* 0.78,*P*<0.001)。远期毒副作用方面,单纯术后化疗或内分泌治疗与术后化疗/内分泌治疗+放疗的淋巴水肿和有症状的肩关节活动障碍发生率分别为 3% vs 14%(*P* 值未达到统计学意义),2% vs 17%(*P*=0.001)。

虽然以上研究因为腋窝淋巴结清扫不充分(DBCG 82b 及 82c 研究淋巴结平均切除数目 7 枚)、全身治疗不充分、未放疗组较高的复发率(对比同时期未接受术后放疗研究结果,详见下文)等受到一定质疑,但以上前瞻性研究结果的发表确立了辅助放疗在有淋巴结转移及 T3、T4 的高危复发乳腺癌患者中的意义:应用化疗和/或内分泌治疗等全身辅助治疗的基础上,辅助放疗可以明显降低局部和区域淋巴结的复发,并提高高危乳腺癌患者的生存。

同时期美国东部肿瘤协作组(Eastern Cooperative Oncology Group,ECOG)开展的系列研究纳入了改良根治术后仅接受 CMF 方案化疗 ± 他莫昔芬内分泌治疗且未接受辅助放疗的有腋窝淋巴结转移的乳腺癌患者 2 016 例,平均腋窝淋巴结清扫数目为 15 枚。1999年 Recht 等发表的 ECOG 系列研究 10 年局部区域复发情况显示,腋窝淋巴结转移 1~3 枚及腋窝淋巴结转移 ≥4 枚患者的 10 年 LRR 分别为 12.9% 及 28.7%。多因素分析发现,腋窝淋巴结平均清扫数目的降低及腋窝淋巴结转移数目的增多,会增加局部区域复发风险。同时期美国安德森癌症中心(MD Anderson Cancer Center)的系列研究纳入了改良根治术后接受含蒽环类方案化疗 ± 他莫昔芬内分泌治疗且未接受辅助放疗的 Ⅱ~ⅢA 期乳腺癌患者 1 031 例,平均腋窝淋巴结清扫数目为 17 枚。2000 年 Katz 等发表的中位随访 116 个月的结果显示,腋窝淋巴结转移 1~3 枚、4~9 枚及 ≥10 枚患者的 10 年 LRR 分别为 10%、21% 及 22%(P<0.000 1),腋窝淋巴结清扫数目 <10 枚及淋巴结包膜外侵犯 ≥2mm 等危险因素会增加 10 年局部区域复发风险(均超过 20%)。美国乳腺与肠道外科辅助治疗研究组(National Surgical Adjuvant Breast and Bowel Project,NSABP)的系列临床研究则纳入了1984 年至 1994 年间改良根治术后接受含蒽环类方案化疗 ± 他莫昔芬内分泌治疗且未接受辅助放疗的乳腺癌患者 5 758 例,平均腋窝淋巴结清扫数目为 16 枚。2004 年 Taghian 等发表的 10 年复发情况显示,腋窝淋巴结转移 1~3 枚、4~9 枚及 ≥10 枚患者的 10 年 LRR分别为 13.0%、24.4% 及 31.9%(P<0.000 1),肿瘤大小 ≤2.0cm、2.1~5.0cm 及 >5cm 患者的10 年 LRR 分别为 14.9%、21.3% 及 24.6%(P<0.000 1)。以上研究均认为,对于改良根治术后腋窝淋巴结转移 ≥4 枚的乳腺癌患者,局部区域复发风险高,可能从术后放疗中获益更多。

1999 年 Overgaard 等在综述分析中纳入了 11 项随机对照研究共 6 102 例乳腺癌患者,大部分研究入组患者为改良根治术后有腋窝淋巴结转移者,其中 1 项研究入组患者为腋窝淋巴结转移数目 ≥4 枚。分析显示对于上述乳腺癌患者,在全身辅助治疗的基础上,联合辅助放疗可以获得生存获益(比值比[odds ratio,OR]0.82,P<0.01)。此外,2000 年 Whelan 等的荟萃分析也显示了改良根治术后放疗对高危乳腺癌患者局部控制及生存的改善。分析纳入了 18 项随机对照研究共 6 367 例乳腺癌患者,大部分患者有腋窝淋巴结转移(其中 1 项研究入组患者为腋窝淋巴结转移数目 ≥4 枚),或无腋窝淋巴结转移但肿瘤大于 5cm 或肿瘤侵犯皮肤。纳入分析的患者均接受了辅助化疗 ± 内分泌治疗,其中 9 项研究化疗以 CMF方案为主,5 项研究化疗采用含蒽环类方案。结果显示改良根治术后放疗可以降低上述乳腺癌患者的 LRR(OR 0.25,P<0.000 001)及死亡率(OR 0.83,P=0.004)。毒副作用方面,放疗组和未放疗组上臂水肿的发生率分别为 10%~54%(中位 12%)、0%~25%(中位 3%),水肿率的增加可能与大多数研究照射腋窝区有关;在接受含蒽环类化疗的患者中,放疗组和未放疗组心力衰竭的发生率分别为 1.9%~23.6%(中位 3.2%)、0%~19.2%(中位 2.6%);放疗并不增加缺血性心脏病的发病率及死亡率,也不增加第二原发肿瘤发生率。

早期乳腺癌试验者协作组(Early Breast Cancer Trialists' Collaborative Group,EBCTCG)2014 年发表的荟萃分析公布了乳腺癌患者改良根治术后 ± 辅助放疗后 10 年复发及 20年长期生存的结果。分析共纳入了 1964 年至 1986 年间 22 项临床研究的 8 135 例乳腺癌患者,腋窝清扫定义为清扫范围包括腋窝Ⅰ~Ⅱ组淋巴引流区,至少清扫出 10 枚腋窝淋巴结。术后放疗范围包括胸壁 + 锁骨上区 ± 腋窝 + 内乳淋巴引流区。在 700 例无腋窝淋巴结转移的患者中,未行术后放疗的患者仅 1.6% 出现了局部区域复发,术后放疗不仅未能降低 LRR,还增加了总死亡风险(RR 1.23,2P=0.03)。在 3 131 例有腋窝淋巴结转移的患者中,研究结果显示,相较于无术后放疗者,术后放疗使 10 年总复发(包括局部区域复发及远处转移)风险降低了 10.6%(62.5% vs 51.9%,2P<0.000 01),20 年乳腺癌特异性死亡风险降低了 8.1%(66.4% vs 58.3%,2P=0.001);接受放疗者和未放疗者 10 年 LRR 分别为 8.1% 和 26.0%(2P<0.000 01)。在 1 772 例 ≥4 枚腋窝淋巴结转移的患者中,接受放疗者和未放疗者 10 年 LRR 分别为 13.0% 和 32.1%(2P<0.000 01),20 年乳腺癌特异性死亡率分别为 70.7% 和 80.0%(2P=0.04)。

以上前瞻性随机对照研究及分析研究表明(表 1-1-1),对于高危复发的乳腺癌患者,辅助放疗显著提高了局部区域的控制率,能降低大约 2/3 的局部区域复发,并且放疗带来局部区域获益不能被术后全身治疗如化疗、内分泌治疗等所替代,局部控制的提高可以转化为乳腺癌患者长期生存的获益。基于以上研究结果,美国临床肿瘤学会(American Society of Clinical Oncology,ASCO)、美国放射肿瘤学会(American Society for Radiation Oncology,ASTRO)以及美国放射学会(American College of Radiology,ACR)的共识中均推荐乳腺癌改良根治术后辅助放疗的明确指征为腋窝淋巴结转移 ≥4 枚,或病理分期为Ⅲ期。美国国立综合癌症网络(National Comprehensive Cancer Network,NCCN)及欧洲肿瘤内科学会(European Society of Medical Oncology,ESMO)指南以及圣加伦国际专家共识(St. Gallen International Expert Consensus)也将腋窝淋巴结转移 ≥4 枚作为改良根治术后放疗的 1 级推荐。中国抗癌协会乳腺癌诊疗指南与规范(2021 年版)指出:全乳切除术后具有下列预后因素之一,则符合高危复发,具有术后放疗指征:原发肿瘤最大直径 ≥5cm,或肿瘤侵及乳房皮肤、胸壁;腋窝淋巴结转移 ≥4 枚。乳腺癌放射治疗指南(中国医师协会 2020 版)指出:乳房切除术后,T4 期患者(患侧乳腺皮肤或胸壁存在肿瘤受累)无论有无淋巴结转移,腋窝转移淋巴结 ≥4 枚患者无论 T 分期如何,都应给予术后放疗。

表 1-1-1 改良根治术后腋窝淋巴结转移 ≥4 枚和 / 或 T3~4 放疗的研究

研究名称 / 作者	British Columbia 研究	DBCG 82b 研究	DBCG 82c 研究	Overgaard 等	Whelan 等	EBCTCG 荟萃分析
研究性质	随机对照研究	随机对照研究	随机对照研究	综述分析	荟萃分析	荟萃分析
入组年限 (年)	1979—1986	1982—1989	1982—1990	/	1973—1984	1964—1986
入组人群	pN+ 绝经前乳腺癌	T3~4 和 / 或 N+ 绝经前乳腺癌	T3~4 和 / 或 N+ 绝经后乳腺癌	pN+(≥4 枚 LN+)	pN+,肿瘤> 5cm 或 侵犯皮肤	≥4 枚 LN+

研究名称 / 作者	British Columbia 研究	DBCG 82b 研究	DBCG 82c 研究	Overgaard 等	Whelan 等	EBCTCG 荟萃分析
样本量(例)	318	1 708	1 375	11 项 RCT 6 102	18 项 RCT 6 367	22 项研究 1 772 例
腋窝淋巴结平均清扫数目(枚)	11	7	7	/	>6	≥10
术后治疗分组	CMF 组 154 例 vs CMF + 放疗组 164 例	CMF 组 856 例 vs CMF+放疗组 852 例	TAM 组 689 例 vs 放疗+TAM 组 686 例	全身治疗 vs 全身治疗+放疗	全身治疗 vs 全身治疗+放疗	全身治疗 vs 全身治疗+放疗
放疗范围	胸壁及腋窝+锁骨上+内乳淋巴引流区	胸壁及锁骨上/下区+腋窝+内乳淋巴引流区	胸壁及锁骨上/下区+腋窝+内乳淋巴引流区	胸壁及锁骨上/下区+腋窝±内乳淋巴引流区	±胸壁+锁骨上区+腋窝±内乳淋巴引流区	胸壁+锁骨上区±腋窝+内乳淋巴引流区
随访时间(月)	249	216	216	24~180	90~174	112.8
LRR	20 年: 28% vs 10%	18 年: 49% vs 14%, $P<0.001$	18 年: 49% vs 14%, $P<0.001$	/	放疗降低 LRR OR 0.25, $P<0.000001$	10 年: 32.1% vs 13.0%, $2P<0.00001$
OS	20 年: 37% vs 47%, $P=0.03$	10 年: 45% vs 54%, $P<0.001$	10 年: 36% vs 45%, $P=0.03$	放疗生存获益 OR 0.82, $P<0.01$	放疗降低死亡率 OR 0.83, $P=0.004$	/
DFS	/	10 年: 34% vs 48%, $P<0.001$	10 年: 24% vs 36%, $P<0.001$	/	/	/
BCSS	20 年: 38% vs 53%, $P=0.008$	/	/	/	/	20 年乳腺癌特异性死亡 80.0% vs 70.7%, $2P=0.04$

注: DBCG: Danish Breast Cancer Cooperative Group, 丹麦乳腺癌协作组; EBCTCG: Early Breast Cancer Trialists' Collaborative Group, 早期乳腺癌试验者协作组; RCT: randomized controlled trial, 随机对照研究; CMF: cyclophosphamide+methotrexate+fluorouracil, 环磷酰胺 + 氨甲蝶呤 + 氟尿嘧啶; TAM: tamoxifen, 他莫昔芬; LRR: locoregional recurrence, 局部区域复发; OS: overall survival, 总生存; DFS: disease-free survival, 无病生存; BCSS: breast cancer-specific survival, 乳腺癌特异性生存; OR: odds ratio, 比值比。

二、腋窝淋巴结 1~3 枚转移患者的放疗

改良根治术后辅助放疗在复发高危乳腺癌患者中的地位及意义比较明确,但在腋窝淋

巴结 1~3 枚转移，尤其是肿瘤最大径 ≤5cm（T1~2）且腋窝淋巴结 1~3 枚转移患者中的治疗意义尚存在争议。

British Columbia 研究的亚组分析显示，相较于单纯化疗组，化疗 + 放疗组改善了患者的无远处转移生存（distance disease-free survival，DDFS）（RR 0.66，$P=0.006$），在 112 例腋窝淋巴结转移 ≥4 枚患者和 183 例腋窝淋巴结转移 1~3 枚患者中，RR 分别为 0.64（$P=0.05$）和 0.65（$P=0.06$）。20 年的长随访结果显示，腋窝淋巴结转移 ≥4 枚或腋窝淋巴结转移 1~3 枚的患者，术后放疗在 DDFS、乳腺癌特异性生存上均有获益。

DBCG 82b 及 82c 研究的回顾性亚组分析显示，腋窝淋巴结清扫数目 ≥8 枚且 1~3 枚腋窝淋巴结转移的 552 例患者，15 年 LRR 在放疗组和未放疗组分别为 4% 和 27%（$P<0.001$），15 年 OS 在放疗组和未放疗组分别为 57% 和 48%（$P=0.03$）。1~3 枚腋窝淋巴结转移患者放疗的 15 年 OS 绝对获益为 9%，OS 获益绝对值等同于 ≥4 枚淋巴结转移患者（15 年 OS 在放疗组和未放疗组分别为 21% 和 12%，$P=0.03$，放疗的 15 年 OS 绝对获益为 9%），因此研究者认为 1~3 枚淋巴结转移的患者同样具有辅助放疗的指征。

EBCTCG 2014 年荟萃分析也对改良根治术后腋窝淋巴结 1~3 枚转移患者辅助放疗的局部控制和长期生存价值进行了评价。在接受改良根治术且腋窝 1~3 枚淋巴结转移的 1 314 例患者中，接受放疗者和未放疗者 10 年 LRR 分别为 3.8% 和 20.3%（$2P<0.000\ 01$），20 年乳腺癌特异性死亡率分别为 42.3% 及 50.2%（$2P=0.01$）。其中 1 133 例 1~3 枚淋巴结转移的患者接受了全身辅助治疗，大多数患者化疗方案为 CMF、内分泌治疗方案为他莫昔芬。在这些患者中，相较于未接受放疗者，术后放疗降低约 1/3 的 10 年总复发风险（45.5% vs 33.8%，$2P=0.000\ 09$）及约 1/5 的 20 年乳腺癌特异性死亡风险（49.4% vs 41.5%，$2P=0.01$）；两组患者的 10 年 LRR 分别为 21.0% 及 4.3%（$2P<0.000\ 01$）。因此，研究者认为，对于 1~3 枚腋窝淋巴结转移的乳腺癌患者，即便接受了全身治疗，术后放疗依然可以显著减少局部区域复发及乳腺癌特异性死亡。

EBCTCG 2014 年荟萃分析并没有对原发肿瘤的大小加以考虑，另外两项以回顾性研究为主的荟萃分析将肿瘤大小纳入考虑，对改良根治术后放疗在 T1~2N1（肿瘤最大径 ≤5cm 且 1~3 枚腋窝淋巴结转移）乳腺癌患者中的作用进行探讨。Li 等 2013 年的荟萃分析将 10 项前瞻性或回顾性研究的 3 432 例患者进行合并分析，结果显示在 T1~2N1 乳腺癌患者中，改良根治术后辅助放疗可以显著降低 LRR（RR 0.348，$P<0.05$），无论 T1N1（RR 0.330，95% 置信区间［confidence interval，CI］0.171~0.639）还是 T2N1（RR 0.226，95% CI 0.121~0.424）患者组，但辅助放疗对 T1~2N1 患者 OS 的改善差异并未达到统计学意义（RR 1.051，$P=0.058$）。另一项荟萃分析由 Headon 等发表于 2016 年，将 14 项前瞻性或回顾性临床研究 8 544 例患者合并分析，结果显示在 T1~2N1 乳腺癌患者中，改良根治术后辅助放疗可以显著降低 LRR（RR 0.3，95% CI 0.23~0.38），但对 OS 改善的作用较小（RR 1.03，95% CI 1.00~1.07）。

DBCG 82b 及 82c 研究的亚组分析及 EBCTCG 2014 年荟萃分析纳入的临床研究年代

均较早。上述两项分析研究中1~3枚淋巴结转移未行辅助放疗患者的10年LRR均超过20%，而同期改良根治术后仅接受CMF方案化疗±他莫昔芬内分泌治疗的临床研究中，10年LRR约为13%。随着分期手段的进步、全身治疗方案的改变（如化疗方案向含蒽环类药物的转变，抗HER-2治疗的应用等），2000年以后1~3枚腋窝淋巴结转移未接受辅助放疗患者的局部区域复发风险更低。美国MD Anderson癌症中心的数据显示，对于T1~2、淋巴结1~3枚转移的乳腺癌患者，2000年以后接受现代治疗策略但未行辅助放疗者的5年LRR仅为2.8%、10年LRR仅为4.3%。因而，新的治疗模式下，早期的研究结果是否适用于当今的临床实践，受到一定质疑。

真正意义上探讨1~3枚腋窝淋巴结转移中危复发风险乳腺癌患者放疗价值的SUPREMO研究正在进行中，此项随机对照临床研究纳入2006年至2013年改良根治术或乳房切除术后pT1~2N1M0或pT3N0M0或合并其他危险因素（组织学分级3级或脉管癌栓阳性）的pT2N0M0乳腺癌患者1 688例，手术切缘>1mm，腋窝淋巴结转移者腋窝清扫至少10枚淋巴结。入组患者随机分为无术后胸壁放疗组（标准组）和术后胸壁放疗组（试验组），主要研究终点为OS，次要研究终点包括胸壁复发、DFS、DDFS、治疗毒副作用等。该研究结果的发布可能为辅助放疗在中危复发风险乳腺癌患者中的作用提供更多证据。

多个回顾性研究也探讨分析了腋窝1~3枚淋巴结转移患者中的其他高危复发风险因素，包括年轻（年龄<40岁或35岁）、腋窝淋巴结清扫不彻底（<10枚）、阳性淋巴结转移比例≥20%、2~3枚淋巴结转移、肿瘤直径大于3cm、脉管癌栓阳性、手术切缘近、淋巴结包膜外侵犯等。此外，随着对乳腺癌分子亚型等生物学特性认识的加深，研究者发现不同分子亚型患者的疾病复发模式并不相同，如三阴性乳腺癌患者改良根治术后局部区域复发风险显著高于其他分子亚型患者。

基于以上研究（表1-1-2），NCCN指南强烈推荐对改良根治术后1~3枚腋窝淋巴结转移乳腺癌患者行辅助放疗，ESMO指南（2019年）也将腋窝淋巴结1~3枚转移作为改良根治术后放疗的IA类推荐，英国国家卫生与服务优化研究院（British National Institute for Health and Care Excellence，NICE）指南（2018年）建议对所有pN+患者行改良根治术后放疗。St.Gallen国际专家共识（2019年）建议对生物学行为及组织学特性较差的T1~2N1乳腺癌患者行改良根治术后放疗。虽然各大指南的推荐意见并不完全一致，但普遍认为对于1~3枚腋窝淋巴结转移乳腺癌患者中的高危人群，强烈推荐改良根治术后辅助放疗，而对于低危复发风险的患者应谨慎评估放疗的获益和风险后决定是否放疗。中国抗癌协会乳腺癌诊疗指南与规范（2021年版）及乳腺癌放射治疗指南（中国医师协会2020版）指出：乳房切除术后放疗可能在包含以下因素的T1~2N1乳腺癌患者中获益更大：年龄≤40岁或<45岁，T2分期，腋窝淋巴结清扫数目<10枚且转移比例>20%，激素受体阴性，HER-2过表达且未接受靶向治疗，组织学分级高，脉管癌栓阳性，未经过规范全身治疗等。

表 1-1-2　改良根治术后腋窝淋巴结 1~3 枚转移放疗的研究

研究名称 / 作者	British Columbia 研究	DBCG 82b/82c 研究	EBCTCG 荟萃分析	Li 等	Headon 等
研究性质	亚组分析	亚组分析	荟萃分析	荟萃分析	荟萃分析
入组年限(年)	1979—1986	1982—1990	1964—1986	2000—2013	1997—2015
分析人群	1~3 枚 LN + 绝经前乳腺癌	ALND ≥ 8 枚且 1~3 枚 LN+	1~3 枚 LN+	无新辅助治疗的 pT1~2N1	无新辅助治疗的 pT1~2N1
样本量(例)	183	552	1 133	10 项研究 3 432	14 项研究 8 544
腋窝淋巴结平均清扫数目(枚)	11	8	≥ 10	11~15	/
术后治疗分组	CMF + 放疗组 91 例 vs CMF 组 92 例	CMF/TAM + 放疗组 276 例 vs CMF/TAM 组 276 例	全身治疗 vs 全身治疗 + 放疗	无放疗 vs 放疗	无放疗 vs 放疗
放疗范围	胸壁及腋窝+锁骨上+内乳淋巴引流区	胸壁及锁骨上/下区+腋窝+内乳淋巴引流区	胸壁+锁骨上区±腋窝+内乳淋巴引流区	胸壁及锁骨上区±腋窝±内乳淋巴引流区	/
随访时间(月)	240	180	112.8	/	53.4~150
LRR	/	15 年: 4% vs 27%, $P<0.001$	10 年: 21.0% vs 4.3%, $2P<0.00001$	$RR\ 0.348, P<0.05$	$RR\ 0.3, 95\%\ CI$ 0.23~0.38
OS	20 年: $RR\ 0.76$ (0.5~1.15)	15 年: 57% vs 48%, $P=0.03$	/	$RR\ 1.051, 95\%$ $CI\ 1.001~1.104$	$RR\ 1.03, 95\%\ CI$ 1.00~1.07
BCSS	20 年: $RR\ 0.64$ (0.42~0.97)	/	20 年乳腺癌特异性死亡 49.4% vs 41.5%, $2P=$ 0.01		

注: DBCG: Danish Breast Cancer Cooperative Group, 丹麦乳腺癌协作组; EBCTCG: Early Breast Cancer Trialists'Collaborative Group, 早期乳腺癌试验者协作组; ALND: axillary lymph node dissection, 腋窝淋巴结清扫; CMF: cyclophosphamide+methotrexate+fluorouracil, 环磷酰胺 + 氨甲蝶呤 + 氟尿嘧啶; TAM: tamoxifen, 他莫昔芬; LRR: ocoregional recurrence, 局部区域复发; OS: overall survival, 总生存; BCSS: breast cancer-specific survival, 乳腺癌特异性生存; RR: relative risk, 相对危险度; CI: confidence interval, 置信区间。

此外,近年的研究发现 Oncotype RS 多基因检测可以预测有淋巴结转移且雌激素受体(estrogen receptor, ER)/ 孕激素受体(progesterone receptor, PR)阳性乳腺癌患者乳房切除术后的局部区域复发风险。因此,对于改良根治术或乳房切除术后腋窝淋巴结 1~3 枚转移的乳腺癌患者,如何结合肿瘤的基因检测等制订个体化的治疗方案可能会成为今后的研究热点。

三、病理分期 T3N0 患者的放疗

改良根治术后辅助放疗价值的争议还存在于病理分期 T3N0 的乳腺癌患者。随着肿瘤体积的增大，乳腺癌淋巴结转移的风险增高，肿瘤>5cm 者多存在淋巴结转移。据报道肿瘤>5cm 且淋巴结无转移（T3N0）的患者仅占所有乳腺癌患者的 1%~4%。有关改良根治术后 pT3N0 乳腺癌患者是否需要辅助放疗的前瞻研究非常有限。DBCG 82b 及 82c 研究中虽然纳入了 pT3N0 的患者，但在入组人群中的比例很低（分别为 7.9% 和 9.6%）。DBCG 82b 研究 135 例 pT3N0 患者中，接受辅助放疗和未行辅助放疗的局部复发率分别为 3% 和 17%；DBCG 82c 研究 132 例 pT3N0 患者中，接受辅助放疗和未行辅助放疗的局部复发率分别为 6% 和 23%。虽然数值上辅助放疗显示出了获益，但这两项研究中平均腋窝淋巴结清扫数目只有 7 枚，并不能充分反映 pN0 患者腋窝淋巴结的真实情况，加上全身系统治疗的不足，研究结果能否应用于现代治疗策略下受到质疑。

针对改良根治术后 pT3N0 乳腺癌患者是否需要辅助放疗的相关研究大多为回顾性研究或基于数据库的分析研究，且研究结果存在争议。

三项早期的分析研究认为 pT3N0 患者并不能从术后放疗中获益。2006 年 Taghian 等对 5 项 NSABP 随机临床研究进行了合并分析。在 313 例改良根治术后肿瘤≥5cm、腋窝淋巴结阴性且未接受术后放疗的患者中，10 年 LRR 为 7.1%（肿瘤 5cm 和肿瘤>5cm 者分别为 7.0% 和 7.2%），10 年 LRR 在接受辅助全身治疗的患者中<6%、在未接受辅助全身治疗的患者中为 12.6%，且 85.7% 的复发发生在胸壁。因而，研究者认为这组患者局部区域复发风险低，不常规推荐行术后放疗。然而，研究较低的 LRR 可能与这组患者中肿瘤大小 5cm（实际分期为 pT2）者约占 46%、47% 的患者 ER 阳性（预后相对较好）相关，且研究并没有提供组织学分级、脉管癌栓、手术切缘等复发因素的信息，因而该研究结果的应用应谨慎。2008 年 McCammon 等对美国监测、流行病学和最终结果项目（Surveillance, Epidemiology and End Results Program, SEER）数据库中 1988 年至 2002 年乳房切除术或改良根治术后 pT3N0 的 1 865 例女性乳腺癌患者进行分析发现，相较于未行术后放疗者，术后放疗可以提高年龄>50 岁患者的 10 年 OS（58.4% vs 70.7%，$P<0.001$），但并没有改善 10 年肿瘤特异性生存（cause-specific survival, CSS）（79.8% vs 81.6%，$P=0.38$）。2015 年 Elmore 等对 SEER 数据库中 1988 年至 2009 年乳房切除术或改良根治术后 pT3N0 的 2 874 例女性乳腺癌患者进行分析发现，术后放疗可以提高 OS（风险比［hazard ratio, HR］0.718，95% CI 0.614~0.840），但并不改善 CSS（HR 0.834，95% CI 0.682~1.021）；对年龄、组织学分级、肿瘤大小、人种、婚姻状况及受体情况进行倾向评分匹配后发现，术后放疗对 OS（HR 0.898，95% CI 0.765~1.054）和 CSS（HR 0.939，95% CI 0.762~1.157）都没有改善。

以上两项基于 SEER 数据库的分析研究纳入的患者起始年代早、年限跨度大，研究结果是否适用于现代治疗策略值得商榷。而另一项由 Johnson 等进行的基于 SEER 数据库的分析研究，则纳入了 2000 年至 2010 年改良根治术后 pT3N0 的 2 525 例女性乳腺癌患者进行

分析,中位随访时间 56 个月。结果发现相较于未行术后放疗者,术后放疗可以提高 8 年 OS(61.8% vs 76.5%,$P<0.01$)和 CSS(82.4% vs 85.0%,$P<0.01$),多因素分析同样显示了术后放疗对 OS($HR\ 0.63$,$P<0.001$)和 CSS($HR\ 0.77$,$P=0.045$)的改善作用。因而,研究者强烈建议对改良根治术后 pT3N0 乳腺癌患者行辅助放疗。

2017 年发表的两项基于美国国家癌症数据库(National Cancer Database,NCDB)的分析研究也同样支持对改良根治术后 pT3N0 乳腺癌患者行辅助放疗。Francis 等纳入了 2004 年至 2012 年 NCDB 的 4 291 例女性患者,分析发现术后放疗可以改善 OS($HR\ 0.72$,$P<0.001$);在 2 800 例经过倾向评分匹配的患者中,中位随访时间 55.9 个月,相较于未行术后放疗者,术后放疗可以显著提高 5 年 OS(79.8% vs 83.7%,$P<0.001$)和 10 年 OS(59.2% vs 67.4%,$P<0.001$)。Cassidy 等纳入了 2003 年至 2011 年 NCDB 改良根治术后 pT3N0 的女性乳腺癌患者,并将接受了 ^{60}Co、近距离照射或非兆伏级光子束照射等放疗技术的患者排除在外,避免了上述放疗技术对结果的不利影响。研究共纳入 3 437 例患者,未行术后放疗者 1 793 例,接受术后放疗者 1 644 例,经过倾向评分匹配后,放疗组和未放疗组各为 711 例。中位随访 55.7 个月。分析结果显示,与未放疗者相比,术后放疗显著提高了 5 年 OS(75.8% vs 83.0%,$P=0.01$)。在接受辅助化疗的患者中,未行放疗者与术后放疗者的 5 年 OS 分别为 85.6% 和 88.8%($P<0.001$);在接受辅助内分泌治疗的患者中,上述两组患者的 5 年 OS 分别为 76.1% 和 90.9%($P<0.001$)。此外,研究还就放疗范围对生存的影响进行了分析,在 1 644 例接受放疗的患者中,行胸壁照射者 1 051 例,行胸壁 + 区域淋巴结照射者 550 例,5 年 OS 在两组患者中分别为 85.6% 和 87.9%($P=0.06$),差异未达到统计学意义,且多因素分析也发现在胸壁照射的基础上加照区域淋巴结并不能改善 OS($P=0.09$)。

基于以上研究结果(表 1-1-3),NCCN 指南推荐对改良根治术后 pT3N0 乳腺癌患者行术后胸壁 ± 区域淋巴结照射,St. Gallen 国际专家共识(2019 年)对 pT3N0 患者是否行改良根治术后放疗存在争议,ESMO 指南(2019)将无论腋窝淋巴结有无转移的 T3 患者作为改良根治术后放疗的 ⅡB 类推荐,中国抗癌协会乳腺癌诊疗指南与规范(2021 年版)建议 T3N0 患者可以考虑单纯胸壁照射,乳腺癌放射治疗指南(中国医师协会 2020 版)强烈建议对 pT3N0 患者行术后放疗,无高危因素的 pT3N0 患者(激素受体阳性,无脉管癌栓,组织分级低等)可以考虑单纯胸壁照射。

表 1-1-3　改良根治术后 pT3N0 放疗的研究

研究名称 / 作者	DBCG 82b 研究	DBCG 82c 研究	Johnson 等	Francis 等	Cassidy 等
研究性质	随机对照研究	随机对照研究	SEER 数据库分析	NCDB 数据库分析	NCDB 数据库分析
入组年限(年)	1982—1989	1982—1990	2000—2010	2004—2012	2003—2011
分析人群	pT3N0 的绝经前乳腺癌	pT3N0 的绝经后乳腺癌	pT3N0 乳腺癌	pT3N0 乳腺癌	pT3N0 乳腺癌

研究名称/作者	DBCG 82b 研究	DBCG 82c 研究	Johnson 等	Francis 等	Cassidy 等
样本量(例)	135 例	132 例	2 525 例	2 800 例	1 422 例
术后治疗分组	CMF+ 放疗组 vs CMF 组	TAM+ 放疗组 vs TAM 组	无放疗 vs 放疗	无放疗 vs 放疗	无放疗 vs 放疗
放疗范围	胸壁及锁骨上/下区＋腋窝＋内乳淋巴引流区	胸壁及锁骨上/下区＋腋窝＋内乳淋巴引流区	/	/	胸壁或胸壁+区域淋巴结
随访时间(月)	120	120	56	55.9	55.7
LRR	3% vs 17%	6% vs 23%	/	/	/
OS	/	/	8 年：61.8% vs 76.5%，$P<0.01$	5 年：79.8% vs 83.7，10 年：59.2% vs 67.4%，P 均 <0.001	5 年：75.8% vs 83.0%，$P=0.01$；胸壁放疗 vs 胸壁放疗 +RNI 5 年：85.6% vs 87.9%，$P=0.06$
CSS	/	/	8 年：82.4% vs 85.0%，$P<0.01$	/	/

注：DBCG：Danish Breast Cancer Cooperative Group，丹麦乳腺癌协作组；SEER：Surveillance，Epidemiology and End Results Program，美国监测、流行病学和最终结果项目；NCDB：National Cancer Database，美国国家癌症数据库；CMF：cyclophosphamide+methotrexate+fluorouracil，环磷酰胺＋氨甲蝶呤＋氟尿嘧啶；TAM：tamoxifen，他莫昔芬；RNI：regional node irradiation，区域淋巴结照射；LRR：locoregional recurrence，局部区域复发；OS：overall survival，总生存；CSS：cancer-specific survival，肿瘤特异性生存。

四、新辅助化疗后患者的放疗

新辅助化疗是不可手术的局部晚期乳腺癌(locally advanced breast cancer，LABC)的标准疗法，可以使肿瘤降期提高手术切除率，变不可手术为可手术；对于肿瘤较大且有保乳意愿的患者可以提高保乳率；也可以通过肿瘤的变化评价化疗药物对肿瘤的疗效。研究显示，对于可手术的早期乳腺癌患者，接受新辅助化疗或术后辅助化疗的远处转移率、DFS 及 OS 均无显著差异。

目前，关于新辅助化疗后行改良根治术的乳腺癌患者能否从术后放疗中获益的临床证据缺乏前瞻性随机对照研究，以回顾性研究或数据库分析为主，大多数回顾性研究结果来自美国 MD Anderson 癌症中心。2004 年 Huang 等回顾性分析了 1974 年至 2000 年新辅助化疗后行改良根治术的 676 例乳腺癌患者，542 例接受术后放疗，134 例未行术后放疗。分析发现，相较于未放疗者，术后放疗可以显著降低 10 年 LRR(22% vs 11%，$P=0.000\,1$)，尤其是对临床分期 cT3~4、cN2~3、新辅助治疗后病理肿瘤残留 >2cm 或腋窝淋巴结转移 ≥4

枚的患者(各组 $P \leqslant 0.002$);此外,放疗可以显著提高 cT4 或新辅助化疗后腋窝淋巴结转移 $\geqslant 4$ 枚患者的 10 年 CSS(各组 $P \leqslant 0.007$)。对于就诊时临床分期为Ⅲ期或Ⅳ期(同侧锁骨上淋巴结转移但无远处转移)的患者,即使新辅助化疗后达到病理完全缓解(pathological complete response,pCR),10 年 LRR 仍高达 33%,而术后放疗可以使之降低至 3%($P=0.006$)。对于临床分期为Ⅰ~Ⅱ期且新辅助治疗后达到 pCR 以及临床分期Ⅱ期新辅助化疗后腋窝淋巴结 1~3 枚转移的患者,无论是否接受辅助放疗,LRR 差异未达到统计学意义(分别为 $P=0.22$,$P=0.79$)。因而,研究者推荐对新辅助化疗后腋窝淋巴结转移 $\geqslant 4$ 枚的患者,以及 cT3~4 或临床分期为Ⅲ~Ⅳ期(同侧锁骨上淋巴结转移)的患者行改良根治术后放疗,无论上述患者新辅助化疗的反应如何。2007 年 McGuire 等报道了 1982 年至 2002 年接受新辅助化疗且改良根治术后 pCR 的 226 例乳腺癌患者,其中临床分期Ⅰ~Ⅱ期占 33%,ⅢA~ⅢC 期占 66%。中位 62 个月的随访结果发现:临床分期Ⅰ~Ⅱ期患者,未放疗和放疗者的 10 年 LRR 均为 0%;而对于临床Ⅲ期患者,未放疗者的 10 年 LRR 高达 33.3%,术后放疗则可以使之降低至 7.3%($P=0.040$)。此外,对于临床Ⅲ期患者,相较于未放疗者,术后放疗也可以提高 10 年 DDFS(40.7% vs 87.9%,$P=0.000\ 6$)、CSS(40% vs 87%,$P=0.001\ 4$)和 OS(33.3% vs 77.3%,$P=0.001\ 6$)。因而,对于新辅助化疗后 pCR 的临床Ⅲ期患者,研究者仍推荐行改良根治术后放疗。2011 年 Nagar 等则报道了 1985 年至 2004 年临床分期 cT3N0 新辅助化疗后行改良根治术或乳房切除术的 162 例乳腺癌患者,其中 119 例(73%)接受了术后放疗。中位随访 75 个月的研究结果发现,相较于未放疗者,术后放疗显著降低了 5 年 LRR(24% vs 4%,$P<0.001$),尤其是对病理淋巴结阳性(ypN+)的患者(53% vs 5%,$P<0.001$),而在 89 例病理淋巴结阴性(ypN0)患者中,术后放疗也显示出了降低 5 年 LRR 的趋势(14% vs 2%,$P=0.06$)。因而研究者推荐对接受新辅助化疗的 cT3N0 乳腺癌患者行改良根治术后放疗。

NSABP B18 和 B27 研究是比较含蒽环方案新辅助化疗和辅助化疗的随机研究,纳入的多为 cT1~3N0~1M0 乳腺癌患者,所有改良根治术后患者均未接受术后放疗。研究结果显示,ypN+ 患者、ypN0 但原发肿瘤残存患者及 pCR 患者的 8 年 LRR 分别为 14.9%、8.0% 及 5.9%。对其中临床分期 cT3N0 患者进行分析发现,ypN+ 患者、ypN0 但原发肿瘤残存患者及 pCR 患者的 10 年 LRR 分别为 14.0%、11.8% 及 6.2%,均低于 2011 年 Nagar 等回顾性研究结果中未放疗患者的 5 年 LRR。研究者认为,新辅助化疗后病理腋窝淋巴结状态比原发肿瘤残存更影响患者的局部区域复发,对于新辅助化疗后 pCR 的患者局部区域复发风险低,改良根治术后可以考虑免除放疗。

2015 年 Liu 等对 NCDB 数据库中 1998 年至 2009 年淋巴结阳性的临床Ⅱ~Ⅲ期且接受新辅助化疗后达到 ypN0 的女性乳腺癌患者进行了分析。在纳入分析的 1 560 例改良根治术后患者中,903 例(57.9%)接受了辅助放疗,657 例(42.1%)未行放疗。中位随访 56 个月,在全组患者中,相较于未放疗者,术后放疗并未改善 5 年 OS(81.7% vs 84.6%,$P=0.120$);但通过亚组分析发现,在临床分期为ⅢB/ⅢC 期、T3/T4 或新辅助化疗后乳腺浸润癌残留的患者中,术后放疗可以显著改善 OS($P<0.05$)。2016 年 Rusthoven 等也进行了基于 NCDB 数据库的研究,纳入了 2003 年至 2011 年临床分期 cT1~3cN1M0 接受新辅助化疗的女性乳腺癌患者。在 10 283 例新辅助化疗后行改良根治术的患者中,ypN0 者 3 040 例,ypN+ 者 7 243 例。结果发现,ypN0 患者中,接受术后放疗和未接受放疗者的 5 年 OS 分别为 88.3% 和 84.8%($P=0.019$);ypN+ 患者中,接受术后放疗和未接受放疗者的 5 年 OS 分别为 74.1% 和 70.9%($P<0.001$)。多因素分析中,改良根治术后放疗仍显著提高 ypN0($HR\ 0.729$,$P=0.015$)及 ypN+($HR\ 0.772$,$P<0.001$)患者的 5 年 OS。亚组分析发现,术后放疗对 ypN0、ypN1、ypN2~3 各个亚组患者的 OS 均有显著改善;在 ypN+ 患者中,术后放疗对 cT1~2、cT3 亚组的 OS 也均有显著改善。

总的来说,新辅助化疗前的临床分期和手术后的病理分期均与肿瘤的局部区域复发风险有关。新辅助化疗虽然可以使肿瘤降期,但目前尚无高级别证据证明局部区域复发风险能降低到与相同病理分期但未行新辅助化疗患者相同的水平。NCCN 乳腺癌指南(2022 年第 1 版)指出:新辅助化疗后改良根治术后的放疗指征,应基于新辅助化疗前临床分期及肿瘤特征,结合新辅助治疗后的病理反应。St. Gallen 国际专家共识(2019 年)认为应该谨慎地根据新辅助治疗后的反应来做放疗决策,推荐新辅助治疗后 1~3 枚淋巴结残留的患者行术后放疗,cT3N0 的三阴型乳腺癌患者即使达到 pCR 也建议术后放疗。St. Gallen 国际专家共识(2021 年)进一步指出,对于 cN+ 的乳腺癌患者,即使新辅助治疗后达到 pCR,也强烈推荐区域淋巴结照射。中国抗癌协会乳腺癌诊疗指南与规范(2021 年版)和乳腺癌放射治疗指南(中国医师协会 2020 版)指出:乳腺癌新辅助治疗后改良根治术后放疗指征,主要综合参考新辅助治疗前的初始分期和新辅助治疗后的病理分期。新辅助治疗前初始分期为Ⅲ期、新辅助治疗后腋窝淋巴结阳性及初始腋窝淋巴结阳性新辅助治疗后 pCR 的患者,均推荐术后放疗;初始临床分期为Ⅱ期(cN1 期),新辅助化疗后病理腋窝淋巴结阴性,是否行术后放疗存在争议,鼓励患者参加临床研究(表 1-1-4)。

表 1-1-4　新辅助化疗后改良根治术后放疗的研究

研究作者	Huang 等	McGuire 等	Nagar 等	Liu 等	Rusthoven 等
研究性质	回顾性研究	回顾性研究	回顾性研究	NCDB 数据库分析	NCDB 数据库分析
入组年限(年)	1974—2000	1982—2002	1985—2004	1998—2009	2003—2011
分析人群	无远处转移的乳腺癌	临床Ⅰ~Ⅲ期 pCR 的乳腺癌	cT3N0 的乳腺癌	淋巴结阳性临床Ⅱ~Ⅲ期 ypN0 的乳腺癌	cT1~3N1M0 的乳腺癌
样本量(例)	676	226	162	1 560	ypN0 者 3 040,ypN+ 者 7 243
新辅助化疗	含蒽环类方案	92% 含蒽环类方案	92% 含蒽环类方案	/	

研究作者	Huang 等	McGuire 等	Nagar 等	Liu 等	Rusthoven 等
腋窝淋巴结平均清扫数目（枚）	15	/	15	11~12	/
术后治疗分组	无放疗134例 vs 放疗542例	无放疗 vs 放疗	无放疗43例 vs 放疗119例	无放疗657例 vs 放疗903例	无放疗 vs 放疗
放疗范围	胸壁及淋巴引流区	胸壁+锁骨上区+内乳区	胸壁+锁骨上区±内乳区	胸壁及淋巴引流区	胸壁±淋巴引流区
随访时间（月）	66 vs 73	62	75	56	>60
LRR	10年：22% vs 11%，$P=0.000\,1$	临床Ⅲ期：10年：33.3% vs 7.3%，$P=0.040$	5年：24% vs 4%，$P<0.001$	/	/
OS	/	临床Ⅲ期：10年：33.3% vs 77.3%，$P=0.001\,6$	/	5年：81.7% vs 84.6%，$P=0.120$	5年：ypN0者84.8% vs 88.3%，$P=0.019$；ypN+者70.9% vs 74.1%，$P<0.001$
CSS	放疗提高cT4或≥4枚LN+者10年CSS，$P\leqslant0.007$	临床Ⅲ期：10年：40% vs 87%，$P=0.001\,4$	/	/	/
亚组分析	cT3~4、临床Ⅲ期或Ⅳ期(同侧锁骨上淋巴结转移)、≥4枚LN+，放疗降低10年LRR	临床Ⅲ期，放疗降低10年LRR、提高10年DDFS、CSS及OS	5年LRR：ypN+：53% vs 5%，$P<0.001$；ypN0：14% vs 2%，$P=0.06$	临床ⅢB/ⅢC期、T3/T4或新辅助化疗后乳腺浸润癌残留，放疗提高5年OS	ypN0、ypN1、ypN2~3，ypN+中cT1~2、cT3，放疗均提高5年OS

注：NCDB：National Cancer Database，美国国家癌症数据库；pCR：pathological complete response，病理完全缓解；LRR：locoregional recurrence，局部区域复发；OS：overall survival，总生存；CSS：cause-specific survival，肿瘤特异性生存；DDFS：distance disease-free survival，无远处转移生存。

五、改良根治术后复发模式

总的来说，对于接受改良根治术或乳房切除术且行全身治疗的乳腺癌患者，局部区域复发是主要的术后复发模式。DBCG 82b及82c长期随访研究结果发现：无论是在术后未放疗组还是术后放疗组，胸壁都是复发数最多的部位，未放疗组和放疗组的胸壁复发数/总局部区域复发数占比分别为55%（321/586）和70%（106/152）。未放疗组和放疗组的腋窝复发数/总局部区域复发数占比分别为43%（254/586）和24%（36/152），相比于放疗组，腋窝复发在未放疗组更多见，可能与入组患者腋窝清扫不彻底有关。1999年Recht等、2000年Katz等、2003年Wallgren等、2004年Taghian等及2020年Zhao等发表的研究表明，对于腋窝淋巴结清扫彻底的改良根治术后乳腺癌患者,行全身辅助治疗未行辅助放疗,局部区域复发的部位包括同侧胸壁(占比约 50%~70%)、锁骨上 / 下区(占比约 20%~50%)、腋窝区(占比约 10%~20%)、内乳区(占比约 <1%~10%)。其中,同侧胸壁和同侧锁骨上 / 下区是最为常见的复发部位,因而对于有腋窝淋巴结转移的高危乳腺癌患者,上述部位应常规为术后放疗区域。2005 年 Jagsi 等的研究表明,对于腋窝淋巴结无转移的患者,胸壁仍然是改良根治术或乳房切除术后局部区域复发最常见的部位(占比 80% 以上),而锁骨区、腋窝区及内乳区的复发少见(占比 2%~11%)。因而研究者认为,对于 T2~3 分期或切缘近(阴性切缘 ≤2mm)的腋窝淋巴结无转移的乳腺癌患者,改良根治术或乳房切除术后仅做胸壁照射是合理的。

对于改良根治术或乳房切除术后复发的放疗原则,中国抗癌协会乳腺癌诊疗指南与规范(2021 年版)及乳腺癌放射治疗指南(中国医师协会 2020 版)指出:胸壁复发:可切除患者选择手术切除病灶,既往无放疗者行术后全胸壁 + 锁骨上 / 下淋巴引流区 ± 内乳淋巴引流区放疗;既往接受过放疗者则根据放疗间隔安全期和胸壁纤维化程度等行术后局部小野放疗或不放疗;无法 R0 切除者可选择直接放疗。孤立的腋窝淋巴结复发:既往未行腋窝淋巴结清扫(axillary lymph node dissection,ALND)者补充 ALND;ALND 后复发可手术者对复发灶行补充切除。既往未行术后放疗患者 ALND 后对患侧胸壁 + 锁骨上 / 下、内乳淋巴引流区行预防性照射;对于复发病灶未能完全切除者,照射范围还需包括腋窝。锁骨上 / 下淋巴结复发:既往未行放疗者,照射范围包括患侧胸壁 + 锁骨上 / 下、内乳淋巴引流区 ± 相邻部分颈部淋巴引流区;既往接受胸壁照射者,可单独给予锁骨上 / 下区和下颈部淋巴引流区的放疗;既往有锁骨上放疗史的患者,可考虑行锁骨上淋巴结清扫。内乳淋巴结复发:既往未行放疗者,照射范围除包括内乳区外,还需要包括患侧胸壁和锁骨上 / 下淋巴引流区;既往接受放疗者,仔细评估放疗后正常组织改变的程度并平衡内乳区照射的风险和益处之后,可谨慎给予内乳区放疗。

第二节
乳腺癌保乳术后的放疗

一、导管原位癌术后患者的放疗

乳腺导管原位癌(ductal carcinoma in situ,DCIS)又称导管内癌,指乳腺导管内上皮细胞异常增生,但未超出周围基底膜的病变,多数发生于终末导管小叶单位,也可发生于大导管,是一种最常见的非浸润性导管癌。2003 年 WHO 将其定义为癌前病变,认为其属于不典型增生与浸润性癌之间的中间状态,有约 14%~53% 的病例最终可进展为浸润性癌。其发生远处转移的可能性较小,但局部复发率较高,且其中约 50% 的复发为浸润性癌。研究显示,

DCIS 进展为浸润性癌的风险可能与年龄、肿瘤大小、切缘情况及组织病理学分级等有关。

DCIS 初始治疗的目的是预防其发展为乳腺浸润性癌,降低复发风险的治疗手段主要包括手术(全乳切除术或保乳术)、放疗和辅助内分泌治疗。全乳切除术对 98% 的 DCIS 患者是一种治愈性手段,尤其适用于检查提示乳腺病变范围广的患者。但其手术范围大,因切除乳腺导致了患者生活质量下降,故其应用在 1991 年至 2010 年间明显下降,美国癌症中心的研究显示其使用率下降了 19.3%~44.9%;同时,保乳手术 ± 辅助放疗在不影响患者生存期的前提下,因创伤小、局部复发率低且患者生活质量高,应用比例增加约 24.2%~46.8%。

(一) DCIS 患者保乳术后全乳放疗

4 项大型、多中心、随机对照研究(表 1-2-1)的长期随访结果奠定了 DCIS 保乳术后放疗的地位,研究提示保乳术后辅助放疗可以将 5 年的同侧乳腺肿瘤复发(ipsilateral breast tumor recurrence,IBTR)从 15%~20% 降低至 5%~9%,10 年的 IBTR 从 25%~30% 降低至 15%。但放疗不能改善患者的远处转移率、乳腺癌特异性死亡率和 OS。Goodwin 等人对 4 项 DCIS 保乳术后放疗的多中心研究进行了荟萃分析,结果显示,保乳术后放疗可以显著降低 DCIS 患者 IBTR 风险约 51%(HR 0.49,$P<0.000\ 01$);但不影响对侧乳腺癌的发生率;研究入组患者的长期 OS 都较好,放疗并未带来进一步生存获益。EBCTCG 对 4 项前瞻性对照研究共 3 729 例患者进行了荟萃分析,结果显示术后放疗可降低 50% 的 IBTR 风险,10 年 IBTR 绝对降低约 15.2%($P<0.000\ 01$)。且在年龄 ≥ 50 岁的患者中,10 年局部控制率的绝对获益较年轻患者更明显(17% vs 10.6%)。同时,无论手术切缘阴性(26.3% vs 12.0%,$P<0.000\ 01$)或阳性(48.3% vs 24.2%,$P=0.000\ 04$),术后放疗均可降低患者的 IBTR。但放疗依然不能改善 10 年乳腺癌特异性死亡率、非乳腺癌死亡率和 OS。

表 1-2-1　DCIS 单纯保乳术对比保乳联合术后放疗的随机研究结果

研究名称	NSABP B-17	EORTC 10853	SweDCIS	UK/ANZ
入组时间(年)	1986—1990	1986—1996	1987—1999	1990—1998
样本量(例)	813	1 010	1 046	811
入组人群	钼靶可见	钼靶可见,<5cm	单象限或单病灶	适合保乳者
放疗方案	全乳 50Gy/25f	全乳 50Gy/25f	全乳 50Gy/25f(80%),48Gy/20f(13%),54Gy/27f(7%)	全乳 50Gy/25f
中位随访时间(年)	17.2	15.8	17	12.7
同侧乳腺复发风险	HR 0.56($P<0.001$)	HR 0.52($P<0.001$)	HR 0.37($P<0.001$)	HR 0.32($P<0.000\ 1$)
同侧乳腺原位癌复发率	15.4% vs 9.0%(HR 0.53,$P<0.001$)	15% vs 7.3%(HR 0.49,$P=0.003$)	共 129 例,(ARR 10%)	16% vs 5%(HR 0.38,$P<0.000\ 1$)
同侧乳腺浸润癌复发率	19.6% vs 10.7%(HR 0.48,$P<0.001$)	15% vs 9.5%(HR 0.61,$P=0.007$)	共 129 例,(ARR 2%)	10% vs 4%(HR 0.32,$P<0.000\ 1$)

研究名称	NSABP B-17	EORTC 10853	SweDCIS	UK/ANZ
对侧乳腺癌发病率	7.9% vs 9.3% ($P>0.05$)	7% vs 10% ($P=0.157$)	9.2% vs 12.7% ($P=0.09$)	6% vs 3% ($P>0.05$)
总死亡率	8.2% vs 8.0% ($P>0.05$)	12.1% vs 12.4% ($P=0.931$)	27.0% vs 22.8% ($P>0.05$)	10% vs 10% ($P>0.05$)

注: *HR*: Hazard ratio, 风险比；ARR: Absolute risk reduction, 绝对风险减少。

2015年Narod等对SEER数据库中1988—2011年间共108 196例小于70岁的DCIS患者进行分析，其中接受保乳术的患者共62 012例，放疗可以将保乳术后10年同侧乳腺浸润癌复发率由4.9%降低至2.5%(*HR* 0.47，*P*<0.001)，可使20年同侧浸润癌复发率由9.5%降低至4.5%，但不能降低10年乳腺癌特异性死亡率(0.8% vs 0.9%，*P*=0.22)。全部人群20年乳腺癌特异性死亡率为3.3%，而年龄小于35岁患者则增高为7.8%。同时，对于同侧乳腺复发有浸润癌成分的患者，其乳腺癌死亡风险升高了18.1倍(*P*<0.001)。

随机对照研究结果显示，放疗虽然可显著降低患者浸润癌及原位癌IBTR风险，但不能带来生存获益。而2016年发表的基于SEER数据库的分析发现，在32 144例1988年至2007年诊断DCIS且接受保乳手术的患者中，放疗可使10年累积乳腺癌死亡率由2.1%降低至1.8%(*P*=0.003)，且对于年轻(<40岁)、高级别核分级和肿瘤>4cm的高风险患者，放疗组有显著的生存获益。相似的，Qian等基于SEER数据库的分析也显示，在56 968例1998年至2007年接受保乳手术的DCIS患者中，相较于单纯手术组，术后放疗组有更好的OS(*HR* 0.59，*P*<0.001)。在对ER状态和年龄分层后，此生存优势依然存在。研究者认为，既往研究中放疗未能显示出生存的获益，可能与DCIS患者死亡事件率低和样本量不足有关；此外，放疗技术的进步导致心、肺毒性降低，亦可能是近期患者生存获益的原因。总结来说，目前全乳放疗与DCIS患者生存获益的相关性尚无法确定，仍需更多高级别证据支持。

基于以上研究数据，NCCN乳腺癌指南(2022年第1版)及ESMO指南(2019年)、中国抗癌协会乳腺癌诊治指南与规范(2021年版)及乳腺癌放射治疗指南(中国医师协会2020版)等国内外指南目前推荐：DCIS保乳术后患者，需接受辅助放疗(ⅠA级)，可降低局部复发风险，但不改善生存；无需区域淋巴结预防性照射；而对于接受乳房切除术的DCIS患者，术后放疗不作常规推荐。

(二) 低危DCIS患者保乳术后放疗的免除

尽管保乳术后DCIS患者的全乳放疗作为Ⅰ级证据推荐，但仍有部分学者认为，由于低复发风险DCIS患者本身的IBTR率低而生存期长，且放疗不能提高DFS及OS，对于这部分患者可以考虑免除术后放疗。

美国东部肿瘤协作组-美国放射学院影像网(The Eastern Cooperative Oncology Group-American College of Radiology Imaging Network, ECOG-ACRIN)E5194研究是一项多中

心、非随机研究,旨在探索低复发风险 DCIS 患者免除保乳术后放疗的局部复发率。研究入组了 711 例低复发风险 DCIS 患者,分为 2 组,组 1:肿瘤 ≤2.5cm 且中或低级别 DCIS 者,或组 2:肿瘤 ≤1cm 且高级别 DCIS 者,所有患者镜下阴性切缘宽度 ≥3mm、术后无钙化灶残留且均未接受保乳术后放疗。随访 5 年时虽然全体患者同侧乳腺事件(ipsilateral breast event,IBE)率较低(6.1%),但随访 12.3 年时发现,IBE 率在两组分别为 14.4% 和 24.6%(P=0.003),12 年浸润性癌复发事件率分别为 7.5% 和 13.4%(P=0.08),约占全部复发事件的一半。且复发事件的风险均随时间延长而持续增加,未见平台期。12 年 OS 在两组间无显著差别,分别为 84.0% 和 82.8%(P=0.96),对侧乳腺癌事件亦无显著差别,分别为 6.7% 和 12.0%(P=0.16)。因此研究者认为,相较于 5 年随访的低复发率结果,12 年复发率的升高可能是因为低复发风险 DCIS 患者的局部复发事件延迟出现,所以即使对于这些低复发风险的 DCIS 患者,免除保乳术后放疗可能会带来持续增高的同侧乳腺复发事件。

2015 年发表的 RTOG 9804 研究,是目前唯一一项有长期随访结果的 DCIS 患者免除保乳术后放疗的前瞻性、随机研究。入组的低复发风险 DCIS 患者定义为:钼靶发现的、低 - 中级别 DCIS,且肿瘤直径 ≤2.5cm,术后最小切缘宽度距墨染区 ≥3mm。在 1998 年至 2006 年间共入组 636 例患者,随机分为保乳术 + 全乳放疗组(50Gy/25f)及单纯手术组,中位随访时间 7.17 年。结果显示,放疗组的 7 年局部复发率显著低于单纯手术组,分别为 0.9% 和 6.7%(P<0.001)。而两组间 DFS 及 OS 差异未达到统计学意义。单纯手术组患者 7 年局部复发率仅 6.7%,提示此类患者复发率较低,但既往研究结果提示复发率可能会随时间延长而升高,因此是否可以考虑免除低复发风险患者的术后放疗,仍需长期随访。2021 年其发表了随访 13.9 年的结果。结果显示,15 年累积同侧乳腺癌复发(ipsilateral breast recurrence,IBR)放疗组和单纯手术组分别为 7.1% 和 15.1%,放疗可使复发风险减少 63%(HR 0.36,P=0.000 7),15 年局部浸润癌复发风险放疗组和单纯手术组分别为 5.4% 和 9.5%,复发风险减少 56%(HR 0.44,P=0.027)。多因素分析显示,术后放疗和他莫昔芬治疗是 IBR 减少的独立相关因素。研究者认为,即使对于低风险 DCIS 患者,放疗仍能显著降低所有乳腺癌和浸润性乳腺癌 IBR。当然,这些结果仅为医患提供决策参考,并非放疗的绝对适应证。

基于以上研究结果,NCCN 乳腺癌指南(2022 年第 1 版)推荐:对于低复发风险的 DCIS 患者,在权衡放疗、局部复发率及预期生存期之后,可考虑将免除保乳术后放疗作为一种治疗选择,避免过度治疗,尤其是当患者 ER 阳性且会接受内分泌治疗时。目前,各指南对于低风险人群的定义仍未明确。St. Gallen 国际专家共识(2019 年)将其定义为:年龄>50 岁、组织学低 - 中级别、无核坏死且阴性切缘安全距离>5mm 者。乳腺癌放射治疗指南(中国医师协会 2020 年版)指出,现阶段仍缺乏有效的诊断和预测方法筛选出真正的低复发风险 DCIS 患者,故推荐满足以下条件的患者可谨慎考虑免除术后放疗:年龄 ≥50 岁、低 - 中级别 DCIS、无粉刺样坏死、原发灶为单中心且肿物 ≤1cm、手术需适当增加切除范围且阴性切缘安全距离≥5mm、患者全面宣教后仍抗拒放疗。

目前正在进行的2项Ⅲ期随机研究试图探索省略术后放疗的指征,分别是EORTC、荷兰乳腺癌研究小组主持的LORD研究和英国的LORIS研究,期待结果发表后可以协助定义适合免除放疗的低风险人群。

(三)DCIS患者的部分乳腺照射

NCCN乳腺癌指南(2022年第1版)及美国ASTRO专家共识(2017年)指出,DCIS患者的部分乳腺照射(partial breast irradiation,PBI)缺少随机研究证据,但在一些回顾性研究中有证据支持,因此推荐满足以下条件的低危DCIS患者可考虑行加速部分乳腺照射(accelerated partial breast irradiation,APBI):影像学筛查发现的、低-中级别DCIS、肿瘤直径≤2.5cm且切缘距离≥3mm。APBI剂量可采用近距离放疗:34Gy/10f,每天2次;或光子外照射:38.5Gy/10f,每天2次。欧洲放射肿瘤学会(European Society Therapeutic Radiation Oncology,ESTRO)专家共识指出,DCIS患者的APBI存在争议,对于肿瘤<3cm、单灶且有足够切缘的DCIS患者,可以考虑接受APBI,但仍需前瞻性研究筛选出适合APBI的低风险DCIS患者。乳腺癌放射治疗指南(中国医师协会2020版)推荐:除临床试验外,接受APBI的患者需要严格选择,在有经验的医疗中心结合自身的技术条件和患者意愿有序开展,其中DCIS患者需满足:单纯低-中级别、筛查发现、肿瘤大小≤2.5cm、阴性切缘≥3mm。

(四)DCIS患者的大分割放疗

相较于传统分割的50Gy/25f放疗,现有的40~42.5Gy/15~16f大分割放疗模式,主要来源于浸润性乳腺癌的数项随机对照研究,而针对DCIS人群,尚未见前瞻性研究的长期随访结果报道,现有证据多为回顾性研究。

为了研究大分割放疗(42.4Gy/16f)与常规分割放疗(50Gy/25f)对DCIS患者局部复发风险的控制作用,Lalani等对1994年至2003年间加拿大安大略地区的1 609例DCIS患者进行了回顾性分析。其中约40%患者接受大分割放疗,约60%患者接受常规分割放疗。中位年龄为56岁,中位随访时间为9.2年。单因素分析中,10年无局部复发生存率在大分割组及常规分割组分别为89%和86%(P=0.03)。在倾向评分匹配后的多因素分析中,大分割放疗与常规分割放疗有相似的局部复发风险(HR 0.8,P=0.34)。

丹麦乳腺癌组织(Danish Breast Cancer Group,DBCG)2020年发表的HYPO研究,是针对早期乳腺癌及DCIS患者大分割放疗的多中心、随机对照研究。2009年至2014年间,共入组了1 854例患者,随机分为常规分割50Gy/25f组和大分割40Gy/15f组。9年局部复发率在两组分别为3.3%和3.0%(HR 0.3,95% CI 2.3%~1.7%),9年OS分别为93.4%和93.4%,两组的局部复发率均较低且差异未达到统计学意义。3年乳腺硬结的发生率两组亦无差别,分别为大分割组9.0%和常规分割组11.8%(P=0.07)。但因DCIS患者仅占全部患者的13%(246例),因此将其结果直接应用于DCIS患者中仍需谨慎。

2021年Rose等发表的COBCG-02回顾性研究,对比了大分割放疗(40.5Gy/15f)与常规分割放疗(50Gy/25f)在 DCIS 患者中的应用结果。研究纳入意大利 4 个癌症中心共 527 例患者,以年龄(>或≤50 岁)、组织学分级、是否有粉刺样坏死、切缘状态(阴或阳)和是否内分泌治疗为匹配因素,经 1∶1 倾向评分匹配后,两组分别纳入 104 例和 101 例患者。大分割组和常规分割组的中位随访时间分别为 44.9 个月和 151.2 个月,结果显示,放疗分割方式与无局部复发生存(local recurrence-free survival,LRFS)无相关性(P=0.152),大分割组和常规分割组 5 年 LRFS 分别为 94% 和 97.9%(P=0.833)。而组织学高级别和切缘阳性则与较差的 LRFS 相关。OS 及无远处转移生存(distant metastasis-free survival,DMFS)在两组间差异无统计学意义。

BIG 3-07/TROG 07.01 研究是国际多中心、Ⅲ期随机对照研究,旨在探索非低风险 DCIS 患者的大分割放疗及瘤床推量。患者分为常规分割 50Gy/25f 组、大分割 42.5Gy/16f 组及依据是否进行瘤床推量分为推量组和非推量组。目前仅见其于 2020 年发表了随访 2 年的生活质量结果,生存相关结果尚待更长时间的随访。

虽然缺乏前瞻性研究证据,但基于以上研究结果,ASTRO 专家共识、St. Gallen 国际专家共识(2021 版)及中国指南指出,大分割放疗可以作为 DCIS 患者全乳照射的一种选择,而其余国内外指南尚未做明确推荐。

(五)DCIS 患者的切缘与全乳放疗

在 DCIS 患者中,切缘阳性指镜下墨染切缘可见 DCIS 成分。已被多项研究证实,切缘阳性 DCIS 患者的 IBTR 风险较阴性患者明显增加。EBCTCG 的荟萃分析显示,切缘阳性患者的 IBTR 风险为阴性患者的 2 倍,10 年 IBTR 分别为 24% 和 12%,且复发中约有 50% 为浸润性癌。Marinovich 等应用贝叶斯分析发现,相较于切缘阳性患者,切缘阴性患者发生 IBTR 的可能性明显减小(OR=0.45),而结合切缘阳性和近切缘数据的分析也得到了相似结果(OR=0.53,P<0.001),且上述结果不随年龄、组织学分级、全乳放疗、内分泌治疗等因素而改变。EORTC 10853 研究中,切缘阳性或近切缘患者的局部复发率为切缘阴性患者的 1.69 倍,切缘阳性患者的 10 年局部复发率可高达 39%;即使术后接受放疗,局部复发率仍高达 24%。故研究者认为,对于 DCIS 患者应尽量达到手术切缘阴性,如为阳性时应考虑再次切除,而不提倡以术后放疗作为替代。

基于以上研究结果及涵盖了 20 项研究共 7 883 例患者的系统分析,2016 年 SSO-ASTRO-ASCO 发布了新版 DCIS 保乳 + 全乳放疗的切缘共识,其中指出:切缘阳性的 DCIS 患者 IBTR 风险增加,且全乳放疗不能完全降低此风险。

Marinovich 等的荟萃分析证实,不同于浸润性癌,在 DCIS 患者中,相较于 0mm 和 1mm,最小阴性切缘距离为 2mm 及以上时,局部复发风险较低;而比 2mm 更宽的切缘(3mm、5mm、10mm)IBTR 风险与 2mm 差异未达到统计学意义。Tarod 等对 1 193 例来自美国 MD Anderson 癌症中心乳腺癌数据库的 DCIS 患者进行单因素和多因素分析发现,在接受全乳放疗的患者中,切缘<2mm 和≥2mm 者的 10 年局部复发率无显著差别,分别为 4.8% 和 3.3%(HR 0.8,P=0.72)。而在未接受放疗者中,切缘<2mm 者的 10 年局部复发率明

显高于切缘≥2mm者,分别为30.9%和5.4%(*HR* 5.5,*P*=0.003)。因此,对于切缘<2mm且准备接受放疗的患者,可不常规考虑再次手术;但对于不准备接受术后放疗的患者,应考虑再次扩大切除。

目前,SSO-ASTRO-ASCO 的共识推荐:接受全乳放疗的 DCIS 患者,最小切缘距离2mm 为最佳,而在更宽的切缘中并未发现 IBTR 的显著降低,因此,日常临床实践中不推荐过分追求更宽的阴性切缘(ⅡB级证据)。这一共识也被 NCCN 乳腺癌指南(2022 年第 1 版)及中国抗癌协会乳腺癌诊治指南与规范(2021 年版)等指南采纳和推荐。目前没有足够的证据证明,可以单纯依据切缘宽度来决定放疗技术、分割方式及瘤床是否推量照射。同时需指出,无论切缘距离如何,单纯接受手术而不进行全乳放疗的患者,IBTR 的风险较接受放疗的患者明显更高,即使在低危患者中,省略辅助放疗也会带来 IBTR 风险的增高。

除此之外,NCCN 乳腺癌指南(2022 年第 1 版)还指出,对于 DCIS 合并微浸润(DCIS-M)患者(定义为浸润性癌灶≤1mm),最佳切缘距离应参考 DCIS,即>2mm。考虑到 DCIS-M 的主要成分为 DCIS,包含放疗在内的综合治疗方式应更多参考 DCIS,而非浸润性癌。

(六) DCIS 患者的瘤床推量放疗

近期,EORTC 对早期乳腺浸润癌瘤床推量研究的 20 年随访结果显示,在全乳放疗基础上,瘤床推量可进一步使 20 年累积 IBTR 显著降低至 12%,而在不推量组为 16.4%。但目前针对 DCIS 患者的研究多为回顾性,尚无直接针对推量放疗的前瞻性研究结果报道。

来自美国、加拿大和法国的 10 个中心、长期随访、回顾性研究,是目前探索 DCIS 患者瘤床推量放疗的大样本量研究。在 4 131 例患者中,有 2 661 例接受了推量放疗,中位推量剂量为 14Gy。结果显示,瘤床推量放疗更倾向于被应用于切缘阳性、ER 状态不明或有核坏死的患者中。推量放疗可以显著降低 IBTR 风险约 27%(*HR* 0.73,*P*=0.01),且这种获益与他莫昔芬的使用无关,在所有年龄段患者中均有体现,在年轻患者中更突出。同时,10 年、15 年无同侧乳腺复发生存推量组明显优于非推量组,分别为 94.1% vs 92.5% 和 91.6% vs 88.0%(*P*=0.04)。多因素分析时,独立于年龄及他莫昔芬使用,瘤床推量放疗与降低 IBTR 相关(*P*=0.01)。以切缘状态分析时发现,在 168 例阳性切缘的患者中,推量放疗未能降低 IBTR 风险(*P*=0.93)。当以 SSO-ASTRO-ASCO 定义的 2mm 为切缘状态评估时,推量放疗可显著降低切缘≥2mm 者的 IBTR(*HR* 0.70,*P*<0.001),但在切缘<2mm 患者中未观察到此获益(*HR* 0.60,*P*=0.34)。

回顾性研究的结果并不一致。如 Jobsen 等基于 2000 年至 2010 年间荷兰人群 1 248 例患者的研究显示,约 59.2% 的患者在切缘阴性的情况下接受了推量放疗。多因素回归分析显示,年龄≤50 岁(*HR* 2.2)、阳性切缘(*HR* 2.8)和肿瘤>2cm(*HR* 2.0)与较差的 LRFS 相关,但 LRFS 在推量组及非推量组间差异未达到统计学意义(94.0% vs 93.2%),且两组复发模式相似。仅在切缘阳性患者中可见推量放疗的局部控制优势（*HR* 0.3）。而推量方式是序贯或同步，并未显示出 LFRS 的区别。

关于 DCIS 患者的瘤床推量放疗多为小规模研究，表 1-2-2 总结了部分研究结果。但这些研究或因入组人数过少、或因推量组患者比例小、或因随访时间短等因素，均未能作为直接证据，有效的证明推量放疗是否能带来获益。同时，也有研究对患者自身特征及肿瘤特性进行分析，发现 DCIS 患者保乳术后 IBTR 的危险因素包括：年龄≤40（或 50）岁、肿瘤核分级高、粉刺样坏死、肿瘤>4cm 及切缘阳性（或切缘近）。对于这些有高危因素的患者，推量放疗是否能带来局部控制的获益，亦需要更多临床证据证明。

表 1-2-2　DCIS 患者瘤床推量放疗的研究结果

作者（发表时间）	总入组人数（例）（Boost 比例）	中位随访时间（年）	结果（推量 vs 非推量）	Boost 是否提高局部控制率
Omlin 等（2006）	373（40%）	6.0	10 年 LRFS 86% vs 72%（*P*<0.000 1）	是
Wai 等（2011）	957（15%）	9.3	15 年 LR 91% vs 94%（*P*=0.065）	否
Rakovitch 等（2013）	1895（29.6%）	10.0	10 年 LRFS 95% vs 93%（*P*=0.31）	否
Meattini 等（2013）	389（48.8%）	7.7	8 年 LR 5.8% vs 7.5%（*P*=0.014）	是
Kim 等（2014）	728（31.9%）	6.8	5 年 LRFS 98.4% vs 98.5%，10 年 LRFS 96.5% vs 95.4%（*P*=0.704）	否
Cambra 等（2020）	624（60.4%）	8.8	Boost 与 IBRT-free survival 无关，*HR* 0.75，*P*=0.33	否

注：LR：local recurrence，局部复发；LRFS：local recurrence-free survival，无局部复发生存；IBTR：ipsilateral breast tumor recurrence，同侧乳腺肿瘤复发。

基于以上研究结果，目前指南对 DCIS 患者推量放疗的推荐如下：NCCN 乳腺癌指南（2022 年第 1 版）推荐个体化考虑患者情况、肿瘤控制和治疗毒副作用的情况下，决定是否应用推量放疗；ESMO 指南推荐（ⅢB 级证据）：对于有高复发风险的 DCIS 患者，可以在全乳照射的基础上进行推量放疗；乳腺癌放射治疗指南（中国医师协会 2020 版）及 ASTRO 全乳照射指南（2018 年）中关于推量放疗推荐：有以下危险因素的 DCIS 患者可考虑进行瘤床推量放疗：年龄≤50 岁、组织学高级别、近切缘（<2mm）或阳性切缘，有以下低危因素时可考虑免除瘤床推量放疗：年龄>50 岁、经筛查发现、肿瘤≤2.5cm、中-低级别且有充分阴性切缘（≥3mm）。

目前，法国的 BONBIS 研究（DCIS）和欧洲的 BIG 3-07/TROG 07.01 研究（早期浸润癌

及非低危 DCIS）是正在进行的、探索是否需要在全乳照射基础上加用瘤床推量的Ⅲ期随机对照研究,需待更长时间的随访结果公布,可能为 DCIS 的推量放疗提供高级别证据。其中 TROG 07.01 研究在 2020 年发表了瘤床推量对 DCIS 患者生活质量影响的 2 年分析结果。瘤床推量放疗采用 10Gy/5f 或 10Gy/4f 方式,其使患者的美容效果和手臂、肩关节功能受到了显著影响,且对美容效果的影响持续时间可达 24 个月。而推量对患者疲劳感、乳房症状评分、身体形象评分等 6 项生活质量无明显影响。

（七）DCIS 患者的局部复发预测模型

现有研究结果显示,DCIS 患者存在较大的异质性,高危患者局部复发风险明显高于低危患者,如何准确地区分出这些患者,是目前研究的热点。已有多项研究试图对 DCIS 患者的局部复发风险进行预测(表 1-2-3),但因预测模型自身设计缺陷或验证研究结果不一致,使得其应用受到一定的限制,尚未达成共识,目前依据预测模型推荐的后续治疗方案也仅供临床医师参考,并未被广泛接受。

表 1-2-3　DCIS 患者局部复发的风险预测模型

预测工具	风险因素	结论	局限性
Van Nuys 预后指标 （VNPI）	- 病灶大小（≤15mm,16~40mm,≥41mm） - 切缘宽度（≥10mm,1~9mm,<1mm） - 病理分类（分级 ± 坏死） - 年龄（>60 岁,40~60 岁,<40 岁）	依据得分推荐治疗:肿物切除、切除+放疗及全乳切除,期望达到 12 年局部复发率<20%	- 未结合分子预测因子 - 缺乏可靠的独立验证 - 可能缺乏区分性 - 病理分级可能重复性较差
Nomogram （MSKCC）	年龄（<45 岁/≥45 岁）、家族史（有/无）、发现方式（影像/临床发现）、放疗（是/否）、内分泌治疗（是/否）、核分级（高级/中低级）、坏死（有/无）、切缘（阴/阳/近）、手术次数（≤2/≥3）、手术时间（1999 年前/后）	预测 5 年、10 年同侧乳腺绝对复发风险	- 未结合分子预测因子 - 可能低估了 DCIS 的异质性
Oncotype DX DCIS 得分	7 个肿瘤相关基因的 RT-PCR 表达水平:5 个复制相关（Ki67、STK65、Survivin、CCNB1、MYBL2）、PR 和 GSTM1,归一化的 5 个参考基因（ACTB、GAPDH、RPLPO GUS、TFRC）	依据得分区分 10 年复发风险为低、中、高 3 组	- 缺乏在独立人群中的更广泛验证 - 费用高 - 需邮寄至中心实验室检测 - 预测价值有争议 - 得分的区分性不足 - 未结合其他分子标志物
分子亚型	免疫组化分子亚型: Luminal A、Luminal B、HER2、三阴型	10 年整体和浸润癌复发的独立预测因子	验证结果不一致

预测工具	风险因素	结论	局限性
VNPI-GGI	- 病灶大小(≤15mm,16~40mm,≥41mm) - 切缘宽度(≥10mm,1~9mm,<1mm) - 年龄(>60岁,40~60岁,<40岁) - GGI:4个复制相关基因 RT-PCR 表达水平(MYBL2、KPNA2、CDC2、CDC20),4个归一化参考基因(GUS、TBO、RPLP0、TFRC)	依得分区分3组,较 VNPI 可以更准确地识别高危组5年早期复发风险	- 需进一步验证 - 未改进 VNPI 其他缺陷

注: DCIS: ductal carcinoma in situ,导管原位癌; RT-PCR: Reverse Transcription-Polymerase Chain Reaction,逆转录聚合酶链式反应。

二、浸润性癌保乳术后患者的放疗

临床上对乳腺癌保留乳房治疗的探索已超过了50年,其不仅可保留女性乳房外观、减少患者心理影响,还有较少的手术并发症,并能获得满意的局部控制率。而术后放疗,是乳腺癌保乳治疗至关重要的组成部分,可以通过术后全乳放疗根除保留乳腺组织中的可能残留的微病灶,从而有效地防止局部复发和远处转移。

（一）保乳术后全乳放疗

早在20世纪80年代,随机临床研究就显示,与单纯保乳术相比,保乳术+全乳放疗可明显提高局部控制率,并提高患者的生存率,表1-2-4列举了数项有长期随访结果的随机临床研究。其中,2002年发表的 NSABP B-06 研究,是保乳放射治疗中里程碑式的研究。研究共入组了1976年至1984年间治疗的Ⅰ~Ⅱ期(T≤4cm)的1851例早期乳腺癌患者,约60%的患者年龄≥50岁,约50%的患者肿瘤小于2cm,约67%的患者无腋窝淋巴结转移,约26%的患者腋窝1~3枚淋巴结转移。其中接受全乳切除手术的患者589例,接受保乳手术的患者1262例,保乳患者随机分为单纯手术组和手术+全乳50Gy放疗组,全部患者均不进行腋窝淋巴引流区放疗。随访20年时发现,累积同侧乳腺复发事件在单纯保乳术组为39.2%,而保乳术+全乳放疗组为14.3%,差异达到统计学意义(P<0.001),且全乳放疗的同侧乳腺复发减少与淋巴结转移状态无关。在无淋巴结转移的患者中,术后放疗可将同侧乳腺复发率由36.2%降低至17.0%(P<0.001);在有淋巴结转移的患者中,可由44.2%降低至8.8%(P<0.001)。在单纯保乳术组的患者中,90%以上的复发都发生于术后10年以内,而保乳术+放疗组患者约70%的复发发生于10年以内,即术后放疗可推迟局部复发时间。而对于 DFS、DDFS 和 OS,放疗组并没有显示出显著的优势。

表 1-2-4　保乳术联合术后放疗对比单纯保乳术的研究结果

研究名称 (发表年份)	研究 性质	样本量 (例)	入组人群	随访时间 (年)	局部复发率	生存率
EBCTCG 10801 (2011)	Meta	10 801	早期(低危 + 高危)	9.5	任 何 复 发 19.3% vs 35.0%(2P<0.000 01)	15 年乳腺癌死亡 21.4% vs 25.2% (2P=0.000 05)
EBCTCG(2005)	Meta	7 300	早期	15	7% vs 26%	15 年乳腺癌死亡 30.5% vs 35.9% (2P=0.000 02)
NSABP B-06 (2002)	随机	1 137	Ⅰ~Ⅱ期, T<4cm	20	14.3% vs 39.2 (P<0.001)	OS 46% vs 46% (P=0.51),DFS 35% vs 35% (P=0.47)
Milan Ⅲ (2001)	随机	579	T<2.5cm 年龄<70 岁	9	10 年 5.8% vs 23.5% (P<0.001)	OS 82.4 vs 76.9% (P=0.326)
Ontario(1996)	随机	837	T≤4cm,N0	7.6	11% vs 35% (P<0.000 1)	OS 79% vs 76% (P=0.33)
Scottish(1996)	随机	585	T≤4cm	5.7	5.8% vs 24.5%	OS 相同(P=0.33)
Toronto(1992)	随机	837	T≤4cm	3.4	5.5% vs 25.7% (P=0.000 1)	3 年 OS:92.1% vs 91.0%(P=0.6)

注：OS:overall survival,总生存；DFS:disease-free survival,无病生存。

　　2004 年 Fyles 等发表的随机临床研究入组了 1992 年至 2000 年间的、年龄≥50 岁、T1~2、pN0(或 cN0 且年龄≥65 岁)、均接受保乳手术的早期乳腺癌患者共 769 例,结果显示,在使用他莫昔芬内分泌治疗的基础上,保乳术后放疗仍可使患者进一步获益。5 年局部复发率在单纯他莫昔芬组为 7.7%,在他莫昔芬 + 放疗组仅为 0.6%(P<0.001);同时两组 5 年 DFS 差异也达到了统计学意义,在他莫昔芬组为 84%,而他莫昔芬 + 放疗组为 91%(P=0.004)。2005 年,EBCTCG 发表的早期乳腺癌保乳术后放疗的荟萃分析发现,在 7 300例Ⅰ~Ⅱ期保乳患者中,无论是进行局部扩大切除术还是象限切除术,单纯保乳术组的 5 年局部复发率明显高于保乳术 + 放疗组,分别为 26% 和 7%,15 年乳腺癌死亡风险分别为 35.9% 和 30.5%(2P=0.000 2)。且无论淋巴结有无转移,保乳术后放疗均能提高患者的局部控制率、降低乳腺癌死亡风险。2011 年,EBCTCG 对 1976 年至 1999 年来自 17 个随机临床研究的 10 801 例保乳术后患者进行了荟萃分析,结果显示,相较于单纯保乳术,保乳 + 术后全乳放疗可降低 10 年任何乳腺癌(局部、区域、远处)复发风险(35.0% vs 19.3%,2P<0.000 01)及 15 年乳腺癌死亡风险(25.2% vs 21.4%,2P=0.000 05)。在 pN0 患者中,放疗可使 10 年任何乳腺癌复发风险由 31.0% 降低至 15.6%(2P<0.000 01)、15 年死亡风险由 20.5% 降低至 17.2%(2P=0.005);在 pN+ 患者中则分别为 63.7% 降至 42.5%(2P<0.000 01)和 51.3% 降至 42.8%(2P=0.01),并得到结论:在保乳治疗后 10 年时,每避免 4 个局部复发,

便可在 15 年时减少 1 个乳腺癌相关死亡。

目前,NCCN 乳腺癌指南(2022 年第 1 版)、ESMO 指南、St.Gallen 国际专家共识、中国抗癌协会乳腺癌诊疗指南与规范(2021 年版)和乳腺癌放射治疗指南(中国医师协会 2020 版)等各大指南及共识均一致推荐(1 级证据):乳腺癌患者保乳术后原则上均需要接受术后辅助的全乳放疗。

同时,多项随机临床研究将保乳术 + 全乳放疗与传统的改良根治术进行了比较(表 1-2-5),20 年的随访结果显示,对于早期乳腺癌患者,保乳术 + 全乳放疗与改良根治术的总生存率相当。1995 年 EBCTCG 发表的荟萃分析结果显示,在 1992 至 1994 年间 6 项随机临床研究的 3 107 例患者中,保乳术 + 全乳放疗组与改良根治组的 10 年局部复发率相似,分别为保乳组 5.9% 和根治组 6.2%,总生存率也相似,分别为 71.5% 和 71.1%,差异均未达到统计学意义。NSABP B-06 试验中纳入了 589 例乳房全切的患者和 628 例接受保乳术 + 全乳放疗的患者,两组患者均接受腋窝淋巴结清扫。20 年 DFS 在全切组和保乳放疗组分别为 36% 和 35%(P=0.41),20 年 OS 分别为 47% 和 46%(P=0.74),差异均未达到统计学意义。Maaren 等 2016 年发表了来自荷兰国家癌症数据库 2000 年至 2004 年的基于人口的队列研究结果,其中在 2003 年诊断为早期乳腺癌的患者共 7 552 例,接受保乳手术 + 全乳放疗的患者(4 647 例)10 年乳腺癌相关生存率优于全乳切除的患者(2 905 例)(P=0.003),其中 T1N0 的保乳治疗患者 10 年无远处转移生存优于全切患者(P=0.014)。以上研究结果提示,相较于传统的乳房全切术,保乳术 + 术后放疗不仅创伤小和美观,且局部控制率和生存率均与全切术相似。

表 1-2-5　保乳联合术后放疗对比改良根治术的随机对照研究结果

研究名称 (发表年份)	样本量 (例)	入组人群	随访时间 (年)	局部控制率	生存率
Milan-1(2002)	701	Ⅰ～Ⅱ期, T<2cm	20	91.2% vs 97.7%(P<0.001)	20 年 OS 41.7% vs 41.2%(P=1.0)
NSABP B-06(2002)	1 217	Ⅰ～Ⅱ期 T<4cm	20	20 年 DFS 35% vs 36%(P=0.41)	20 年 OS 46% vs 47%(P=0.74)
EORTC 10801(2012)	868	Ⅰ～Ⅱ期	22.1	10 年局部区域复发率 19.7% vs 11.8%(P=0.009 7)	20 年 远转率: 46.9% vs 42.6%(P=0.23),20 年 OS 39.1% vs 44.5%(P=0.23)
DBCG-82TM(2008)	793	T、N 无特殊规定,<70 岁	20	10 年无复发生存 59.5% vs 61.1%(P=0.57)	20 年 OS 57.8% vs 50.6%(P=0.20)
Jacobson JA(1995)	237	Ⅰ～Ⅱ期	10.1	95% vs 90%(P=0.17)	10 年 OS 77% vs 75%(P=0.89)

注: OS: overall survival,总生存; DFS: disease-free survival,无病生存。

(二) 低危患者保乳术后全乳放疗的免除

虽然保乳术后的全乳放疗已作为标准治疗被各大指南推荐,但在一些特定的低复发风险人群中,免除放疗也是一种选择(表1-2-6)。2004年发表的CALGB 9343研究,入组了年龄≥70岁的T1N0患者共636例,全部患者激素受体阳性且切缘阴性。患者被随机分为单纯保乳术组和保乳术+全乳放疗组,两组均接受5年的他莫昔芬内分泌治疗。中位随访12.6年,全乳放疗组的10年局部区域复发率明显低于单纯保乳术组(2% vs 10%,$P<0.001$),但两组至乳腺全切的时间间隔(HR 0.50,$P=0.17$)、至远处转移的时间间隔(HR 1.20,$P=0.50$)、乳腺癌特异性生存(97% vs 98%,$P=0.32$)及OS(67% vs 66%,$P=0.64$)的差异均未达到统计学意义。2015年发表的PRIME Ⅱ研究同样入组低复发风险的乳腺癌患者1 326例,入组条件包括:年龄≥65岁、肿瘤最大径≤3cm、淋巴结阴性、激素受体阳性、切缘阴性的保乳术后患者,并且不能同时存在组织学分级3级或脉管癌栓阳性。所有患者均接受标准他莫昔芬或其他方案辅助内分泌治疗。随机分为保乳放疗组和单纯保乳术组,两组的5年IBTR分别为1.3%和4.1%($P=0.000\ 2$),放疗组优于单纯保乳术组,但两组5年OS(93.9% vs 93.9%,$P=0.34$)、区域复发、远处转移及对侧乳腺癌发生率差异均未达到统计学意义。表1-2-6总结了以上两个探讨省略放疗的多中心随机对照研究。Matuschek等人的荟萃分析综合了5个随机研究的结果,纳入研究的3 766例患者绝大多数为老年(>50岁)患者,肿瘤小于3cm、激素受体阳性、淋巴结阴性。分析发现,在这些低危患者中,单纯内分泌治疗组5年局部复发率极低,约不足5%,10年至20年后逐渐增高至10%~20%,且有更短的无复发间隔;而放疗+内分泌组5年局部复发率约3%,10年仅约7%,但两组总生存间无显著差别,即放疗的局控优势并未转化为生存获益。考虑到单纯内分泌治疗的长期局部失败率,研究者建议:对预期生存在5年以内的老年、低危患者,省略放疗可能比较安全;但对预期生存时间在10年以上的老年患者,术后放疗仍是一个合理的选择。

表1-2-6 保乳术后省略放疗的随机研究结果

研究名称	入组时间(年)	样本量(例)	随访时间(年)	入组人群	放疗方案	局部复发率	总生存率
PRIME Ⅱ	2003—2009	1 326	5	T<3cm,N0,≥65岁,HR+	40~50Gy	5年1.3% vs 4.1% ($P=0.000\ 2$)	5年93.9% vs 93.9% ($P=0.34$)
CALGB 9343	1994—1999	636	12.6	T1N0,≥70岁,HR+	45Gy+14Gy	10年2% vs 10% ($P<0.001$)	10年67% vs 66% ($P=0.64$)

🈲注:HR:hormone receptor,激素受体。

另一方面,虽然 CALGB 9343 研究和 PRIME Ⅱ研究结果都提示,对高龄且低危乳腺癌患者可以省略术后放疗,但基于真实世界数据的回顾分析显示,放疗在这部分患者中的应用仅减少了约 4.1%~6.9%。2019 年 St.Gallen 国际乳腺癌大会专家投票结果也显示,对于Ⅰ期、激素受体(hormone receptor,HR)阳性、70 岁以上无基础病的老年乳腺癌患者,54.2% 的专家认为术后放疗联合内分泌治疗为优选方案,35.4% 则认为单纯内分泌治疗即可。

目前国内外指南对这部分低危患者免除放疗做了以下推荐:NCCN 乳腺癌指南(2022 年第 1 版)允许 70 岁及以上、pT1N0、ER 阳性且病理切缘阴性的保乳术后患者,在进行他莫昔芬或芳香化酶抑制剂内分泌治疗的基础上,免除乳腺放疗;乳腺癌放射治疗指南(中国医师协会 2020 版)推荐,对于满足以下特定条件的患者,在权衡放疗绝对和相对获益,同时充分考虑患者方便程度、全身伴随疾病及意愿,可以考虑豁免保乳术后放疗:年龄 ≥ 70 岁、T1N0M0、激素受体阳性、切缘阴性且接受规范的内分泌治疗。

(三)保乳术后的全乳大分割放疗

大分割放疗是指在生物效应剂量(biological effective dose,BED)与常规分割放疗(2Gy/次)相当的情况下,增加单次照射剂量而减少照射次数,从而缩短总体放疗时间的方法。既往研究结果显示,乳腺癌组织的 α/β 比值约为 3.5~4.0Gy,而正常乳腺组织的 α/β 比值约为 3.0~3.5Gy,因此从放射生物学角度分析,大分割放疗可以在保证放疗疗效的同时,不增加正常乳腺组织的晚期损伤。

保乳术后全乳大分割放疗的证据主要来源于 2006 年至 2010 年发表的 4 项大型随机对照临床研究(表 1-2-7),比较了早期乳腺癌患者大分割放疗与常规分割放疗的疗效。在这 4 项研究中,大分割组与常规分割组的局部控制率均相似,差异未达到统计学意义。在RMH/GOC 研究中,39Gy/13f 方案组的局部复发率较常规分割组略高(HR 1.26,P=0.096),而其他的大分割方案组均显示出更低的局部复发率,分析可能的原因是 39Gy 的总放疗剂量较其他方案略低。总体来说,大分割放疗组的同侧乳腺复发率为 3.8%~14.8%,而常规分割组为 5.2%~12.1%。由于包含了更高比例的淋巴结阳性患者(33%)且在 1986 年至 1996 年间使用辅助化疗比例较低(14%),使得 RMH/GOC 研究的同侧乳腺复发率在 4 个研究中最高。总生存在 4 个研究中都不是主要观察终点,其中 3 个研究差异均未达到统计学意义,仅在 START B 研究中,显示大分割组的总生存和无远处转移生存较常规分割组更好(HR 0.8,P=0.042),但这在同样是 3 周方案的 Ontario 研究中则未得到类似结果。

2020 年发表的 DBCG HYPO 研究是来自以丹麦为主的欧洲多中心、随机对照研究(表 1-2-7),对比常规分割 50Gy/25f 方案与大分割 40Gy/15f 方案在 1 854 例早期乳腺癌患者中的毒副作用及疗效。研究除纳入 T1~2N0 的早期患者,还纳入了约 13% 的导管原位癌患者。9 年局部区域复发率及总生存两组间差异均未达到统计学意义。故研究结论认为,对于淋巴结阴性的早期乳腺癌患者,40Gy 的大分割放疗安全且可耐受。

表 1-2-7　保乳术后大分割放疗的随机研究结果

研究名称	RMH/GOC（START Pilot）	Ontario	START A	START B	HYPO
样本量（例）	1 410	1 234	2 236	2 215	1 854
入组人群	T1~2N0~1	T1~2N0	T1~3aN0~1	T1~3aN0~1	DCIS-T2N0，>40 岁
标准放疗	50Gy/25f	50Gy/25f	50Gy/25f	50Gy/25f	50Gy/25f
大分割放疗	39Gy/13f 42.9Gy/13f	42.5Gy/16f	39Gy/13f 41.5Gy/13f	40Gy/15f	40Gy/15f
瘤床加量	74.5%(14Gy/7f)	0%	60.6%(10Gy/5f)	42.6%(10Gy/5f)	23.1%(10Gy/5f)
淋巴引流区放疗	20.6%	0%	14.2%	7.3%	0%
辅助化疗	13.9%	10.9%	35.5%	22.2%	42.4%
中位随访时间（年）	9.7	12	9.3	9.9	7.3
局部复发率	无差异(12.1% vs 14.8% vs 9.6%)	无差异(10 年 IBTR 6.7% vs 6.2%，$P<0.001$)	无差异(7.4% vs 8.8% vs 6.3%)	无差异(5.5% vs 4.3%，$P=0.21$)	无差异(9 年 3.3% vs 3.0%)
10 年总生存率	/	无差异(84.4% vs 84.6%，$P=0.79$)	无差异(80.2% vs 79.7%，$P=0.74$)；(80.2% vs 81.6%，$P=0.69$)	40Gy 更好(80.8% vs 15.9%，$P=0.042$)	无差异(9 年 OS 93.4% vs 93.4%，$P=0.93$)

注：IBTR：ipsilateral breast tumor recurrence，同侧乳腺肿瘤复发。

　　关于保乳大分割放疗的毒副作用，以上几个临床研究均有描述。START A 和 B 研究联合分析了早期放射性皮肤反应，显示无论哪种分割方式，绝大多数患者的皮肤反应都为轻到中度，发生重度皮肤反应的风险在大分割组更低（HR 0.21，$P=0.006\,7$）。在 RMH/GOC 研究中，10 年的随访结果显示，相较于常规分割，39Gy/13f 组有明显更少的晚期乳腺毒副作用（$P=0.001$），如乳腺外形改变，而 42.9Gy/13f 组则显示出明显更多的乳腺外形改变和硬结产生（$P=0.05$），因此在 RMH/GOC 研究后进行的 START A 研究将大分割方案的剂量降低至 41.6Gy/13f，后者的晚期毒副作用与常规分割组无显著差别。在随访 10 年时，START B 研究的 40Gy/15f 组较常规分割组有更少的晚期毒副作用，主要指乳腺挛缩、水肿和毛细血管扩张等。同时，START A、START B 和 Ontario 研究都显示，其他的晚期毒副作用，如心脏病、肋骨骨折、肺毒性、臂丛神经损伤和第二肿瘤发生率，在大分割组与常规分割组差异均未达到统计学意义。2020 年发表的 DBCG HYPO 研究主要终点为 2~3 级乳腺硬结的发生率。中位随访 7.2 年发现 40Gy/15f 组 3 年乳腺硬结发生率略少于 50Gy 组（9.0% vs 11.8%，

P=0.79），但差异未达到统计学意义，两组的乳腺皮肤毛细血管扩张、色素沉着、瘢痕出现、水肿和疼痛等发生率均较低。

2020 年 Wang 等发表了一项针对中国早期乳腺癌保乳患者进行的多中心、随机对照研究，旨在比较常规分割与大分割对乳腺局部控制率的影响。研究自 2010 年至 2015 年共入组了 734 例 T1~2N0~1 的乳腺癌保乳患者，按照 1：1 随机分为全乳大分割 43.5Gy/15f + 瘤床推量 8.7Gy/3f 组和常规分割 50Gy/25f + 瘤床推量 10Gy/5f 组。中位随访时间 73.5 个月，5 年累积局部复发率大分割组为 1.2%，非劣于常规分割组的 2.0%（P 非劣 =0.017）；5 年 DFS 和 OS 两组间差异未达到统计学意义，分别为 93.0% vs 94.1%（P=0.422）和 97.5% vs 98.0%（P=0.680）。毒副作用方面，2~3 级早期皮肤反应在大分割组更少见（P=0.019），其他早期（放射性肺炎或渗出）和晚期（乳腺硬结、上肢水肿、肺纤维化、缺血性心脏病）毒副作用两组间无显著差别。美容效果方面，两组患者报告的满意率分别为大分割组 89.9% 和常规分割组 88.5%，差异亦未达到统计学意义（P=0.550）。由此得到结论，大分割全乳放疗序贯大分割瘤床推量的肿瘤局部控制率与常规分割相似，且不增加毒副作用。同时，因入组患者包含了年轻、病理高分级、激素受体阴性等危险因素，研究者认为此类患者也可接受大分割放疗。

FAST 和 FAST-Forward 研究是两个来自英国的随机对照临床研究，用来验证 5 次分割方案全乳放疗的美容效果和安全性，均于 2020 年发表了长期随访结果（表 1-2-8）。区别于既往大分割 2.67~3.2Gy/f 的方案，由于这两个研究的单次剂量达到 5.2~5.6Gy，故又被称为超大分割方案（表 1-2-9）。FAST 研究入组了年龄 ≥50 岁、T<3cm、腋窝淋巴结阴性、病理显示肿瘤完全切除的保乳术后患者共 915 例，均接受全乳放疗，不接受瘤床推量放疗。按照 1：1：1 随机分为常规分割组（50Gy/25f/5w）或两个超大分割组（30Gy/5f/5w，1f/w 或 28.5Gy/5f/5w，1f/w）。研究主要终点为乳腺外观改变程度。10 年的随访结果显示，通过照片评价的乳腺外形改变在超大分割 30Gy/5f 组的风险为常规分割 50Gy/25f 组的 1.64 倍（P=0.019），在 28.5Gy/5f 组则为 50Gy/25f 组的 1.10 倍（P=0.686）。医师评估的任何中、重度乳腺组织反应（如挛缩、硬结、毛细血管扩张和水肿等）风险在 30Gy 组为 50Gy 组的 2.12 倍（P<0.001），在 28.5Gy 组为 50Gy 组的 1.22 倍（P=0.248）。因此研究者认为，28.5Gy/5f 的超大分割方案在晚期毒副作用方面与 50Gy/25f 常规分割方案相似，而 30Gy/5f 方案毒副作用明显增高。对于有特殊原因不能完成 3~5 周方案放疗的患者，28.5Gy/5f 方案可能是一个合适的选择。

FAST-Forward 研究纳入了年龄 ≥18 岁、pT1~3、pN0~1 的保乳或乳房全切患者共 4 096 例，排除了低危患者（同时满足年龄 ≥65 岁、pT1~2 病理分级 Ⅰ 或 Ⅱ 级、激素受体阳性、HER2 阴性、pN0）。根据放疗方案，1：1：1 随机分为大分割 40Gy/15f/3w 组或超大分割 27Gy/5f/1w 组或 26Gy/5f/1w 组，瘤床可接受推量 10Gy~16Gy/5f~8f。研究主要终点为乳腺局部肿瘤控制率。结果显示，27Gy/5f 和 26Gy/5f 方案的 5 年同侧乳腺复发率非劣于 40Gy/15f 方案，分别为 1.7%、1.4% 和 2.1%（P=0.002 2 和 P=0.000 19）；而 5 年医师评估的乳腺或胸壁中重度不良反应,如乳腺挛缩、硬结、疼痛和水肿等,发生率在27Gy组明显增多,而26Gy组与40Gy组相似。故研究者认为一周的全乳超大分割方案局部控制率不劣于3周的大分割方案,尤其是26Gy方案的正常组织不良反应与40Gy组相近,安全性好,可作为保乳术后放疗患者的又一选择。

表1-2-8 保乳术后全乳超大分割放疗的随机研究结果

研究名称	FAST	FAST-Forward
样本量(例)	915	4 096
入组人群	T1~2(<3cm)N0 年龄≥50岁 保乳术	T1~3N0~1 年龄≥18岁 保乳或改良根治术
标准放疗方案	50Gy/25f/5w	40Gy/15f/3w
大分割方案	30Gy/5f/5w 28.5Gy/5f/5w	27Gy/5f/1w 26Gy/5f/1w
瘤床加量	0%	24.3%(10~16Gy/5~8f)
辅助化疗	0%	25%
中位随访时间(年)	9.9	6
同侧乳腺复发	LRR 5年 0.7% vs 1.4% vs 1.7%,10年 1.3% vs 1.3% vs 1.3%	5年 2.1% vs 1.7% vs 1.4%($P=0.0022$,$P=0.00019$)
毒副作用	30Gy组中、重度正常组织反应明显增多($HR\ 2.12$,$P<0.001$),28.5Gy组无差异($HR\ 1.22$,$P=0.248$)	27Gy组中、重度正常组织反应明显增多($HR\ 1.55$,$P<0.0001$),26Gy组无差别($HR\ 1.12$,$P=0.20$)

注:LRR:locoregional recurrence,局部区域复发。

表1-2-9 全乳放疗不同分割模式的等效生物剂量

研究名称	常规分割	START A	START B	FAST	FAST-Forward
放疗方案	25×2Gy	13×3Gy/3.2Gy	15×2.67Gy	5×5.7Gy/6.0Gy	5×5.2Gy/5.4Gy
疗程	5w	2.6w	3w	5w(1f/w)	1w
EQD2	50Gy	46.1Gy/50.4Gy	44.9Gy	47.7Gy/51.8Gy	41.1Gy/43.7Gy

注:EQD2:equivalent dose in 2Gy/f,等效生物剂量。

两个超大分割研究均有不足之处,在应用研究结果时需注意。FAST研究随访2年时未达到统计学设定的10%组间差异,5年中度或显著乳腺外形改变发生率也极低,故研究者重新评估了2年照片记录的乳腺外形改变,但这使得整个美容评估结果的可靠性遭到质疑。而最终10年随访的结果是基于仅50%的患者得到的,导致其复发事件和毒副作用结果的可信区间较大,统计学效力有所下降。FAST-Forward研究虽然允许乳房切除术后患者入组,但实际上每组均不足100例,因此对这部分患者,应用FAST-Forward的研究结果需谨慎。同时,研究对有高危因素的患者进行了瘤床序贯推量,但由于采用的常规推量方式2Gy/f,使原本1周内完成的放疗延长至2周甚至更长,并未真正达到缩短治疗时间的目的。此外,由于极低的复发事件,两个研究的局部复发率均未达到设计的统计学效力要求,因此,超大分割放疗的疗效尚待进一步证实。

目前,针对保乳术后的全乳放疗分割方式,国内外指南推荐:可采用常规分割或大分割方式(表1-2-9),即46~50Gy/23~25f或40~42.5Gy/15~16f,两者的局部控制率和毒副作用相似。

对于大分割放疗的适用人群,ASTRO指南(2011年)推荐将大分割放疗应用于低危患者:年龄≥50岁、pT1~2N0且不需行化疗。至2018年,ASTRO指南将适用人群进一步扩大,指出患者年龄、肿瘤分期、病理分级、分子分型及系统治疗方式等因素均不应作为判定是否可行大分割放疗的限制条件。更推荐用于单独全乳放疗、无区域淋巴结照射的患者。ESMO和德国的指南则认为,应谨慎对以上研究入组人群以外的患者使用大分割放疗:如年龄小于40岁或局部进展期的高危复发者。乳腺癌放射治疗指南(中国医师协会2020版)推荐,大分割放疗主要应用于全乳放疗患者(无论年龄、疾病分期或是否使用全身性治疗)。

三、保乳术后瘤床的放疗

(一)保乳术后瘤床的推量

1996年至2003年间,多项前瞻性随机研究报道,早期乳腺癌单纯保乳术后同侧乳腺复发率约为14%~25.7%,其中约86%~90%位于原发肿瘤同一象限,约有75%的同侧乳腺复发发生在瘤床周围2cm范围内。由此推断,瘤床周围是保乳术后同侧乳腺复发的最常见部位。而既往放射生物学研究证实,乳腺癌细胞受照射剂量与存活细胞数量之间的关系符合剂量-效应曲线。表1-2-10列出了两项随机对照研究,对同侧乳腺瘤床推量放疗进行了探索,旨在提高保乳术后的局部控制率。

表1-2-10 保乳术后瘤床推量放疗的研究

研究名称 (发表年份)	样本量 (例)	入组人群	随访时间(年)	放疗剂量	局部复发率	生存率	不良反应
EORTC 22881-10882(2015)	5 318	Ⅰ~Ⅱ期、保乳	17.2	50Gy vs 50Gy+16Gy	20年:16.4% vs 12.0%($P<0.0001$)	20年:OS 61.1% vs 59.7%($P=0.323$)	严重纤维化1.8% vs 5.2%($P<0.001$)
法国里昂(1997)	1 024	Ⅰ~Ⅱ期、保乳	3.3	50Gy vs 50Gy+10Gy	5年:4.5% vs 3.6%($P=0.044$)	5年:OS 90.4% vs 92.9%($P=0.24$)	毛细血管扩张5.9% vs 12.4%($P=0.003$)

法国里昂研究入组了 1986 年至 1992 年间共 1 024 例早期乳腺癌患者,全部患者肿瘤 ≤3cm、切缘阴性、年龄<70 岁,N0 患者占 73%,N1 患者占 27%。患者随机分为全乳放疗组(50Gy/20f)和瘤床推量组(50Gy/20f+10Gy/4f),全乳放疗采用 ^{60}Co-γ 线,瘤床推量采用 9~12MeV 电子线实施。5 年局部复发率在单纯全乳放疗组为 4.5%,在瘤床推量组为 3.6%,差异达到统计学意义(P=0.044)。5 年 OS 在单纯全乳放疗组和瘤床推量组分别为 90.4% 和 92.9%(P=0.24)。

EORTC 22881-10882 研究入组了 1989 年至 1996 年 T1~2、N0~1 的早期乳腺癌患者,所有患者均接受保乳手术及腋窝淋巴结清扫术,且排除年龄>70 岁、有 DCIS、多个病灶的患者。按 1∶1 随机分为全乳放疗组(50Gy/25f)或全乳放疗 + 瘤床推量组(50Gy/25f+16Gy/8f)。共入组 5 318 例患者,中位随访时间为 17.2 年。IBTR 作为首先复发事件在单纯全乳放疗组和瘤床推量组分别占 13% 和 9%(HR 0.65,P<0.000 1),20 年累积 IBTR 在单纯全乳放疗组和瘤床推量组分别为 16.4% 和 12.0%(P<0.000 1)。其中,患者年龄与 IBTR 绝对风险相关。20 年累积 IBTR 复发率在 ≤35 岁患者中为 34.5%,在>60 岁患者中为 11.1%,瘤床推量的局部绝对获益在年轻患者中最大,≤40 岁组为 11.6%(36.0% vs 24.4%,P=0.003),41~50 岁组为 5.9%(19.4% vs 13.5%,P=0.007),51~60 岁组为 2.9%(13.2% vs 10.3%,P=0.02),≥60 岁组为 3%(12.7% vs 9.7%,P=0.019)(以上 P 值<0.01 为统计学达到显著差异)。瘤床推量的方式,如电子线、^{60}Co、兆伏级 X 线或 ^{192}铱(^{192}Ir),对 IBTR 无显著影响。单纯全乳放疗组和瘤床推量组患者的 20 年远处转移率和 OS 两组间均无显著差异,分别为 24.8% vs 26.0%(P=0.29),61.1% vs 59.7%(P=0.323)。

因此,对于有高危因素的患者,国内外指南推荐全乳放疗 + 瘤床推量放疗。NCCN 乳腺癌指南(2022 年第 1 版)及 ASTRO 指南(2018 年)推荐有以下高危因素的患者进行瘤床推量放疗:年龄<50 岁,或年龄 51~70 岁且组织学分级 3 级,或切缘阳性;而对于年龄>70 岁、激素受体阳性且阴性切缘 ≥2mm 者,可考虑免除推量。ESMO 指南(2019 年)推荐有以下高危因素的患者进行瘤床推量放疗:年龄<50 岁、组织学分级 3 级、脉管癌栓阳性或广泛导管内癌成分、局灶切缘阳性。乳腺癌放射治疗指南(中国医师协会 2020 版)推荐:符合以下标准的患者建议瘤床推量放疗:年龄 ≤50 岁、任意组织学级别,或 51 岁至 70 岁、组织学高级别,或切缘阳性;符合以下标准的低复发风险患者可以考虑不进行瘤床推量放疗:年龄>70 岁、激素受体阳性、低 - 中级别且有足够的阴性切缘(边距 ≥2mm)。

对于瘤床序贯推量,国内外指南通常推荐剂量为 10~16Gy/4~8f,可采用电子线照射或三维适形技术,有条件者可考虑术中或近距离后装技术推量。ASTRO 推荐对有高危因素的患者,可考虑 14~16Gy/7~8f 或 12.5Gy/5f 瘤床推量(证据级别低)。

关于瘤床序贯推量的毒副作用,EORTC 22881-10882 研究 20 年的随访结果提示,瘤床推量组晚期严重纤维化发生率较单纯全乳照射组高,分别为 5.2% 和 1.8%(P<0.000 1);但未显示出心脏毒性、第二肿瘤发生或对侧乳腺癌发生率的增高。

对于瘤床同步推量,目前尚缺少随机对照研究的证据支持,故国内外指南目前均没有就同步推量的分割方式做具体推荐。2020 年发表的德国Ⅲ期随机对照研究（IMRT-MC2 Trial）显示，在 2011—2015 年间的 502 例早期乳腺癌患者中，5 年局部控制率 IMRT- 瘤床同步推量（2.3Gy×28 次）组不劣于 3D-CRT- 瘤床序贯推量（1.8Gy×28 次 +2Gy×8 次）组，分别为99.6% vs 99.6%（$HR\ 0.602, P=0.487$），且患者及医师评价的美容效果及远期毒副作用两组间差异未达到统计学意义，总生存亦无统计学差别。

在大分割经典研究 START A 和 B、RMH/GOC 研究中，瘤床推量采用的是传统 2Gy/ 次的序贯方式，共 5~8 次，使得总体治疗时间延长了 1~1.5 周。此后，也有数项研究探索了大分割瘤床同步推量。如 Scorsetti 和 Chada 等分别于 2012 年和 2013 年进行的 2 项小规模研究显示，全乳放疗 40.5Gy/15f、瘤床 48Gy/15f 或 45Gy/15f 的同步推量放疗并没有显著增加早期和晚期的毒副作用，且剂量分布可接受。德国多中心的Ⅱ期研究也显示，全乳大分割放疗 40Gy/16f，同时瘤床 48Gy/16f 推量放疗的耐受性好，无 3 级以上的不良事件发生。目前为止，2 项较大的Ⅲ期随机研究仍在进行中（RTOG 1005 和 HYPOSIB），期待其最终结果的发表。

（二）保乳术后切缘与瘤床推量

浸润性乳腺癌保乳手术的阳性切缘定义为：显微镜下墨染切缘有导管原位癌或浸润性癌。Houssami 等涵盖了 19 项回顾性研究、共 13 081 例患者的荟萃分析显示，切缘阳性患者的同侧乳房局部复发风险为切缘阴性患者的 2.44 倍（$P<0.001$）。

对切缘阳性的患者，有数项研究探索了瘤床推量放疗对局部控制率的作用。EORTC 22881-10881 研究中，对于切缘阳性的患者，瘤床推量 16Gy 相较于单纯全乳放疗组，未显示出更好的局部控制率（$P>0.1$）。但因局部复发例数过少（37 例），其统计学效力及准确性均受到质疑。而 Poortmans 等的 EORTC boost 研究，在 1989—1996 年间共纳入了 251 例镜下切缘阳性的患者，随机分为瘤床局部 10Gy 和 26Gy 推量两组，中位随访时间 11.3 年。10 年的局部复发率在 10Gy 组和 26Gy 组分别为 17.5% 和 10.8%（$HR\ 0.83, P>0.1$）。两组的总生存差异未达到统计学意义，但乳房严重纤维化在 10Gy 组（3.3%）显著少于 26Gy 组（14.4%）（$P=0.002$）。故研究者认为，对于切缘阳性的患者，26Gy 瘤床推量放疗既不能提高局部控制率，也不能延长患者生存期，但显著增加乳房纤维化的发生率。

因此，SSO-ASTRO 关于切缘的指南中指出：Ⅰ~Ⅱ期乳腺癌保乳术患者切缘阳性时，IBTR 复发风险增加至少 2 倍，且不会因为放疗推量、系统治疗或良好的生物学特征而降低。NCCN 乳腺癌指南（2022 年第 1 版）建议：对于切缘阳性患者，通常需要再次切除以达到切缘阴性的保乳术或行乳房切除术。

四、保乳术后部分乳腺照射

近年来，乳腺癌保乳术后部分乳腺照射（partial breast irradiation，PBI）或加速部分乳腺照射（accelerated partial breast irradiation，APBI）越来越受到关注，成为挑战传统全乳放疗模式的另一趋势。APBI 指针对瘤床以及周围乳腺组织进行的照射，可通过外照射、近距离照射(brachytherapy)或术中照射来实施。无论采用上述哪种照射方法,疗程较常规全乳放疗5~6周的疗程缩短。APBI的潜在优势包括:疗程较常规模式缩短,为接受放疗的患者带来便利,从而使更多的可保乳患者不会因术后放疗的不便而放弃保乳;减少瘤床外正常乳腺组织及邻近器官的照射剂量,降低放疗的急性及晚期毒副作用,从而提高患者生活质量。

（一）通过外照射放疗实现部分乳腺照射的证据

早在20世纪80年代,研究者就对乳腺癌保乳术后APBI进行了探索。英国克里斯蒂医院早期的随机对照临床研究,纳入了1982年11月至1987年12月年龄<70岁、单病灶≤4cm、cN0的乳腺癌保乳术后患者708例,随机分为瘤床放疗(limited field,LF)组353例和全乳+淋巴引流区放疗(wild field,WF)组355例。所有入组患者均未行腋窝淋巴结清扫及辅助全身治疗。LF组对原始肿瘤所在象限进行单野8~14MeV电子线照射,平均照射野大小为8cm×6cm,处方剂量为4 000~4 250cGy/8f/10d,1f/d;WF组全乳放疗采用切线野照射,淋巴引流区包括同侧腋窝区及锁骨上下区,内乳区不做计划照射,采用4MV-X线予以处方剂量4 000cGy/15f/21d,1f/d。中位随访65个月的研究结果显示:LF组和WF组的7年OS分别为72.7% vs 71.2%(P值未给出),但LF组的7年IBTR显著高于WF组(19.6% vs 11.0%,P=0.000 8)。研究者认为,保乳术后部分瘤床照射是可行的,但更高的乳腺复发率需要通过选择特定人群及改善放疗技术来降低。

另一项早期的随机对照临床研究来自于英国约克郡乳腺癌中心(Yorkshire Breast Cancer Group,YBCG),该研究纳入1986年7月至1990年6月年龄<70岁接受保乳手术pT1~2N0~1切缘阴性的乳腺癌患者174例,随机分为全乳放疗组90例和仅瘤床放疗组84例。所有入组患者均接受腋窝淋巴结清扫及辅助全身治疗。全乳放疗组采用等中心切线野照射,腋窝区及锁骨上区均不做照射,照射范围为临床可见乳房组织及周围1cm边界,处方剂量为40Gy/15f/21d,2.67Gy/f,1f/d,之后通过钴或铯射线束或电子线予以瘤床推量15Gy/5f;仅瘤床放疗组则采用钴或铯射线束或电子线或兆伏级射线等方式仅对瘤床进行照射,最大处方剂量为55Gy/20f/28d,2.75Gy/f,1f/d。中位随访8年的研究结果显示:相较于全乳放疗组,仅瘤床放疗组的乳腺内复发率(4% vs 12%,P=0.07)及同侧腋窝复发率(4% vs 12%,P=0.05)较高,但差异未达到统计学意义;两组的远处转移率(27% vs 23%,P=0.70)和死亡率(27% vs 30%,P=0.75)差异也未达到统计学意义。该研究因为入组困难而提前关闭,实际入组人数远小于预计的400例,加上多种照射方式的异质性,研究者认为仅瘤床照射并不能作为临床研究外的常规推荐。

以上早期随机对照临床研究的失败提示后续研究设计需挑选更合适的特定患者群。ASTRO关于APBI的共识(2009年)对包含上述两项研究在内的4项随机对照研究(另两项研究分别涉及近距离照射和术中放疗)及38项前瞻性研究进行归纳分析,对临床研究外开展APBI的患者选择给出了指导性意见:推荐适合APBI的患者群具有复发风险低危的特征,如年龄≥60岁的T1N0 Luminal A样乳腺癌亚群,阴性切缘≥2mm、单中心病灶;若具有切缘阳性、脉管癌栓阳性、广泛导管内癌(extensive intraductal carcinoma,EIC)、淋巴结转移、BRCA1/2 突变等影响复发的高危因素则为不适合患者群；介于二者之间的患者群需要慎重考虑 APBI，也可能是未来扩大指征的潜在患者群。

近 10 年关于乳腺癌 APBI 的随机对照临床研究对入组人群及外照射放疗的方式、范围、剂量等做了更严谨的设计。2013 年 Rodriguez 等的小样本随机对照研究纳入了接受保乳术的早期乳腺癌患者 102 例，随机分为全乳放疗（whole breast irradiation，WBI）组和 APBI 组各 51 例。研究要求满足以下所有条件：年龄 ≥60 岁、浸润性导管癌（invasive ductal carcinoma，IDC）、单病灶、肿瘤直径 ≤3cm、cN0、pN0、组织学分级 ≤2 级；排除导管或小叶原位癌（pTis）、浸润性小叶癌、伴有 EIC 成分、切缘阳性、切缘 ≤3mm、多中心病灶、淋巴结转移、接受新辅助治疗、术后血清肿>2cm 的患者。放疗采用三维适形放疗（three-dimensional conformal radiotherapy，3D-CRT）技术，WBI 组处方剂量为全乳 48Gy/24f/5w ± 瘤床推量 10Gy，2Gy/f，1f/d；APBI 组照射范围为原始肿瘤所在象限，37.5Gy/10f/1w，3.75Gy/f，2f/d。主要研究终点为 5 年局部复发，次要研究终点包括生存、放疗毒副作用及美容效果。中位随访 5 年的研究结果显示：两组均未观察到局部复发，两组的生存及美容效果差异未达到统计学意义。相较于 WBI 组，APBI 组减少了正常组织的放疗剂量及急性放疗毒副作用（$P<0.01$）。APBI-IMRT-Florence 研究是一项单中心的Ⅲ期随机对照研究，纳入了 2005 年 3 月至 2013 年 6 月年龄>40 岁、肿瘤直径 ≤2.5cm、接受保乳术的早期乳腺癌患者 520 例，随机分为 WBI 组和 APBI 组各 260 例。若为多中心病灶、或 EIC、或切缘<5mm、或瘤床处无手术夹标记则被排除在外，而 DCIS、脉管癌栓或淋巴结状态不作为排除条件。放疗采用调强放疗（intensity-modulated radiotherapy，IMRT）技术，WBI 组处方剂量为全乳 50Gy/25f+ 瘤床推量 10Gy/5f，2Gy/f，1f/d；APBI 组临床靶区（clinical target volume，CTV）定义为手术夹三维外扩 1cm 边界，计划靶区（planning target volume，PTV）为 CTV 三维外扩 1cm 形成，皮肤方向均收至皮下 3mm，处方剂量为 30Gy/5f/2w，6Gy/f，1f/d 非连续治疗。主要研究终点为 IBTR，次要研究终点包括 OS、BCSS 以及放疗毒副作用及美容效果。中位随访 10.7 年的研究结果显示：WBI 组和 APBI 组的 10 年 IBTR（2.5% vs 3.7%，$P=0.40$）、10 年 OS（91.9% vs 91.9%，$P=0.86$）以及 10 年 BCSS（96.7% vs 97.8%，$P=0.45$）差异均未达到统计学意义，但 APBI 组有更少的急性（$P=0.0001$）、晚期毒副作用（$P=0.0001$）及更好的美容效果（$P=0.0001$）。

另外三项大型的随机对照研究 IMPORT LOW 研究、RAPID 研究以及 NSABP B-39/RTOG 0413 研究也对 APBI 的可行性及适用人群进行了探索。

IMPORT LOW 研究是一项多中心非劣效性的Ⅲ期随机对照临床研究，纳入了 2007 年 5 月至 2010 年 10 月年龄 ≥50 岁、肿瘤直径 ≤3cm、单病灶 IDC、接受保乳术、pN0~1 的早期乳腺癌患者 2 018 例，按 1:1:1 随机分为全乳放疗 40Gy 组（对照组）674 例、全乳放疗 36Gy ± 瘤床区域推量至 40Gy 组（剂量减低组）673 例和瘤床区域部分乳腺放疗 40Gy 组（PBI 组）669 例。入组患者的组织学分级可以为 1~3 级，切缘要求 ≥2mm，若接受非保乳手术或新辅助治疗则被排除在外。三组患者放疗均采用 1f/d 的 15f/3w 分割模式，部分乳腺照射应用野中野正向 IMRT 技术。为准确定位瘤床区域，推荐术中放置标记夹，若未放置标记夹,则应用超声、核磁或CT等检查手段定位。主要研究终点为同侧局部复发(包括同侧乳腺或皮肤)。中位随访72.2个月的研究结果显示:对照组、剂量减低组和PBI组的5年累积局部复发率为1.1% vs 0.2% vs 0.5%;剂量减低组和PBI组对比对照组的非劣效P值分别为P=0.003、P=0.016。相较于对照组,剂量减低组和PBI组的乳房硬化(P=0.002、P<0.000 1)、PBI组的乳腺外观改变(P=0.007)两项放疗毒副作用发生率更低,但剂量减低组和PBI组之间的放疗毒副作用差异未达到统计学意义。研究者认为,40Gy/15f/3w的PBI在局部控制上不劣于40Gy/15f/3w的全乳放疗,且有相似或更低的晚期毒副作用。

RAPID研究同样是一项多中心非劣效性的Ⅲ期随机对照临床研究,纳入了2006年2月至2011年7月年龄≥40岁、肿瘤直径≤3cm、接受保乳术、pN0~N1mic的DCIS或IDC患者2 135例,随机分为APBI组1 070例和WBI组1 065例。入组的单纯DCIS患者要求为筛查发现,所有患者要求切缘阴性,若为小叶癌或原发肿瘤在乳腺不同象限的多中心病变则被排除在外。研究采用至少3D-CRT技术,WBI组患者接受处方剂量为42.5Gy/16f(1f/d)或50Gy/25f(1f/d)的全乳切线野照射(允许野中野正向IMRT技术);APBI组采用3~5非共面野的3D-CRT或IMRT技术,CTV定义为皮缘下5mm的手术夹区域及外扩1cm边界(胸壁及胸大肌不包含在内),PTV为CTV三维外扩1cm形成,处方剂量为38.5Gy/10f/1w,2f/d。主要研究终点为IBTR,次要研究终点包括美容效果及放疗毒副作用。中位随访8.6年的研究结果显示:APBI组和WBI组的8年累积IBTR率为3.0% vs 2.8%(HR 1.27,90% CI 0.84~1.91)。相较于WBI组,APBI组2级及以上的急性毒副作用显著降低(45% vs 28%,P<0.000 1),但2级及以上的晚期毒副作用显著升高(13% vs 32%,P<0.000 1),3年、5年、7年的不良美容效果更多见(绝对差异分别为11.3%、16.5%、17.7%)。研究者认为,外照射APBI的局部控制不劣于全乳放疗,增加的晚期毒副作用和不良美容效果可能与每日两次的分割模式有关,建议进一步研究对美容效果影响更小的每日一次的分割模式。

NSABP B-39/RTOG 0413研究是一项多中心等效性的Ⅲ期随机对照临床研究,纳入了2005年3月至2013年4月年龄≥18岁、接受保乳术的0~Ⅱ期(肿瘤直径≤3cm pN0~1)乳腺癌患者4 216例,随机分为APBI组2 017例和WBI组2 019例。入组患者可以是多病灶、任何病理类型的浸润性癌或DCIS,切缘要求阴性。研究采用3D-CRT外照射技术或高剂量率(high-dose-rate,HDR)近距离照射,WBI组接受50Gy/25f/5w(1f/d)的外照射放疗±瘤床推量(总剂量≥60Gy);APBI组接受38.5Gy/10f/1w(2f/d)的外照射放疗或34Gy/10f/1w(2f/d)的多导管或单管球囊(MammoSite)近距离照射。主要研究终点为IBTR,定义为以同侧乳腺浸润性或非浸润性癌复发为首发事件。中位随访10.2年的研究结果显示:APBI组和WBI组的10年累积IBTR率分别为4.6% vs 3.9%;两组的10年无远处转移生存(96.7% vs 97.1%,P=0.15)和10年OS(90.6% vs 91.3%,P=0.35)差异未达到统计学意义。研究从统计上未证明APBI和WBI在局部控制上的等效性,但考虑到两组间10年IBTR率仅0.7%的绝对差异,研究者认为APBI也是可以选择的方案。但该研究的入组标准较ASTRO关于APBI共识推荐的患者群广泛,放疗方式混杂,且无法进行亚组分析的等效性检验,因而研究结果存在争议。

综合以上研究(表 1-2-11),ASTRO 关于 APBI 的共识(2016 年)将符合 APBI 指征的患者人群标准更新为满足以下所有条件者,包括:年龄 ≥50 岁、无 BRCA1/2 基因突变、Tis 或 T1、前哨淋巴结活检或腋窝淋巴结清扫证实为 pN0、阴性切缘 ≥2mm、无脉管癌栓、无广泛导管内癌成分、单中心病灶、激素受体阳性的浸润性导管癌或其他预后良好的乳腺癌类型;若为单纯导管原位癌,需满足以下条件:筛查发现的、低 - 中分级、直径 ≤2.5cm、阴性切缘 ≥3mm。对于满足以下条件的患者谨慎考虑行 APBI:除年龄外其他条件符合指征的 40~49 岁患者;≥50 岁患者包含以下至少 1 项病理不良因素:浸润癌成分直径 2.1~3.0cm、T2、阴性切缘 <2mm、局灶的脉管癌栓、ER 阴性、浸润性小叶癌、临床检查为直径 2.1~3.0cm 单病灶的病理多灶改变、广泛导管内癌直径 ≤3cm;直径 ≤3cm 不完全符合指征的单纯 DCIS。不满足以上指征标准或谨慎考虑条件的患者,不推荐行 APBI。NCCN 乳腺癌指南(2022 年第 1 版)APBI 适应证参考了 ASTRO 共识(2016 年),推荐人群与其基本相符。中国抗癌协会乳腺癌诊疗指南与规范(2021 年版)建议,接受 APBI 治疗的患者需要严格选择,对于符合 ASTRO 共识(2016 年)的低危患者可以考虑行 APBI。乳腺癌放射治疗指南(中国医师协会 2020 版)推荐:鼓励患者参加 APBI 相关的临床研究;除临床研究外,接受 APBI 的患者需要严格选择,在有经验的医疗中心结合自身的技术条件和患者意愿有序开展,推荐适应证基本与 ASTRO 共识(2016 年)相符。鉴于以上研究在局部控制及美容效果方面的结果不完全一致,目前对于 APBI 外照射放疗的技术及分割模式暂无统一标准,大多数指南推荐采用 3D-CRT 或 IMRT 技术,38.5Gy/10f(2f/d)、40Gy/15f(1f/d)或 30Gy/5f(隔天 1 次)的分割模式。

表 1-2-11　通过外照射及近距离照射实现 PBI 的随机对照研究

研究名称	APBI-IMRT-Florence 研究	IMPORT LOW 研究	RAPID 研究	NSABP B-39/RTOG 0413 研究	匈牙利国家肿瘤研究所研究	GEC-ESTRO 研究
入组年限(年)	2005—2013	2007—2010	2006—2011	2005—2013	1998—2004	2004—2009
年龄(岁)	>40	≥50	≥40	≥18	≥30	≥40
肿瘤大小(cm)	≤2.5	≤3	≤3	≤3	≤2	≤3
腋窝淋巴结状态	pN0~1	pN0~1	pN0~1mic	pN0~1	pN0~1mic	pN0~1mic
组织分级(级)	1~3	1~3	1~3	1~3	1~2	1~3
病理类型	浸润癌或 DCIS	单病灶 IDC	IDC 或 DCIS	浸润癌或 DCIS	单病灶 DCIS	浸润癌或 DCIS

研究名称	APBI-IMRT-Florence研究	IMPORT LOW研究	RAPID研究	NSABP B-39/RTOG 0413研究	匈牙利国家肿瘤研究所研究	GEC-ESTRO研究
切缘(mm)	≥5	≥2	阴性	阴性	阴性	≥2(ILC或DCIS≥5)
样本量(例)	520	2 018	2 135	4 216	258	1 184
分组	WBI组260例 vs APBI组260例	全乳放疗组674例 vs 全乳放疗+瘤床推量组673例 vs PBI组669例	APBI组1 070例 vs WBI组1 065例	APBI组2 017例 vs WBI组2 019例	WBI组130例 vs PBI组128例	WBI组551例 vs APBI组633例
放疗技术	IMRT	IMRT	3D-CRT或IMRT	3D-CRT或HDR近距离照射	电子线或HDR近距离照射	HDR或PDR近距离照射
WBI剂量	全乳50Gy/25f+瘤床推量10Gy/5f	全乳放疗40Gy/15f；全乳放疗36Gy/15f+瘤床推量至40Gy	42.5Gy/16f或50Gy/25f,1f/d	全乳50Gy/25f±瘤床推量(总剂量≥60Gy)	50Gy/25f,1f/d	50.0~50.4Gy/25~28f+瘤床推量10Gy/5f
PBI剂量	30Gy/5f/2w,1f/d非连续治疗	40Gy/15f,1f/d	38.5Gy/10f,2f/d	38.5Gy/10f,2f/d(3D-CRT)或34Gy/10f,2f/d(近距离照射)	50Gy/25f(电子线)或7×5.2Gy(近距离照射)	HDR:8×4.0Gy或7×4.3Gy,2f/d;PDR:50Gy脉冲剂量0.6~0.8Gy/h,24h/d
随访时间(年)	10.7	6	8.6	10.2	5.5	6.6
IBTR	10年:2.5% vs 3.7%,$P=0.40$	5年:1.1% vs 0.2% vs 0.5%	8年3.0% vs 2.8%,HR 1.27	4.6% vs 3.9%	3.4% vs 4.7%,$P=0.50$	0.92% vs 1.44%,$P=0.42$
美容效果	APBI组更好,$P=0.000\ 1$	PBI组乳腺外观改变更少,$P=0.007$	APBI组不良美容效果更多见	/	PBI组更好,$P=0.009$	2~3级晚期皮肤毒副作用APBI组更低,$P=0.02$

注: PBI: partial breast irradiation,部分乳腺照射;APBI: accelerated partial breast irradiation,加速部分乳腺照射;DCIS: ductal carcinoma in situ,导管原位癌;IDC: invasive ductal carcinoma,浸润性导管癌;ILC: invasive lobular carcinoma,浸润性小叶癌;WBI: whole breast irradiation,全乳放疗;IMRT: intensity-modulated radiotherapy,调强放疗;3D-CRT: three-dimensional conformal radiotherapy,三维适形放疗;HDR: high-dose-rate,高剂量率;PDR: pulsed-dose-rate,脉冲剂量率;IBTR: ipsilateral breast tumor recurrence,同侧乳腺复发。

（二）通过近距离照射实现部分乳腺照射的证据

到目前为止，关于近距离照射实现 PBI 的 Ⅲ 期随机对照研究较少。来自匈牙利国家肿瘤研究所的随机对照研究，纳入了 1998 年至 2004 年接受保乳术的早期乳腺浸润性癌患者 258 例，随机分为 WBI 组 130 例和 PBI 组 128 例。研究入组标准为满足以下所有条件患者：切缘阴性、单病灶、组织学分级 ≤ 2 级、肿瘤直径 ≤ 2cm、cN0、pN0~N1mic；若为导管或小叶原位癌（pTis），或浸润性小叶癌，或有广泛导管内癌成分则被排除在外。WBI 组的放疗处方剂量为 50Gy/25f，PBI 组予以 50Gy/25f 的电子线照射或 7 × 5.2Gy 的多导管 HDR 组织间插植近距离治疗。中位随访 66 个月的研究结果显示：WBI 组和 PBI 组的 5 年局部复发率为 3.4% vs 4.7%（$P=0.50$），两组的 5 年 OS（91.8% vs 94.6%）及 DFS（90.3% vs 88.3%）差异均未达到统计学意义，但 PBI 组有更好的美容效果（$P=0.009$）。

GEC-ESTRO 的多中心非劣效性的随机对照研究，纳入了 2004 年 4 月至 2009 年 7 月接受保乳术的低复发风险的 0~Ⅱ 期浸润性乳腺癌或 DCIS 患者 1 184 例，随机分为 WBI 组 551 例和 APBI 组 633 例。研究入组标准需满足以下所有条件：年龄 ≥40 岁、pTis 或 pT1~2a（肿瘤直径 ≤3cm）、pN0~N1mic、切缘 ≥2mm（若为浸润性小叶癌或 DCIS 则切缘 ≥5mm）、无脉管癌栓。WBI 组接受处方剂量为 50.0~50.4Gy/25~28f（1.8~2.0Gy/f，1f/d）的 4~18MV-X 线全乳切线野照射，瘤床区域予以 10Gy/5f 的电子线推量，总治疗时间为 6~6.5 周；APBI 组的照射范围包括瘤床及三维外扩至少 2cm 边界，采用多导管组织间插植，接受 HDR 8 × 4.0Gy（2f/d）或 7 × 4.3Gy（2f/d）的近距离照射，或总剂量 50Gy 的脉冲剂量率（pulsed-dose-rate，PDR）近距离照射（0.6~0.8Gy/h，每天 24h，4~5d）。主要研究终点为局部复发率。中位随访 6.6 年的研究结果显示：APBI 组和 WBI 组的 5 年局部复发率为 1.44% vs 0.92%（$P=0.42$），两组的 5 年 OS 和 DFS 分别为 97.27% vs 95.55%（$P=0.11$），95.03% vs 94.45%（$P=0.79$），差异未达到统计学意义。两组 2~3 级的晚期皮肤毒副作用及晚期皮下组织毒副作用分别为 6.9% vs 10.7%（$P=0.02$）、12.0% vs 9.7%（$P=0.28$）。生活质量方面，两组平均生活质量评分的差异未达到统计学意义（$P=0.94$），放疗结束及放疗后 3 个月的乳腺症状评分 WBI 组显著高于 APBI 组（P 均<0.000 1）。因而研究者认为，多导管组织间插植的 APBI 在局部控制、生存及生活质量上不劣于术后全乳照射，且具有更低的 2~3 级的晚期皮肤毒副作用，因而可以作为早期乳腺癌保乳术后的放疗选择。

NSABP B-39/RTOG 0413 研究中 APBI 组也有部分患者接受了近距离照射，但研究并未给出关于不同放疗方式亚组分析的研究结果。

基于以上研究（表 1-2-11），ESTRO 咨询委员会实践（Advisory Committee on Radiation Oncology Practice，ACROP）指南（2018 年）、德国放射肿瘤学会乳腺癌工作小组（Breast Cancer Working Group of the German Society for Radiation Oncology，DEGRO）关于部分乳腺照射的实践指南（2020 年）、乳腺癌放射治疗指南（中国医师协会 2020 版），均建议近距离照射可作为实现部分乳腺照射的放疗选择，根据照射技术采用不同的放疗剂量。以上指南剂量推荐如下：HDR 近距离治疗：8 × 4.0Gy，或 10 × 3.4Gy，或 7 × 4.3Gy，每天两次，4~5d 完成；PDR 近距离治疗：总剂量 50Gy，0.5~0.8Gy/ 脉冲 /h，每天 24h，4~5d 完成。

（三）通过术中放疗实现部分乳腺照射的证据

术中放疗（intraoperative radiation therapy，IORT）是指在手术过程中直接对瘤床进行单次放疗，通常剂量在 8~21Gy。乳腺癌的术中放疗在手术直视下对瘤床进行照射，定位准确，避免了术后通过 CT 等影像学手段判断瘤床位置所产生的误差；此外，术中放疗可减少因患者呼吸运动及体位改变等带来的位移影响；因瘤床周围剂量跌落迅速，正常乳腺组织、心脏、肺等周围组织受照射剂量极低；同时，单次术中放疗显著缩短了放疗疗程，为患者节省了大量时间成本。但也需注意，术中放疗在最终病理未知时进行，无法根据病理结果给予个体化的瘤床照射。依据术后病理结果，部分患者可能需行术后进一步放疗。

现有的临床研究结果多来自早期乳腺癌保乳术后 IORT，主要以 2 种技术实施：低能 X 线术中靶向放疗（targeted intraoperative radiotherapy，TARGIT）和电子线术中放疗（intraoperative electron radiotherapy，IOERT）。

TARGIT 采用低能 X 线（最高 50kV）进行照射。瘤床剂量 20Gy，照射时间共需 20~40min。TARGIT-A 研究显示，在瘤床外 0.1cm 处剂量为 20Gy，瘤床外 1.0cm 处剂量迅速跌落为 5~7Gy。为了使局部皮肤正常组织的照射剂量低，建议将术区皮肤与施用器以纱布或其他方式隔开至少 1cm，使皮肤剂量小于 7Gy。

2000 年启动的 TARGIT-A 研究旨在比较即刻 IORT 与术后全乳外照射的局部复发风险（表 1-2-12）。其入组标准为：年龄 ≥ 45 岁、术前检查提示单灶、适合行保乳手术的浸润性乳腺癌患者（病理非小叶癌）。实际入组人群多为在此基础上的低风险患者，如：肿瘤 <2cm 者占 86%，组织学分级 1~2 级者占 85%、脉管癌栓阴性者占 86%、淋巴结转移阴性者占 82%、激素受体阳性者占 90%。经过中位 8.6 年的随访，结果显示，IORT 组 12 年 LRFS（*HR* 1.13，*P*=0.28）、无浸润癌局部复发生存（*HR* 1.04，*P*=0.70）、无乳房切除生存（*HR* 1.19，*P*=0.74）和 DDFS（*HR* 0.88，*P*=0.30）与外照射组差异未达到统计学意义。乳腺癌死亡率及 OS 两组亦相似（*HR* 1.12，*P*=0.54 和 *HR* 0.82，*P*=0.13），而非乳腺癌死亡率 IORT 组明显低于外照射组（*HR* 0.59，*P*=0.005）。由此研究者认为，IORT 相较于传统外照射放疗，节省了术后放疗的时间成本和经济成本，且降低了非乳腺癌死亡率，乳房局部美容效果较好；对于因时间和经济原因选择乳房全切的早期乳腺癌患者，保乳术 +IORT 可作为她们的又一治疗选择。

2004 年 TARGIT-A 研究启动了一项附加研究，即延迟 TARGIT-IORT 研究（表 1-2-12），旨在探索延迟的 IORT 局部控制率是否非劣于常规全乳外照射放疗。共入组了 1 153 例患者，按 1:1 随机分为 IORT 组和外照射组，入组标准与 TARGIT-A 相同，不同之处在于，患者在保乳术肿物切除、病理回报后，通过二次手术进行术中放疗。2020 年发表的长期随访更新结果显示，两次手术中位间隔（延迟）时间为 37d（29~51d）。延迟 IORT 组患者的 5 年和 10 年 LRFS（92.87% vs 96.63%，和 80.16% vs 84.36%，*HR* 0.75，*P*=0.052）、无浸润癌局部复发生存（93.39% vs 97.99%，和 80.68% vs 85.15%，*HR* 0.75，*P*=0.051）和无乳房切除生存（93.24% vs 95.93%，和 83.79% vs 83.82%，*HR* 0.75，*P*=0.51）均不劣于常规外照射放疗组，两组 DDFS、

OS 和乳腺癌死亡率的差异也未达到统计学意义。研究者分析 IORT 组局部复发率略高的可能原因有以下几点：肿瘤同象限复发与肿瘤微环境内播散相关，IORT 可能对新鲜瘤床有用，但对延迟的瘤床无用；即刻 IORT 可以精确定位原始瘤床，但延迟后的纤维化等改变可能导致瘤床定位误差；最后，二次手术也可能是肿瘤播散的又一原因。

表 1-2-12　保乳术后 IORT 对比外照射放疗的随机研究结果

研究名称	TARGIT-A	延迟 TARGIT-IORT	ELIOT
样本量（例）	2 298	1 153	1 305
入组人群	年龄≥45 岁 单灶 cT1~2（≤3.5cm） cN0~1 保乳手术	年龄≥45 岁 单灶 cT1~2（≤3.5cm） cN0~1 保乳手术	年龄 48~75 岁 单灶病变 T<2.5cm cN0 保乳手术
术中放疗方式	低能 X 线	低能 X 线	6~9MeV 电子线
术中放疗剂量	20Gy/1f	20Gy/1f	21Gy/1f
外照射剂量	（46~56）Gy ± （10~16）Gy	（46~56）Gy ± （10~16）Gy	50Gy/25f+10Gy
中位随访时间（年）	8.6	9.0	12.4
同侧乳腺复发风险	5 年 LR 2.11% vs 0.95%，LRFS HR 1.13，P=0.28	5 年 LRFS 92.9% vs 96.6%，10 年 80.2% vs 84.4%，HR 0.75，P=0.052	IBTR 5 年 4.2% vs 0.5% 10 年 8.1% vs 1.1% 15 年 12.6% vs 2.45%
OS	HR 0.82，P=0.13	5 年 96.7% vs 97.7%，10 年 88.6% vs 87.8%，HR 0.96，P=0.80	5 年 96.8% vs 96.85% 10 年 90.7% vs 92.7% 15 年 83.4% vs 82.4%
毒副作用	总体相似，IORT 组需抽吸的血清肿更多	/	IORT 总体皮肤反应轻，脂肪坏死在 IORT 更多见

注：IORT：intraoperative radiation therapy，术中放疗；LR：local recurrence，局部复发；LRFS：local recurrence-free survival，无局部复发生存；IBTR：ipsilateral breast tumor recurrence，同侧乳腺肿瘤复发；OS：overall survival，总生存。

同时期，ESMO 发起了采用电子线进行术中放疗的 ELIOT（electron intraoperative radiotherapy）随机研究，使用 6~9MeV 电子线进行单次瘤床术中放疗。并采用铝 - 铅板置于乳腺后方，以减少胸壁、心脏和肺组织照射剂量。入组的均为早期乳腺癌患者：年龄 48~75 岁、肿瘤直径<2.5cm、单病灶且淋巴结阴性，分别采用 IORT 瘤床照射 21Gy/1f 技术或全乳外照射 50Gy/25f 加 10Gy 瘤床推量技术。共入组 1 305 例患者，1∶1 随机分为电子线术中放疗组和外照射组。2021 年 ELIOT 研究更新了随访 12.4 年的结果（表 1-2-12）。结果显示，IORT 组与外照射放疗组的 10 年 IBTR 分别为 8.1% 和 1.1%（HR 4.62，P<0.000 1），超过试验假设的 IORT 组 IBTR 小于外照射组的 2.5 倍，故认为 IORT 组 IBTR 明显高于全乳外照射组，但两组 10 年乳腺癌相关死亡率及 OS 差异均未达到统计学意义，分别为 5.5% vs 4.3%

（*P*=0.65）及 90.7% vs 92.7%（*P*=0.85）。故研究者认为，电子线术中放疗组的 IBTR 较全乳放疗组高，但 OS 两组无显著差异，故电子线术中放疗可考虑应用于早期乳腺癌特定人群中。

在毒副作用方面，现有研究显示，与外照射放疗相比，IORT 的脂肪坏死率有所增加，但皮肤反应有所减少。中度乳房纤维化在 ELIOT 试验中与全乳外照射无显著差别，而肺纤维化（ELIOT 研究）和心血管死亡（TARGIT-A 研究）较外照射有所减少。

基于以上研究结果，欧美指南在推荐以 IORT 方式作为 PBI，替代全乳外照射放疗时，也严格限定了适用人群。ASTRO 关于 APBI-IORT 的指南（2017 年）中指出，基于中位随访 5.8 年的多因素研究结果，电子线 IORT 需应用于严格"符合"PBI 适应证的患者（推荐级别：强）：年龄 ≥50 岁、切缘阴性且宽度距离至少 2mm、导管原位癌（影像学发现、低中级别、≤2.5cm、阴性切缘 ≥3mm）或浸润性癌 T1。而低能 X 线 IORT 应用于 PBI 应限制于前瞻性研究或临床试验，也需严格"符合"以上 PBI 适应证的患者（推荐级别：弱）。其主要是因为 TARGIT-A 研究结果中部分患者的随访时间不足 5 年，且统计学方面可能存在问题，故仅推荐其应用于临床试验。在 2020 年 TARGIT-A 长期随访和 2021 年 ELIOT 长期随访结果发表后，可关注指南后续的更新。

ESTRO 术中电子线放疗的推荐（2020 年）指出，经恰当的术前、术中评估，适合 IOERT 作为 APBI 治疗的患者应符合：年龄 ≥50 岁、导管癌或其他良好病理类型、单中心且单病灶、激素受体阳性、pN0（i-/i+）。综合 ASTRO 和 GEC-ESTRO 推荐的适用标准还包括：病理 Ⅰ/Ⅱ级、肿瘤 ≤2cm 及 Luminal A 样亚型。而肿瘤 >2cm、病理 Ⅲ级和 ≥4 个淋巴结转移者不应使用 IOERT 替代全乳外照射。依据既往 Ⅰ、Ⅱ期研究的毒性及最大耐受剂量研究结果，IOERT 单次剂量推荐为 21Gy（90% 等中心剂量）。

乳腺癌放射治疗指南（中国医师协会 2020 版）指出，术中放疗研究结果显示其局部控制率仍差于全乳放疗，故现阶段推荐其应用于临床研究；有经验的医疗中心可结合自身技术条件及患者意愿，在严格把握适应证的条件下以 IORT 的方式开展 APBI。其中，术中放疗的推荐剂量为 20~21Gy/1f。

五、保乳术后放疗的时机

对于早期乳腺癌的治疗，目前认为及时、紧凑的治疗会带来更好的疗效，而无论手术、化疗还是辅助放疗的延迟，都会导致乳腺癌死亡风险的显著增高，特别是当多种治疗手段的延迟叠加时，可能会使乳腺癌死亡风险及全因死亡风险成倍增加。乳腺癌保乳术后放疗的最佳时机，目前还存在一定争议，由于伦理学原因，无法通过前瞻性研究加以明确，只能通过回顾性研究结果辅助指导临床工作。

（一）导管原位癌患者保乳术后辅助放疗的时机

多项前瞻性随机临床研究结果证实 DCIS 患者保乳术后行辅助放疗可以降低 IBTR。其中 NSABP B-17 研究和 EORTC 10853 研究分别要求 DCIS 患者保乳术后 8 周内和 12 周内开始行辅助放疗。一项 SEER 数据库及 Medicare 社会保险计划的回顾性研究发现，年

龄 ≥65 岁的乳腺癌患者从接受保乳手术到放疗开始的时间间隔超过 6 周与局部复发风险增加相关（*HR* 1.19,*P*=0.033），其中 DCIS 患者占 16.9%。另一项研究回顾性分析了该中心 1980 年至 2010 年接受保乳手术及术后放疗的 1 323 例 DCIS 患者，按手术 - 放疗间隔（surgery-radiotherapy interval，SRI）分 为：≤8 周（*n*=806 例），8~12 周（*n*=386 例）和>12 周（*n*=131 例）。中位随访 6.6 年，其中 311 例患者随访时间超过 10 年。SRI ≤8 周的患者 5 年和 10 年 IBTR 率分别为 5.8% 和 13.0%；8~12 周为 3.8% 和 7.6%；>12 周为 8.8% 和 23.0%（*P*=0.004）。多因素分析结果显示，SRI 8~12 周与 SRI ≤8 周的患者 IBTR 相似（*P*=0.3），而 SRI>12 周与 SRI ≤8 周的患者相比，IBTR 风险显著升高（*HR* 1.92,*P*=0.014）。基于以上研究结果（表 1-2-13），为减少 DCIS 患者保乳术后的复发风险，应尽量避免延迟辅助放疗开始的时间。

表 1-2-13 乳腺癌术后无辅助化疗的放疗时机研究结果

作者	入组人数（例）	病理类型	SRI 分组	中位随访（年）	局部复发
Punglia 等	18 050	16.9%DCIS；83.1% 浸润性癌	≤6 周，>6 周	5.38	SRI>6 周风险更高,*HR* 1.19,*P*=0.003
Shurell 等	1 323	DCIS	≤8 周,8~12 周,>12 周	6.6	与 SRI ≤8 周相比,SRI> 12 周更高,*HR* 1.92,*P*=0.014
Vujovic 等	566	浸润性癌	0~8 周,8~12 周,12~16 周,>16 周	17.4	四组患者无显著差异,*P*=0.67
Huang 等	7 401	不详	≤8 周,9~16 周	/	SRI 9~16 周更高,*OR* 1.62,95% CI 1.21~2.16
Olivotto 等	6 428	浸润性癌	≤4 周,4~8 周,8~12 周,12~16 周,16~20 周,>20 周	7.5	10 年：4~8 周：0.8%,>20 周：10.0%,*P*=0.007

注：DCIS：ductal carcinoma in situ,导管原位癌；SRI：surgery-radiotherapy interval,手术 - 放疗间隔；*HR*：hazard ratio,风险比；*OR*：odds ratio,比值比；*CI*：confidence interval,置信区间。

目前乳腺癌放射治疗指南（中国医师协会 2020 版）推荐术后放疗在术后 8 周内开始，DCIS 患者保乳术后放疗可适当推迟至术后 12 周内开始。

（二）浸润性乳腺癌术后辅助放疗的时机

1. 乳腺癌术后无辅助化疗患者的放疗时机 浸润性乳腺癌术后放疗的最佳时机仍存在争议（表 1-2-13）。Jobsen 等分析了该中心 1 473 例保乳术后、I ~ II 期、无腋窝淋巴结转移的乳腺癌患者资料。根据 SRI 分为：1~36d（*n*=506 例）、37~53d（*n*=483 例）、54~112d（*n*=484 例）。中位随访 90 个月，多因素分析结果显示，SRI 并不影响患者的无局部复发生存。与术后 36d 内接受放疗的患者相比，术后 54~112d 接受放疗可以改善患者的 10 年 DMFS（*HR* 0.4,*P*=0.001）和疾病特异性生存（*HR* 0.3,*P*=0.002）。因此，研究者认为术后过早开始放疗可能对患者的疾病特异性生存产生不利影响，而在术后 36d 后开始放疗可能会使患者得到更高的生存获益。

Vujovic 等回顾性分析了该中心 566 例 T1~3N0 保乳术后未行化疗的乳腺癌患者。其中 pT1 患者占 73.1%。按 SRI 分 0~8 周组（n=201 例）、8~12 周组（n=233 例）、12~16 周组（n=91 例）和 >16 周组（n=41 例）。中位随访 17.4 年，四组患者的局部复发（P=0.67）或 DFS（P=0.82）相似。因此研究者认为浸润性乳腺癌保乳术后、腋窝淋巴结无转移的患者，SRI 超过 16 周不会使患者的复发风险升高。

但 Huang 等的一项系统回顾研究与上述研究结果不同。该研究纳入了 10 项关于乳腺癌放疗延迟的研究，共 7 401 例患者。结果显示乳腺癌术后 SRI 超过 8 周的患者 5 年局部复发率显著高于 SRI ≤8 周的患者（SRI ≤8 周：5.8%，9~16 周：9.1%，OR 1.62，95% CI 1.21~2.16）。Olivotto 等的回顾性研究结果与该研究结果相似。研究纳入了 6 428 例 T1~2N0~1M0、未行辅助化疗的乳腺癌保乳术后患者。按 SRI 分为：≤4 周组（n=83 例）、4~8 周组（n=2 288 例；定义为参考组）、8~12 周组（n=2 606 例）、12~16 周组（n=961 例）、16~20 周组（n=358 例）及 >20 周组（n=132 例）。中位随访 7.5 年，配对病例分析结果提示，SRI 超过 20 周的患者 10 年局部复发率（10.0% vs 0.8%，P=0.007）和远处转移率（23.1% vs 7.2%，P=0.02）均高于 SRI 为 4~8 周的患者，且 SRI 超过 20 周的患者 BCSS（P=0.009）更差。因此，研究者认为保乳术后无辅助化疗计划的患者应在保乳术后 20 周内开始行辅助放疗。

Punglia 等分析了 SEER 数据库及 Medicare 社会保险计划中登记的 18 050 例年龄 ≥65 岁、无术后化疗的乳腺癌保乳术后患者资料。主要观察指标为局部复发。中位随访 5.38 年，仅 4% 的患者（n=734 例）出现局部复发。校正后的 Cox 模型结果提示 SRI 超过 6 周与局部复发风险增加相关（HR 1.19，95% CI 1.01~1.39，P=0.033），且随着 SRI 的延长，患者局部复发风险持续增加（P=0.004）。该研究纳入了 16.9% 的 DCIS 患者，除外这些 0 期及缺乏合并症信息的患者后，Cox 模型结果依旧提示，SRI 超过 6 周与局部复发风险增加相关（HR 1.18，95% CI 1.01~1.39，P=0.041）。工具变量分析结果显示，SRI 超过 6 周，患者 5 年复发率绝对值增加 0.96%（P=0.026）。因此，年龄 ≥65 岁乳腺癌患者的 SRI 与局部复发之间存在相关性，尽早开始放疗可以最大限度地降低局部复发的风险。

目前中国抗癌协会乳腺癌诊治指南与规范（2021 年版）推荐：无辅助化疗指征的患者术后放疗建议在手术后 8 周内进行。由于术后早期术腔体积存在动态变化，尤其是含有术腔血肿的患者，所以不推荐术后 4 周内开始放疗。乳腺癌放射治疗指南（中国医师协会 2020版）推荐若患者无术后辅助化疗指征，在切口愈合良好、瘤床积液吸收机化稳定、上肢功能恢复的前提下，术后放疗建议在术后 8 周内开始。

2. 乳腺癌患者术后辅助化疗与放疗顺序的选择　保乳术后辅助化疗和放疗的先后顺序问题曾长期存在争议（表 1-2-14）。Bellon 等的一项前瞻性随机临床研究纳入了 1984 年至 1992 年共 244 例乳腺癌保乳术后患者，随机分入化疗优先组（先行 4 周期辅助化疗，再行辅助放疗）（n=122 例）或放疗优先组（先行辅助放疗，再行 4 周期辅助化疗）（n=122 例）。中位随访 135 个月，两组患者之间无任何事件发生率（乳腺癌复发、对侧乳腺癌、第二肿瘤或死亡)(*HR* 0.97,95% *CI* 0.69~1.37,*P*=0.88)、无远处转移率(*HR* 0.92,95% *CI* 0.61~1.39,*P*=0.7)及总生存率(*HR* 0.83,95% *CI* 0.53~1.30,*P*=0.41)相似。因此,研究者认为辅助化疗及放疗的先后顺序不影响乳腺癌保乳术后患者的疗效。

表 1-2-14　乳腺癌术后辅助化疗及放疗时机的研究结果

作者	入组人数(例)	分组	中位随访(月)	DFS	OS	其他观察指标
Bellon 等	244	化疗优先;放疗优先	135	/	*HR* 0.83,*P*=0.41	无任何事件发生率:*HR* 0.97,*P*=0.88;无远处转移率:*HR* 0.92,*P*=0.7
Chen 等	900	化疗优先;放疗优先	85.2	91.0% vs 83.3%,*P*=0.005	8 年:94.2% vs 90.9%,*P*=0.096	8 年 LRR:4.2% vs 5.3%,*P*=0.434;8 年远处转移率:8.6% vs 14.6%,*P*=0.017
Toledano 等	695	化、放疗序贯;化、放疗同步	60	5 年:80% vs 80%,*P*=0.83	5 年:90% vs 91%,*P*=0.76	5 年 LRRFS:92% vs 95%,*P*=0.76;5 年无转移生存:87% vs 84%,*P*=0.55
Pinnaro 等	206	化、放疗序贯;化、放疗同步	111	10 年:77% vs 78%,*P*=0.76	10 年 OS:92% vs 91%,*P*=0.87	10 年:LRFS:94% vs 94%,*P*=0.94;10 年:DMFS:87% vs 93%,*P*=0.27
Fernando 等	2 297	化、放疗序贯;化、放疗同步	122.4	10 年:64.6% vs 64.9%,*P*=0.951	10 年:73.4% vs 72.4%,*P*=0.824	10年局部复发率:7.1% vs 4.6%,*P*=0.012

注:DFS: disease-free survival,无病生存;OS: overall survival,总生存;*HR*: hazard ratio,风险比;LRR: locoregional recurrence,局部区域复发;LRRFS: locoregional recurrence-free survival,无局部区域复发生存;LRFS: local recurrence-free survival,无局部复发生存;DMFS: distant metastasis-free survival,无远处转移生存。

2018 年,Abdel-Rahman 等的一项研究纳入了三项临床研究中 3 390 例乳腺癌术后接受辅助化疗的患者,其中 73% 的患者接受了术后辅助放疗。中位 SRI 为 167d,其中 84% 的患者 SRI 超过 6 个月,6 个月内接受辅助放疗的患者局部区域复发率为 4.4%,6 个月后为 3.6%(*P*=0.465)。在多因素分析中,SRI(*P*=0.439)及化疗至放疗的时间间隔(*P*=0.324)均不会影响患者的无复发生存。此外,研究发现在激素受体阴性的患者中,术后至开始化疗的时间超过 6 周与较差的 OS 相关(*P*=0.006)。Chen 等的一项回顾性研究纳入了 2000 年至 2013 年共 900 例乳腺癌保乳术后患者,其中 488 例患者在辅助化疗后行辅助放疗(化疗优先组),412 例患者在辅助化疗前行辅助放疗(放疗优先组)。所有患者中位 SRI 为 14 周,化疗优先组为 22 周,放疗优先组为 5 周,所有患者均在术后 32 周内接受了放疗。中位随访 7.1 年,化疗优先组的患者 8 年 DFS 显著优于放疗优先组的患者(90.4% vs 83.1%,P=0.005)。倾向评分匹配后,共 528 例患者纳入分析(各组 264 例),化疗优先组中患者 8 年 DFS 依然优于放疗优先组的患者(91.0% vs 83.3%,P=0.005),且化疗优先组的患者远处转移率更低(化疗优先组:8.6%,放疗优先组:14.6%,P=0.017)。但两组患者 8 年 OS(化疗优先组:94.2%,放疗优先组:90.9%,P=0.096)和 LRR(化疗优先组:4.2%,放疗优先组:5.3%,P=0.434)的差异未达到统计学意义。研究同时发现,术后至开始化疗的时间 ≥ 12 周的患者比 <12 周的患者 OS 更差(单因素分析:88.6% vs 94.7%,P=0.035;多因素分析:HR 1.88,P=0.015)。因此,建议保乳术后需要行辅助化疗和放疗的乳腺癌患者应在术后 12 周内开始辅助化疗,且由于辅助化疗而导致放疗开始的延迟,不会影响患者的疗效。

有三项关于乳腺癌术后同步放化疗对比化疗序贯放疗的前瞻性、Ⅲ 期临床研究。ARCOSEIN 研究入组了 716 例 Ⅰ ~ Ⅱ 期乳腺癌患者,最终 695 例患者纳入分析(序贯组 343 例,同步组 352 例)。辅助治疗在术后 6 周内开始,辅助化疗方案为米托蒽醌 + 环磷酰胺 + 氟尿嘧啶。中位随访 60 个月,两组患者 5 年 DFS(序贯组:80%,同步组:80%,P=0.83)、无局部区域复发生存(locoregional recurrence-free survival,LRRFS)(序贯组:92%,同步组:95%,P=0.76)、无转移生存(序贯组:87%,同步组:84%,P=0.55)和 OS(序贯组:90%,同步组:91%,P=0.76)的差异均未达到统计学意义。但在腋窝淋巴结转移的患者中,同步组患者的 5 年 LRRFS 更长(序贯组:91%,同步组:97%,P=0.02)。在可评估放疗毒副作用的患者中,同步组患者更常出现 2 级及以上皮下纤维化(序贯组:4.7%,同步组:18.7%,P=0.003)、毛细血管扩张(序贯组:6.5%,同步组:23.4%,P=0.001)、乳房萎缩(序贯组:18.7%,同步组:41.1%,P=0.000 6)和 3 级及以上皮肤色素沉着(序贯组:14.0%,同步组:28.0%,P=0.02)。2 级及以上疼痛、乳房水肿或淋巴水肿的发生率相似,且没有患者因晚期毒性导致死亡。尽管医生对同步组患者整体美容效果的满意率较低(序贯组:85%,同步组:60%,P=0.001),但患者对美容效果满意度的评价并未降低,同步组和序贯组中分别仅 8% 和 9% 的患者选择了差和非常差的美容效果(P=0.72)。因此,研究者认为,对于高复发风险、可手术的乳腺癌患者而言,术后同步放化疗方案也可以作为一种临床选择。同时,研究者也提到该研究辅助化疗为含米托蒽醌的方案,而研究结果发表时(2006 年)临床中主要的化疗方案已不再包含该药。此外,该研究纳入了部分切缘阳性的患者(序贯组:18.7%,同步组:18.2%),这也对研究结果造成较大影响。因此,该研究结果的应用仍需谨慎。

Pinnaro 等入组了 1997 年至 2002 年、共 206 例乳腺癌保乳术后患者。所有患者随机分入同步放化疗组(辅助治疗在保乳术后 2 个月内开始)或序贯治疗组(辅助放疗在最后一次化疗后、保乳术后 7 个月内开始),辅助化疗方案为环磷酰胺 + 氨甲蝶呤 + 氟尿嘧啶(cyclophosphamide+methotrexate+fluorouracil,CMF)。主要研究终点为无复发生存。中位随访 111 个月,未观察到同步组在无局部复发生存(P=0.94)、DMFS(P=0.27)、DFS(P=0.76)和 OS(P=0.87)方面的优势。至中位随访 15.7 年,同步组患者比序贯组患者更常见 2~3 级乳房纤

维化 (41.5% vs 18.4%, P=0.013) 及乳房萎缩 (39.6% vs 14.3%, P=0.006)。约四分之一的患者出现 2~3 级皮肤毛细血管扩张症,但与放疗和化疗的顺序无关 (P=0.99)。因此乳腺癌保乳术后需要行辅助化疗及放疗的患者,可先完成全部化疗,放疗延迟至术后 7 个月并不会影响治疗疗效,且同步放化疗未改善患者的无复发生存,但会增加 2~3 级乳房纤维化、乳房萎缩的风险。

然而,SECRAB 研究与上述 2 项研究的结果不同。该研究纳入了 1998 年至 2004 年共 2 297 例患者,其中 44.0% 的患者接受了改良根治术,55.2% 的患者接受了保乳术。根据辅助化疗(方案包括: CMF 或蒽环类药物序贯 CMF)和放疗的顺序,将患者随机分入同步组 (n=1 150 例) 和序贯组(化疗结束后放疗,n=1 146 例)。主要研究终点为局部复发率。结果显示,同步组患者 10 年局部复发率 (4.6% vs 7.1%, P=0.012) 及照射野内 LRR (4.8% vs 7.3%, P=0.014) 均低于序贯组患者,但两组患者 10 年 DFS (同步组: 64.9%,序贯组: 64.6%, P=0.951) 和 OS (同步组: 72.4%,序贯组: 73.4%, P=0.824) 相似。共 626 例患者由于化疗相关的毒副作用对治疗方案进行修改,其中最常见的原因是骨髓抑制(同步组: 12.2%,序贯组: 8.6%, P=0.004)。同步组患者比序贯组患者更容易出现放疗延迟超过 7d 的情况 (1.0% vs 0.3%, P=0.02),以及更常见中度 / 重度急性放射性皮炎 (P<0.000 1) 及中度 / 重度毛细血管扩张症 (P=0.03)。但在使用三周方案放疗 (40Gy/15f) 的患者中,两组间毛细血管扩张症的发生率相似 (P=0.06)。两组间淋巴水肿、皮下纤维化、肋骨骨折、有症状的急性和晚期放射性肺炎、缺血性心脏病、乳房萎缩或臂丛神经损伤的发生率均相似。故研究者认为同步放化疗可以显著降低患者的局部复发率,且因此而增加的急性毒副作用是可以接受的。

总结上述研究可知,乳腺癌术后同步放化疗可能提高患者的局部控制,但同时也会增加放疗相关毒副作用。上述临床研究多开展于 2000 年以前,其中的化疗方案并非目前常规推荐,因此需谨慎应用上述结果。

随着新辅助全身治疗时代的来临,更多新辅助治疗后未达到肿瘤完全缓解的患者选择术后继续强化全身治疗。CREATE-X 研究将 910 例 HER2 阴性、新辅助化疗(含蒽环类、紫杉类或两者)后存在浸润性癌残留的乳腺癌患者随机分入卡培他滨治疗组 (n=455 例) 或无后续辅助化疗的对照组 (n=455 例)。研究方案推荐卡培他滨治疗组的患者术后 120d 内完成辅助放疗,休息 2 周后再行卡培他滨治疗,或术后 2 周开始行卡培他滨治疗,待化疗结束后 120d 内完成辅助放疗。结果提示卡培他滨组患者 5 年 DFS (74.1% vs 67.6%, P=0.01) 和 OS (89.2% vs 83.6%, P=0.01) 均优于对照组。另一项 KATHERINE 研究是将 HER2 阳性、新辅助化疗(紫杉类 ± 含蒽环类)联合抗 HER2 治疗后存在浸润性癌残留的乳腺癌患者随机分入辅助曲妥珠单抗 - 美坦新偶联物 (trastuzumab emtansine, T-DM1) 治疗组或曲妥珠单抗治疗组。研究方案推荐患者在手术后 60d 内开始放疗,并与 T-DM1 或曲妥珠单抗同时进行。结果提示与曲妥珠单抗治疗组患者相比,T-DM1 治疗组患者的无浸润性疾病生存更高 (P<0.001)。毒副作用方面,T-DM1 治疗组中最常见的 ≥3 级的不良事件为血小板减少 (5.7%),曲妥珠单抗治疗组中为高血压 (2.0%)。T-DM1 治疗组和曲妥珠单抗治疗组中分别

有 1.4% 和 1.0% 的患者出现 ≥ 3 级的放疗相关皮肤损伤,以及分别有 1.5% 和 0.7% 的患者出现任何程度的放射性肺炎。因此,对于有后续强化全身治疗的患者,放疗时机可以参考上述研究方案。

目前 NCCN 乳腺癌指南(2022 年第 1 版)推荐:通常在辅助化疗后序贯放疗;CMF 方案的化疗可与放疗同步进行;卡培他滨需在放疗结束后进行;抗 HER2 治疗可与放疗同步进行;内分泌治疗可与放疗同步或序贯进行,考虑到副作用,放疗结束后再开始内分泌治疗可能更好。中国抗癌协会乳腺癌诊治指南与规范(2021 年版)推荐:接受辅助化疗的患者应在末次化疗后 2~4 周内开始。曲妥珠单抗治疗患者只要放疗前心功能正常,可以与放疗同时使用。辅助放疗期间是否可以同期用卡培他滨,目前仍缺乏有效证据。乳腺癌放射治疗指南(中国医师协会 2020 版)推荐乳腺癌保乳术后放疗在完成所有辅助化疗后进行,术后放疗可与靶向治疗同期进行,内分泌治疗可与保乳术后放疗同期进行,对放射性肺损伤、乳房纤维化风险高的患者,如有担心则可术后放疗完成后再开始内分泌治疗。

六、保乳术后复发模式及再放疗

尽管保乳术后全乳放疗 ± 瘤床推量放疗已成为乳腺癌保乳术后规范治疗策略,仍约有 5%~15% 的患者会出现同侧乳腺肿瘤复发。Kurtz 及 Fisher 等对保乳术后同侧乳腺复发患者的研究发现,分别约有 67% 和 79% 的局部复发在既往瘤床周围的 3cm 和 5cm 范围内。Salvador 等对 2 544 例保乳术后患者的研究也显示,在 209 例同侧乳腺复发患者中,约 75% 发生在术后瘢痕或瘤床周围 2cm 范围内。乳腺局部复发常见于保乳术后 3~4 年,略晚于乳房切除术后患者,而激素受体阳性患者的复发时间间隔可能较阴性者更长。此外,局部区域复发也与同时或后续的全身转移密切相关,尤其是术后 2 年内出现局部区域复发者,预后可能更差。故有一系列研究,旨在探索乳腺癌保乳术后局部复发患者的最佳治疗方案。

通常来说,保乳术 + 全乳照射后同侧乳腺复发的治疗需要多学科参与,手术方式主要包含补救性乳房切除术和第二次保乳术。回顾性研究显示,单纯补救性乳房切除术的 5 年局部控制率可达 60%~70%,OS 约 85%。表 1-2-15 汇总了补救性乳房切除术后 ± 放疗的研究结果,相较于单纯补救性乳房切除术,加入术后放疗未能进一步提高患者的局部控制率和总生存率,而二程放疗的毒性尚可接受。中国抗癌协会乳腺癌诊治指南与规范(2021 年版)指出,补救性乳房切除术后一般不考虑胸壁放疗,但对同侧腋窝淋巴结有转移,而既往未行乳房和区域淋巴结放疗的患者,补充腋窝手术后需考虑患侧胸壁和锁骨上/下区 ± 内乳区的放疗;既往仅行乳房放疗者,补充腋窝手术后需考虑锁骨上/下淋巴结的照射。照射剂量为全胸壁和/或区域淋巴结达到 50Gy(共 25 次)或相应的生物等效剂量。放疗技术建议采用基于 CT 定位的三维治疗,可显著提高靶区覆盖程度,并合理评估正常组织的照射体积和剂量。胸壁照射时,需要添加与组织等效的填充物以保证皮肤剂量及皮下组织的剂量充分。热疗配合局部放疗可以在一定程度上改善局部控制率。

表 1-2-15　保乳术后局部复发补救性乳房切除术联合或不联合放疗的研究结果

作者 （发表年份）	样本 量(例)	复发术后 放疗	随访时 间(年)	2 次局部复发率	5 年 -DMFS	5 年 -OS
Voogd（1999）	266	否	5.0	25%	47%	61%
Salvadori（1999）	134	否	6.1	4%	55%（4 年）	70%
Doyle（2001）	112	否	3.7	3%	47%	69%（10 年）
Huang（2002）	48	否	7.0	2%	DDFS 77%（10 年）	46%（10 年）
Aplert（2005）	116	否	20.3	7%	32%	66%（10 年）
Borner（1994）	167	是（50Gy）	6.3	3 年 9%（TAM）， 23%（非 TAM）	DFS: 82 个月（TAM）， 26 个月（非 TAM）	74%（TAM）， 76%（非 TAM）
Wahl（2008）	81	是（48Gy）	1.0	34%	/	/
Hannoun-Levi （2013）	32	是（HDR 39Gy）	1.8	3%	72%（1.8 年）	/
Müller（2011）	42	是（60Gy）	3.4	38%	DDFS 57%	59%

注: DMFS: distant metastasis-free survival, 无远处转移生存; OS: overall survival, 总生存; HDR: high-dose-rate brachytherapy, 高剂量率近距离放疗; DDFS: distant disease-free survival, 无远处转移生存; TAM: tamoxifen, 他莫昔芬。

　　同侧乳腺局部复发后如选择再次保乳手术，则术后放疗的选择需谨慎且个体化。如既往未接受过放疗，此次建议行全乳放疗；如既往接受过全乳放疗，则二程放疗需综合考虑既往乳房照射体积、放疗间隔时间、正常组织耐受性和美容效果等问题。因考虑毒副作用，曾有研究试图省略二程放疗。结果显示，单纯接受二次保乳术患者的局部失败率约为4%~50%，而二次保乳术 + 二程放疗可使局部失败率降至与接受补救性乳房切除术者相似，约 0%~25%，5 年 OS 约 61%~100%。其中，二次保乳术后局部复发的危险因素有：肿瘤直径>3cm、激素受体阴性、脉管癌栓阳性、切缘阳性及>3 个淋巴结转移；与 OS 相关的危险因素为复发时间间隔短于 24 个月。

　　为了提高局部控制率，同时减少放疗的毒副作用，同侧乳房的二程放疗探索了多种技术，目前最多的经验来自于近距离放疗。其中，RTOG 1014 研究和 GEC-ESTRO 研究为前瞻性Ⅱ期研究，分别采用 3D-CRT 和近距离插植方式进行部分乳腺照射，旨在观察二次保乳术后放疗的局部控制率和安全性（表 1-2-16）。其结果显示，二次保乳手术 + 二程放疗有较高的保乳率、较低的局部复发率及尚可接受的毒副作用，为乳腺局部复发患者提供了除补救性乳房切除术外的另一种治疗选择。Walstra 等的系统回顾分析，共包含了 34 项研究的740 例二次保乳患者，中位随访 46 个月，5 年无同侧乳腺复发生存率 88.56%（n=405），5 年和10 年无远处转移生存分别为 86.6%（n=545）和 78%（n=279），5 年和 10 年 OS 分别为 87.3%（n=545）和 78%（n=279）。此外，Hannoun-Levi 等的研究指出，近距离二程放疗后乳腺累积照射剂量>100Gy 者相较于<100Gy 者，有较高的 2 级、3 级毒副作用发生概率（32.5% vs 4%，P=0.005），在临床实践中需谨慎。

表 1-2-16 二次保乳术后的二程放疗研究结果

作者（发表年份）	样本量（例）	放疗方式	随访时间（年）	第一次放疗剂量（Gy）	第二程放疗剂量（Gy）	间隔时间（年）	局部控制率（5年）	总生存率（5年）	毒性和美容效果
Deutsch 等 (2002)	39	外照射	/	50	50	/	68.5%	77.5%	色素沉着
Hannoun-Levi 等 (2004)	69	近距离	4.2	60.5	30~50	10	77%	91.8%	晚期 2 级：11.6%，3 级：10.2%
Chadha 等 (2008)	15	近距离	3	60	30~45 LDR	7.8	89%（3 年）	100%	色素沉着 3 例
Trombetta 等 (2009)	26	近距离	3.2	45~60.4	45~50 LDR 或 34 HDR	8	96%（3.2 年）	100%（3 年）	美容效果 3 级：2 例
Kauer-doner 等 (2012)	39	近距离	4.75	50~61.8	50.1	/	93%	87%	晚期 3/4 级：16%
Hannoun-Levi 等 (2013)	217	近距离	3.9	56	46 LDR 或 50.4 PDR 或 32 HDR	5.1	94.4%（10 年）	76.4%（10 年）	3/4 级：11%
Arghur 等 (2019)	58	外照射	5.5	50.4	45Gy/1.5Gy bid	13.4	94.8%	94.8%	3 级：7%

注：LDR：low-dose-rate brachytherapy，低剂量率近距离放疗；HDR：high-dose-rate brachytherapy，高剂量率近距离放疗；PDR：pulse-dose-rate brachytherapy，脉冲剂量率近距离放疗。

现有关于二程放疗的共识仍较少,德国放疗协会乳腺癌专业委员会(DEGRO)针对乳腺癌局部区域复发治疗指南(2016 年)为我们提供了部分参考。指南指出,目前同侧乳腺复发的标准治疗仍是补救性乳房切除术,二次保乳术 + 二程术后放疗在下列情况下也可考虑使用:同侧乳腺单一病灶复发、肿瘤直径<2~3cm、非多中心病灶、患者年龄 ≥ 50 岁、复发与初始治疗间隔足够长(≥ 48 个月)、患者自愿接受二次保乳手术 + 二程放疗且技术上可行。再放疗的处方剂量推荐在 45~50Gy,累积总剂量不应超过 100~110Gy。同时,现有二程放疗的证据多来自于近距离照射,外照射及术中放疗的应用需谨慎评估其耐受性。二程放疗毒副作用发生率均较低,最常见的晚期毒副作用为乳房纤维化,其次为毛细血管扩张和乳房疼痛,均多为 1~2 级;而严重的晚期毒副作用,如皮肤坏死或溃疡,几乎未见报道。

七、家族遗传性乳腺癌的放疗

BRCA1/2 胚系突变见于 3%~4% 的女性乳腺癌患者。既往研究显示 BRCA1 胚系突变女性 80 岁时患乳腺癌的累积风险为 72%,BRCA2 胚系突变者为 69%;诊断乳腺癌后 BRCA1、BRCA2 胚系突变患者 20 年对侧乳腺癌(contralateral breast cancer,CBC)的累积风险分别为 40% 和 26%,是散发患者的 4.5 倍和 3.4 倍。中国乳腺癌患者 BRCA1/2 胚系突变率约为 5%,BRCA1、BRCA2 胚系突变女性到 70 岁乳腺癌累积风险分别为 37.9% 和 36.5%;诊断乳腺癌后,与散发患者相比,BRCA1、BRCA2 胚系突变患者的 CBC 风险分别增加了 4.52 倍和 5.54 倍。BRCA1、BRCA2 胚系突变患者 10 年 CBC 累积风险分别为 15.5% 和 17.5%。目前关于 BRCA1/2 胚系突变患者保乳治疗(保乳手术 + 术后放疗)的争议主要为 IBTR 风险是否增加。

Pierce 等所做的一项多中心回顾性研究纳入了 605 例接受保乳治疗的乳腺癌患者,其中 160 例患者存在 BRCA1/2 胚系突变。BRCA1/2 胚系突变患者中位随访 7.9 年,散发乳腺癌患者中位随访 6.7 年,两组 IBTR 相似:BRCA1/2 突变患者 10 年和 15 年 IBTR 分别为 12% 和 24%,散发患者为 9% 和 17%(*HR* 1.37,*P*=0.19)。进一步分析提示接受卵巢切除术的 BRCA1/2 突变患者与散发患者的 IBTR 率相似(*P*=0.37)。除外卵巢切除术后的 BRCA1/2 突变患者,多因素分析提示 BRCA1/2 突变状态是 IBTR 的独立预测因子(*HR* 1.99,*P*=0.04)。Wan 等的研究纳入了该中心 8 396 例中国乳腺癌患者,这些连续的、未经选择的患者都进行了 BRCA 基因检测,并在未知 BRCA1/2 基因状态的情况下,根据肿瘤的特点、患者和医生的选择接受保乳治疗(37.3%)、乳房切除术 + 术后放疗(18.0%)或乳房切除术(44.7%)。其中 187 例患者(2.2%)存在 BRCA1 胚系突变、304 例患者(3.6%)存在 BRCA2 胚系突变。中位随访 7.5 年,在接受保乳治疗的患者中,BRCA1 胚系突变患者(1.4% vs 3.9%,*P*=0.53)和 BRCA2 胚系突变患者(7.5% vs 3.9%,*P*=0.07)的 IBTR 与散发患者相似。因此,这项代表了中国真实世界临床实践的研究提示,存在 BRCA1/2 胚系突变的中国乳腺癌患者接受保乳治疗后的 IBTR 与散发患者相似。

临床诊断的 IBTR 既包括真性复发(true recurrences，TR)，也包括新原发病灶(new primary，NP)。关于 TR 与 NP 尚无明确的定义，不同的研究根据组织学类型、组织学分级、复发位置、激素受体状态和 / 或流式细胞学等方面的变化区分 TR 及 NP。研究发现 NP 患者的预后可能优于 TR 患者，提示 IBTR 中 NP 和 TR 是两种具有不同自然病程和预后的疾病。Pierce 等的研究纳入了 655 例接受保乳治疗(n=302 例)或乳房切除术(n=353 例)的 BRCA1/2 胚系突变患者。保乳治疗的患者中位随访为 8.2 年，乳房切除术的患者为 8.9 年，结果提示保乳治疗后的患者 15 年累积复发风险高于乳房切除术后的患者(23.5% vs 5.5%，P<0.000 1)，但接受保乳治疗和化疗的患者 15 年累积复发风险与乳房切除术后的患者相似(10.7% vs 5.5%，P=0.08)。在 35 例保乳治疗后出现 IBTR 的患者中可获得 23 例患者的原发肿瘤及复发肿瘤的相关信息，其中 7 例患者(30%)复发肿瘤与原发肿瘤位于同一象限且具有相同的组织学特征，其余 16 例患者(70%)的复发肿瘤与原发肿瘤位于不同象限和 / 或不同的组织学特征。而在 11 例乳腺切除术后出现 IBTR 的患者中，2 例患者(18%)的复发肿瘤为不同的组织学特征，其余 9 例患者(82%)的复发肿瘤与原发肿瘤具有相似的组织学特征。这提示 BRCA1/2 胚系突变患者接受保乳治疗后出现的 IBTR 大多数属于 NP，而非 TR。

一项包含 10 项研究(6 项队列研究和 4 项病例对照研究)的系统评价和荟萃分析结果显示，BRCA1/2 胚系突变患者与散发患者接受保乳治疗后，两组患者之间的 IBTR 相似(P=0.07)，且辅助化疗和卵巢切除术均可降低患者的 IBTR。其中 2 项研究提供了关于 TR 和 NP 的数据，结果提示与散发患者相比，BRCA1/2 胚系突变患者 TR 没有增加(P=0.59)，但存在 NP 增加的趋势(P=0.05)。既往研究结果提示，同侧乳腺出现 NP 的时间多在术后 6~7 年，因此研究者以中位随访时间 7 年为界对全部研究进行了亚组分析，在中位随访<7 年的研究中，两组患者的 IBTR 相似(BRCA1/2 胚系突变患者：11.7%，散发患者：8.9%，P=0.51)，而在中位随访时间≥7 年的研究中，BRCA1/2 胚系突变患者的 IBTR 更高(BRCA1/2 胚系突变患者：23.7%，散发患者：15.9%，P=0.003)。研究者认为长随访患者 IBTR 的增加可能与 NP 增加相关。

2019 年 Cao 等分析了该中心 1 947 例接受保乳治疗的中国女性乳腺癌患者，其中 103 例患者存在 BRCA1/2 胚系突变(31 例 BRCA1，72 例 BRCA2)。中位随访 80 个月，BRCA1/2 胚系突变患者的 IBTR 为 3.9%，散发患者为 2.0%(P=0.16)。BRCA1/2 胚系突变患者 NP 发病率比散发患者更高(3.9% vs 0.6%，P<0.01)。校正所有临床病理学因素后，BRCA1/2 胚系突变是患者出现 NP 的独立的危险因素(HR 6.29，P=0.002)。因此，研究者认为保乳治疗可能是 BRCA1/2 胚系突变乳腺癌患者的合理选择，应密切关注突变携带者 NP 发生率高的问题。

与 IBTR 不同，关于保乳治疗对 BRCA1/2 胚系突变患者 OS 影响的研究结果较为一致。Pierce 等发现在 Ⅰ~Ⅱ期接受乳腺癌保乳治疗的患者中，BRCA1/2 胚系突变患者与散发患者的 5 年 OS 相似(86% vs 91%，P=0.7)。同样，Wan 等的研究结果提示，中位随访 7.5

年,BRCA1/2 胚系突变患者与散发患者的无复发生存(P=0.21)、无远处复发生存(P=0.19)、BCSS(P=0.22)和 OS(P=0.27)均相似。并且,在 BRCA1/2 胚系突变患者中,接受保乳治疗的患者、乳房切除术+术后放疗的患者和乳房切除术的患者之间 OS 相似。

POSH 研究是一项关于 BRCA1/2 胚系突变对年轻乳腺癌患者预后影响的英国多中心前瞻性队列研究。该研究纳入了 2 733 例年龄 ≤40 岁的女性乳腺癌患者,其中 335 例(12%)患者存在 BRCA1/2 胚系突变(BRCA1 患者:201 例,BRCA2 患者:137 例)。近 90% 的患者接受了新辅助或辅助化疗,其中超过 95% 的患者接受了蒽环类药物或蒽环类+紫杉类药物的联合化疗方案。中位随访 8.2 年,BRCA1/2 胚系突变患者和散发患者的 10 年 OS 相似(BRCA1/2 患者:73.4%,散发患者:70.1%,P=0.76)。在 558 例三阴型乳腺癌患者中,BRCA1/2 胚系突变患者的 2 年 OS 高于散发患者(95% vs 91%,P=0.047),但两组患者 5 年(81% vs 74%,P=0.62)及 10 年(72% vs 69%,P=0.12)OS 相似。因此,研究者认为在年轻乳腺癌患者中,携带 BRCA1/2 胚系突变的患者与散发患者生存相似。

电离辐射的生物效应主要通过对 DNA 的损伤所实现,其中 DNA 双链断裂被认为是最关键的损伤。BRCA1/2 编码的产物通过同源重组参与 DNA 双链损伤后的修复,当细胞对 DNA 损伤的修复功能出现缺陷时会导致细胞凋亡、癌变等。因此,许多研究就放疗是否增加 BRCA1/2 胚系突变乳腺癌患者的 CBC 风险进行了讨论。WECARE 研究是一项多中心、基于人群的病例对照研究。该研究将 603 例诊断原发性乳腺癌后至少 1 年出现 CBC 的患者(病例组)与 1 199 例仅患单侧乳腺癌的患者(对照组)按 1∶2 进行配对,每一组配对患者中 2 例患者既往接受过乳腺癌术后辅助放疗,1 例患者未行放疗,所有患者初诊年龄均小于 55 岁。病例组中 96 例患者(15.9%)存在 BRCA1/2 胚系突变(BRCA1 突变患者:57 例,BRCA2 突变患者:39 例),对照组中 62 例患者(4.4%)存在 BRCA1/2 胚系突变(BRCA1 突变患者:37 例,BRCA2 突变患者:25 例)。研究发现,放疗不会增加 BRCA1/2 胚系突变患者发生 CBC 的风险(P=0.7)。同样,Drooger 等及 Pierce 等的研究也均未发现放疗与 BRCA1/2 突变患者 CBC 风险之间的相关性。

BRCA1/2 胚系突变患者接受放疗后的毒副作用是否会更重,也是被广泛关注的问题。Pierce 等的研究结果显示,在 I~II 期的乳腺癌患者中,与散发患者(n=213 例)相比,存在 BRCA1/2 胚系突变的乳腺癌患者(n=71 例)接受保乳术后放疗不会增加皮肤(急性:P=0.9;晚期:P=0.7)、皮下组织(晚期:P=0.5)、肺(急性及晚期:发生事件数过少,无法得出 P 值)或骨骼(急性及晚期:发生事件数过少,无法得出 P 值)的急性或晚期毒副作用。Shanley 等同样发现放疗不会增加 BRCA1/2 突变患者的放疗相关急性毒副作用(疼痛:P=0.27;水肿:P=0.24)和晚期毒副作用(纤维化:P=0.52;毛细血管扩张:P=1.00;乳房萎缩:P=0.45;淋巴水肿:P=0.98)。

关于放疗是否更容易诱发 BRCA1/2 胚系突变患者第二原发癌(second primary malignancy,SPM)的问题,Schlosser 等进行了一项回顾性研究。该研究分析了 1991 年至 2012 年接受乳房或胸壁±区域淋巴引流区放疗的 230 例 BRCA1/2 胚系突变乳腺癌患者的资料。中位随访 10 年,共 6 例患者出现 SPM,仅 1 例患者(0.38%)在放疗后第 17 年出现照射野内的 SPM(甲状腺乳头状癌)。这相当于每 1 000 例乳腺癌患者 0.32/ 年的照射野内 SPM 发病率,以及 20 年后无辐射诱发 SPM 的概率为 99.5%。因此研究者认为放疗不会增加 BRCA1/2 胚系突变患者辐射诱发 SPM 的风险。

目前,对于遗传性乳腺癌患者的保乳治疗,2021 年 ASCO 推荐:遗传性乳腺癌患者可以接受保乳治疗;对未行双侧乳房切除术的患者应接受每年一次乳房 X 线检查和乳房磁共振检查。中国抗癌协会乳腺癌诊治指南与规范(2021 年版)建议,对已知乳腺癌遗传易感性强(如 *BRCA1/2* 基因突变),保乳后同侧乳房复发风险增加的患者应谨慎考虑行保乳手术。ASTRO APBI 共识(2016 年)不推荐 *BRCA1/2* 基因突变的乳腺癌患者行 APBI(表 1-2-17)。

表 1-2-17　乳腺癌 *BRCA1/2* 突变患者保乳治疗的研究结果

作者	入组患者(例)	中位随访(月)	保乳治疗(例)	局部复发	OS
Pierce 等	突变:71;散发:213	突变:63.6;散发:55.2	284	/	5 年:86% vs 91%,*P*=0.7
Pierce 等	突变:160;散发:445	突变:94.8;散发:80.4	605	15 年:24% vs 17%,*P*=0.19	/
Pierce 等	突变:655	保乳治疗:98.4;乳房切除:106.8	302	15 年:23.5% vs 5.5%,*P*<0.000 1	15 年:87.3% vs 89.8%,*P*=0.73
Valachis 等	突变:526;散发:2 320	/	2 846	17.3% vs 11%,*P*=0.07	/
Copson 等	突变:338;散发:2 395	98.4	突变:149;散发:1 188	/	10 年:73.4% vs 70.1%,*P*=0.76
Cao 等	突变:103;散发:1 844	80	1 947	3.9% vs 2.0%,*P*=0.16	/
Wan 等	BRCA1:187 BRCA2:304 散发:7 905	90	BRCA1:73;BRCA2:106;散发:2 956	BRCA1 与散发:1.4% vs 3.9%,*P*=0.53;BRCA2 与散发:7.5% vs 3.9%,*P*=0.07	不同治疗方式的全部患者生存无显著差异,*P*=0.27

注: OS: overall survival,总生存。

第三节
乳腺癌区域淋巴结的放疗

一、腋窝淋巴引流区的放疗

(一) 腋窝淋巴结清扫术后腋窝区的放疗

乳腺癌腋窝淋巴结手术方式包括腋窝淋巴结清扫术(axillary lymph node dissection, ALND)和前哨淋巴结活检术(sentinel lymph node biopsy, SLNB)两种。ALND 是腋窝淋巴结处理的"金标准",适用于所有乳腺浸润性癌患者,彻底的腋窝清扫要求清扫范围至少包括腋窝 Ⅰ~Ⅱ组淋巴引流区(部分欧洲国家要求包括腋窝 Ⅰ~Ⅲ组)、清扫数目至少 10 枚腋窝淋巴结。乳腺癌放射治疗指南(中国医师协会 2020 版)指出:腋窝清扫彻底的患者,不需要预防照射腋窝区。腋窝区放疗可用于具有以下腋窝复发高危因素的患者,但需要权衡肿瘤复发风险和放疗增加淋巴水肿的风险。高危因素包括:腋窝清扫不彻底,根据患者术前腋窝转移淋巴结负荷、术中淋巴结与周围血管粘连情况及手术清扫的彻底程度、放疗前腋窝查体及影像学综合评估判断淋巴结是否残留;淋巴结包膜外侵犯;腋窝淋巴结转移数目较多同时阳性百分比高;腋窝淋巴结转移,腋窝淋巴结清扫总数<10 枚,但需要区分腋窝淋巴结总数少是因为手术清扫不足还是病理科取材不充分,必要时与外科医师和病理科医师进行沟通。

(二) 前哨淋巴结转移早期乳腺癌患者免除腋窝清扫的治疗

SLNB 是乳腺癌治疗历史上一项里程碑式的进展,适用于临床检查腋窝淋巴结阴性的患者。2005 年 ASCO 早期乳腺癌前哨淋巴结活检指南指出:临床腋窝淋巴结阴性的早期乳腺癌患者,SLNB 可以作为 ALND 的替代方案。前哨淋巴结活检阴性,无需 ALND;若前哨淋巴结有转移,进一步行 ALND 仍是标准治疗。相较于 SLNB,ALND 会导致更高的患肢淋巴水肿、感觉异常及肩关节运动障碍等并发症,从而降低乳腺癌患者的生活质量。因而,对于前哨淋巴结转移早期乳腺癌患者能否免除腋窝清扫的问题,一系列研究进行了探讨。

1. 前哨淋巴结转移早期乳腺癌患者腋窝清扫与免腋窝清扫的比较 20 世纪 90 年代末期开展的美国外科医师学会肿瘤学组(American College of Surgeons Oncology Group, ACOSOG)Z0011 研究是上述问题的开拓者。该研究是一项多中心非劣效性的 Ⅲ 期随机对照临床研究,纳入了 1999 年 5 月至 2004 年 12 月 cT1~2N0 前哨淋巴结 1~2 枚转移(无淋巴结包膜外侵犯)且接受保乳手术及术后全乳放疗、辅助全身治疗的女性乳腺浸润性癌患者 891 例,随机分为仅 SLNB 组(无后续腋窝处理)446 例和 SLNB+ALND 组 445 例,两组患者均不进行淋巴引流区照射。主要研究终点为 OS,次要研究终点为 DFS,出于对未腋窝清扫组可能过高的区域复发风险的考虑,研究也预设了两组复发情况的分析。中位随访 9.25 年的复发数据显示,仅 SLNB 组和 SLNB+ALND 组两组的 10 年局部复发(3.8%

vs 5.6%,*P*=0.13)、10年同侧腋窝区域复发(1.5% vs 0.5%,*P*=0.28)以及10年局部区域复发(5.3% vs 6.2%,*P*=0.36)差异均未达到统计学意义。中位随访9.3年的生存数据显示,仅SLNB组和SLNB+ALND组两组的10年OS分别为86.3% vs 83.6%(*HR* 0.85,非劣效*P*=0.02),10年DFS分别为80.2% vs 78.2%(*HR* 0.85,*P*=0.32)。手术并发症方面,仅SLNB组的伤口感染(*P*=0.002 6)、腋窝血清肿(*P*=0.000 2)及感觉异常(*P*<0.000 1)发生率明显低于SLNB+ALND组,术后1年及以上主观评价的淋巴水肿率也较SLNB+ALND组显著减少(*P*<0.000 1)。因而,研究者认为,对于cT1~2N0前哨淋巴结1~2枚转移且接受保乳手术及术后全乳放疗、辅助全身治疗的乳腺癌患者,SLNB的10年OS不劣于ALND,对上述患者不常规推荐进一步行ALND。但该结论并不能外推应用于临床腋窝淋巴结阳性或前哨淋巴结转移>2枚或保乳术后未接受全乳放疗或单纯乳房切除术后未放疗或接受新辅助治疗的患者。

研究结果发表后,有研究者对入组患者的放疗情况进行了分析。仅SLNB组和SLNB+ALND组分别有89.6%、88.9%的患者接受了保乳术后全乳放疗,与未行术后放疗者相比,接受全乳放疗者的局部复发率显著降低(12.2% vs 3.3%,*P*=0.002)。在有详细放疗记录的228例患者中,185例(81.1%)仅接受全乳切线野照射,43例(18.9%)接受了锁骨上区照射(其中18例还接受了腋窝后野推量照射)。在142例能评估切线野照射边界的患者中,仅SLNB组和SLNB+ALND组分别有52.6%(40例/76例)、50.0%(33例/66例)的患者接受了高切线野照射。对于早期乳腺癌保乳治疗患者,标准的全乳切线野放疗可以包括部分腋窝Ⅰ组、Ⅱ组淋巴引流区,与术中部分乳腺照射的治疗模式相比,能降低约70%的腋窝复发风险。高切线野定义为切线野上界位于距肱骨头下缘2cm以内的切线野,较标准切线野照射可以增加腋窝淋巴引流区照射的体积。研究者对上述228例患者进行的复发及生存分析发现:标准切线野照射与高切线野照射患者的10年局部复发、区域复发差异均未达到统计学意义;无论是否照射锁骨上区,10年局部区域复发、OS及DFS的差异也均未达到统计学意义。因此研究者认为,对于cT1~2N0行保乳手术且前哨淋巴结1~2枚转移的乳腺癌患者,在接受有效全身辅助治疗的前提下,免除ALND者应该至少行全乳切线野放疗。然而,该研究中有详细放疗记录的患者例数不足入组例数的1/3,且其中约40%的患者并未接受三维放疗计划,不能准确地定义每组腋窝照射区的范围,因而上述关于放疗照射野的研究结论存在争议。

随着病理组织学的发展,根据肿瘤转移灶大小将乳腺癌淋巴结转移细分为宏转移(淋巴结内存在1个及以上>2mm的肿瘤病灶)、微转移(淋巴结内肿瘤病灶>0.2mm但≤2mm或细胞簇>200个肿瘤细胞)和孤立肿瘤细胞(淋巴结内肿瘤病灶≤0.2mm或细胞簇≤200个肿瘤细胞)。既往回顾性研究发现,前哨淋巴结肿瘤负荷低(微转移或孤立肿瘤细胞)的患者腋窝复发风险较低,ALND并不能使之得到生存获益,可能会导致过度治疗。

AATRM研究是一项多中心的随机对照临床研究,纳入了2001年1月至2008年12月肿瘤直径<3.5cm cN0且前哨淋巴结微转移的女性乳腺癌患者233例,随机分为进一步腋窝清扫组(对照组)112例和临床观察随访组(试验组)121例。92.3%的入组患者行保乳手术,

不足10%的患者行乳房切除术或改良根治术。所有患者均行术后辅助全身治疗,乳房切除术或改良根治术后患者不行辅助放疗,保乳术后患者接受全乳放疗。研究严格要求避免腋窝区的计划照射,所有放疗患者进行全乳切线野(2野)照射,高切线野或单独的腋窝第三野照射不被允许。此外,部分乳腺照射也不被允许。主要研究终点为DFS。中位随访5年结果显示,对照组和试验组分别仅有1%和2.5%的患者出现复发($P=0.348$),两组均未出现肿瘤相关死亡,两组的DFS差异未达到统计学意义($P=0.330$)。因而研究者认为,对于cN0前哨淋巴结微转移的早期乳腺癌患者,SLNB足以获得良好的局部区域控制,并不影响患者生存。

国际乳腺癌研究组(International Breast Cancer Study Group,IBCSG)23-01研究是一项多中心非劣效性的Ⅲ期随机对照临床研究,纳入了2001年4月至2010年2月肿瘤直径≤5cm、cN0、前哨淋巴结至少一枚微转移(所有转移淋巴结直径≤2mm)且无淋巴结包膜外侵犯的女性乳腺癌患者931例,随机分为ALND组464例和无ALND组467例。主要研究终点为DFS,次要研究终点包括OS、腋窝复发率、手术并发症。99%以上入组患者的前哨淋巴结转移数目为1~2枚,91%的入组患者行保乳手术,9%的患者行乳房切除术或改良根治术。ALND组和无ALND组分别有95%、97%的患者接受辅助全身治疗;两组分别有98%、97%的保乳患者接受辅助放疗(乳房切除术或改良根治术后患者未接受放疗)。放疗方式包括常规术后放疗、术中电子线放疗或两种放疗方式联合。两组各有70%的患者仅接受常规术后放疗,各有19%的患者仅接受术中电子线放疗,分别有9%、8%的患者接受了上述两种方式的联合放疗。此外,两组各有4%的患者接受了违背研究方案的腋窝淋巴引流区照射。中位随访9.7年的研究结果显示,ALND组和无ALND组的10年DFS分别为74.9% vs 76.8%(非劣效 $P=0.0024$)。两组的区域复发分别为1% vs 2%、同侧腋窝复发分别为<1% vs 2%,两组的10年乳腺癌累积事件率(17.3% vs 17.6%,$P=0.92$)及10年OS(88.2% vs 90.8%,$P=0.20$)差异未达到统计学意义。手术并发症方面,相较于ALND组,无ALND组的感觉神经病变(19% vs 13%,$P=0.010$)、运动神经病变(9% vs 3%,$P=0.0002$)、淋巴水肿率(13% vs 4%,$P<0.0001$)均显著降低。研究者认为该研究结果与ACOSOG Z0011研究结果一致,对于cT1~2N0前哨淋巴结转移负荷小的早期乳腺癌患者,可考虑免除腋窝清扫。

基于以上研究结果,2012年起NCCN乳腺癌指南、2013年起St.Gallen国际专家共识、2014年起ASCO早期乳腺癌前哨淋巴结活检指南更新为:对于cT1~2N0前哨淋巴结1~2枚转移且接受保乳手术及术后全乳放疗、辅助全身治疗的早期乳腺癌患者可以免除进一步腋窝淋巴结清扫,但对于不满足上述条件的保乳术后患者应进一步接受腋窝淋巴结清扫。

2. 前哨淋巴结转移早期乳腺癌患者腋窝清扫与腋窝放疗的比较　另外两项随机对照研究也对cT1~2N0前哨淋巴结转移的乳腺癌患者的腋窝治疗方式进行了探索,与上述几项研究不同的是,这两项研究中与ALND对照的治疗方式是包含腋窝的淋巴引流区放疗。

欧洲癌症研究与治疗组织(European Organisation for Research and Treatment of Cancer,EORTC)10981-22023 AMAROS研究同样是一项多中心非劣效性的Ⅲ期随机对照临床研究,纳入了2001年2月至2010年4月cT1~2N0前哨淋巴结转移且未接受新辅助全身治的乳腺浸润性癌患者 1 425 例,随机分为 ALND 组 744 例和腋窝放疗组 681 例。主要研究终点为 5 年腋窝复发率(腋窝复发定义为同侧腋窝区、胸肌间或锁骨下区复发,锁骨上区复发则定义为远处转移),次要研究终点包括无腋窝复发生存、DFS、OS、肩关节运动功能、淋巴水肿发生率等。入组患者中前哨淋巴结 1~2 枚转移者约占 95%,前哨淋巴结 ≥ 4 枚转移者约占 1%,宏转移者约占 60%,微转移及孤立肿瘤细胞者约占 40%;接受保乳术者约占 82%,接受乳房切除术或改良根治术者约占 18%。保乳术后患者接受全乳放疗,约 1/3 乳房切除术或改良根治术后患者接受了胸壁照射。腋窝放疗组的放疗范围包括全部腋窝 Ⅰ~Ⅲ 组淋巴引流区及锁骨上区,处方剂量为 50Gy/25f/5w,ALND 组 ≥ 4 枚腋窝淋巴结转移者加照锁骨上区。中位随访 6.1 年的研究结果显示,ALND 组和腋窝放疗组的 5 年腋窝复发率分别为 0.43% vs 1.19%,两组的 5 年 DFS、OS 分别为 86.9% vs 82.7%($P=0.18$)、93.3% vs 92.5%($P=0.34$),差异均未达到统计学意义。因腋窝复发事件数低,两组的 5 年无腋窝复发生存接近于 5 年 OS。并发症方面,患肢的淋巴水肿发生率腋窝放疗组较 ALND 组显著降低。研究者在 2018 年圣安东尼奥乳腺癌研讨会上报告了长期随访研究结果,ALND 组和腋窝放疗组的 10 年腋窝复发率分别为 0.93% vs 1.82%($P=0.365$),两组的 10 年 DFS($P=0.105$)和 OS($P=0.258$)差异均未达到统计学意义。并发症方面,腋窝清扫或放疗后 1 年、3 年、5 年的淋巴水肿率腋窝放疗组较 ALND 组显著降低(P 值均 $<0.000\ 1$);1 年($P=0.28$)、5 年($P=0.44$)的肩关节运动功能两组差异未达到统计学意义。研究者认为,对于 cT1~2N0 前哨淋巴结转移的早期乳腺癌患者,腋窝淋巴结清扫和腋窝放疗的腋窝复发率都非常低,DFS 和 OS 也相似,且腋窝放疗患者的淋巴水肿发生率更低。

另一项Ⅲ期随机对照临床研究 OTOASOR 研究,同样将腋窝清扫与腋窝放疗在前哨淋巴结转移的早期乳腺癌患者中进行对比。研究纳入了 2002 年 8 月至 2009 年 6 月肿瘤直径 ≤3cm、cN0 且前哨淋巴结活检 pN1 的乳腺浸润性癌患者 474 例,随机分为 ALND 组 244 例和区域淋巴结照射(regional nodal irradiation,RNI)组 230 例。主要研究终点为腋窝复发率,次要研究终点包括 OS 和 DFS。入组患者中,接受保乳术者约占 82%,接受乳房切除术或改良根治术者约占 18%。RNI 组中 60.4% 的患者为前哨淋巴结宏转移,33.5% 为微转移,6.1% 为孤立肿瘤细胞;ALND 组中 25.0% 的患者为腋窝淋巴结微转移,53.0% 为 1~3 枚淋巴结转移,22.0% 为 ≥4 枚淋巴结转移。入组患者接受术后全乳或胸壁放疗,RNI 组加照腋窝 Ⅰ~Ⅲ 组淋巴引流区及锁骨上区,处方剂量为 50Gy/25f/5w,ALND 组 ≥ 4 枚腋窝淋巴结转移或高危的 1~3 枚淋巴结转移者(如绝经前状态、组织学分级 3 级、脉管癌栓阳性等)加照锁骨上区。中位随访 8 年的研究结果显示,ALND 组和 RNI 组的腋窝复发率分别为 2.0% vs 1.7%($P=1.00$),两组的 8 年 OS 分别为 77.9% vs 84.8%($P=0.06$)、8 年 DFS 分别为 72.1% vs 77.4%($P=0.51$),差异均未达到统计学意义。研究者认为,对于 cN0 且 pN1(sn)的早期乳腺癌患者,腋窝放疗并不增加腋窝复发风险,可以作为 ALND 的替代治疗选择。

基于以上研究结果,乳腺癌放射治疗指南(中国医师协会 2020 版)指出:前哨淋巴结转移且未行腋窝淋巴结清扫的患者,对于 T1~2、1~2 枚前哨淋巴结转移的浸润性乳腺癌,可考虑予以全乳高切线野放疗,如采用 IMRT 技术则需注意将低、中位腋窝与患侧全乳设为一体化靶区进行勾画与照射。但对于不符合该标准的保乳术后患者,照射范围建议包括患侧乳房、锁骨上及腋窝淋巴引流区。

3. 前哨淋巴结转移行乳房切除术的早期乳腺癌患者免除腋窝清扫的治疗争议 OTOASOR 研究与 AMAROS 研究均纳入了部分乳房切除术或改良根治术患者,因而 OTOASOR 研究者提出对于 cT1~2N0、pN1(sn) 的乳房切除患者,若接受术后胸壁及包含腋窝区在内的淋巴引流区照射,也可以免除腋窝淋巴结清扫。虽然,AATRM 研究、IBCSG 23-01 研究、AMAROS 研究以及 OTOASOR 研究纳入了部分接受乳房切除术或改良根治术的患者,但此类患者所占比例较低,研究者关于此类患者免除腋窝淋巴结清扫的建议主要是根据研究结果外推而来。一些回顾性研究针对 cN0、前哨淋巴结转移行乳房切除术的早期乳腺癌患者的腋窝处理方式进行了探讨。2016 年 FitzSullivan 等对美国 MD Anderson 癌症中心 525 例 cN0、行乳房切除术、前哨淋巴结转移的患者分析发现,是否进一步行腋窝淋巴结清扫、免除腋窝淋巴结清扫后是否行腋窝放疗,10 年区域复发率及生存差异均未达到统计学意义。但是,相较于接受 ALND 患者,免除 ALND 患者的肿瘤直径更小、临床 T 分期更早、前哨淋巴结转移负荷更低、脉管癌栓和淋巴结包膜外侵犯阳性率更低。在 70 例免除 ALND 的患者中,相较于腋窝放疗者(12 例),未放疗者(58 例)的肿瘤直径更小、前哨淋巴结微转移比例更高、切缘阳性比例更低。2020 年 Kim 等对 1999 年至 2014 年韩国乳腺癌学会登记系统中,cT1~2N0、前哨淋巴结 1~2 枚转移、无新辅助治疗且无放疗的 883 例乳房切除术后患者进行倾向性评分匹配,研究结果显示,仅 SLNB 组和 SLNB+ALND 组两组患者的 5 年 OS 差异未达到统计学意义(HR 0.728,P=0.413)。亚组分析发现 T2 患者行 ALND 可能改善生存,提示肿瘤直径越大非前哨淋巴结转移的风险可能越高,不做腋窝处理可能会影响生存。

总的来说,对于 cT1~2N0 前哨淋巴结 1~2 枚转移且行乳房切除术的早期乳腺癌患者,是否需要进一步行腋窝淋巴结清扫目前存在争议。ASCO 早期乳腺癌前哨淋巴结活检指南(2016 年)对前哨淋巴结转移行乳房切除术的患者推荐 ALND。NCCN 乳腺癌指南(2022 年第 1 版)指出:对于 cT1~2N0 未行新辅助治疗、前哨淋巴结 1~2 枚转移行乳房切除术的乳腺癌患者,术后计划进行未清扫腋窝部位放疗者,可考虑免除 ALND。中国抗癌协会乳腺癌诊疗指南与规范(2021 年版)指出:对于接受乳房切除术的 cT1~2N0 前哨淋巴结 1~2 枚宏转移患者,如果 ALND 获得的预后资料不改变治疗决策、且患者同意不进一步接受 ALND,腋窝区放疗可以作为 ALND 的替代治疗;前哨淋巴结微转移仅行乳房切除术而无术后放疗者,腋窝处理原则倾向于同宏转移患者。乳腺癌放射治疗指南(中国医师协会 2020 版)指出:cT1~2N0 前哨淋巴结 1~2 枚宏转移,接受全乳切除术且拟行包括腋窝区的术后放疗者,可考虑免除 ALND,否则仍需行进一步的 ALND;如果前哨淋巴结宏转移 ≥3 枚,则进一步行 ALND;前哨淋巴结微转移仅接受乳房切除术而无计划行术后放疗者,仍推荐进一步行 ALND(表 1-3-1)。

表 1-3-1　cN0 前哨淋巴结转移早期乳腺癌腋窝治疗的随机对照研究

研究名称	ACOSOG Z0011 研究	AATRM 研究	IBCSG 23-01 研究	AMAROS 研究	OTOASOR 研究
入组年限 (年)	1999—2004	2001—2008	2001—2010	2001—2010	2002—2009
入组人群	cT1~2N0、SLNB 1~2 枚转移无 ENE 行保乳手术 + 术后全乳放疗及辅助全身治疗	T < 3.5cm、cN0 SLNB 微转移且行辅助全身治疗	cT1~2N0、SLNB 1~2 枚微转移无 ENE 且行辅助全身治疗	cT1~2N0、SLNB pN+ 且未行新辅助全身治疗	T ≤ 3cm、cN0 且 SLNB pN1
样本量 (例)	891	233	931	1 425	474
乳腺手术方式	保乳术	保乳术、乳房切除术或改良根治术	保乳术、乳房切除术或改良根治	保乳术、乳房切除术或改良根治术	保乳术、乳房切除术或改良根治术
前哨淋巴结转移灶大小	宏转移 + 微转移	微转移	微转移	宏转移 + 微转移	宏转移 + 微转移
腋窝治疗分组	SLNB vs SLNB + ALND	ALND vs 腋窝观察	ALND vs 腋窝观察	ALND vs 腋窝放疗	ALND vs RNI
放疗范围	全乳切线野或高切线野	保乳术后全乳切线野	保乳术后全乳切线野、术中电子线或两种方式联合	全乳 / 胸壁；腋窝放疗组照射腋窝 Ⅰ~Ⅲ 组及锁骨上区；ALND 组 ≥4 枚 LN+ 者加照锁骨上区	全乳 / 胸壁；RNI 组照射腋窝 Ⅰ~Ⅲ 组及锁骨上区；ALND 组 ≥4 枚 LN+ 或高危 1~3 枚 LN + 加照锁骨上区
中位随访时间(年)	9.25~9.3	5	9.7	6.1	8
复发	10 年：局部复发 3.8% vs 5.6%，$P=0.13$；同侧腋窝复发 1.5% vs 0.5%，$P=0.28$；局部区域复发 5.3% vs 6.2%，$P=0.36$	5 年：1% vs 2.5%，$P=0.348$	10 年：区域复发 1% vs 2%；同侧腋窝复发 <1% vs 2%	10 年腋窝复发 0.93% vs 1.82%，$P=0.365$	8 年腋窝复发 2.0% vs 1.7%，$P=1.00$
OS	10 年：86.3% vs 83.6%，非劣效 $P=0.02$	/	10 年：88.2% vs 90.8%，$P=0.20$	5 年：93.3% vs 92.5%，$P=0.34$；10 年：$P=0.258$	8 年：77.9% vs 84.8%，$P=0.06$

研究名称	ACOSOG Z0011 研究	AATRM 研究	IBCSG 23-01 研究	AMAROS 研究	OTOASOR 研究
DFS	10 年：80.2% vs 78.2%，P=0.32	P=0.330	10 年：74.9% vs 76.8%，非劣效 P=0.002 4	5 年：86.9% vs 82.7%，P=0.18；10 年 P=0.105	8 年：72.1% vs 77.4%，P=0.51
并发症	SLNB 组低：伤口感染（P=0.002 6），腋窝血清肿（P=0.000 2），感觉异常（P<0.000 1），主观评价淋巴水肿（P<0.000 1）	/	观察组低：感觉神经病变 19% vs 13%，P=0.010；运动神经病变 9% vs 3%，P=0.000 2；淋巴水肿 13% vs 4%，P<0.000 1	5 年淋巴水肿率放疗组低（P<0.000 1）；5 年肩关节运动功能 P=0.44	/

注：IBCSG: International Breast Cancer Study Group，国际乳腺癌研究组；SLNB: sentinel lymph node biopsy，前哨淋巴结活检；ENE: extranodal extension，淋巴结包膜外侵犯；ALND: axillary lymph node dissection，腋窝淋巴结清扫；RNI: regional nodal irradiation，区域淋巴结照射；OS: overall survival，总生存；DFS: disease-free survival，无病生存。

二、内乳淋巴引流区的放疗

乳房的淋巴液除了主要引流至腋窝淋巴结，还有部分引流至内乳淋巴结。20 世纪 60 年代，乳腺癌患者内乳淋巴结清扫的研究结果显示，内乳淋巴结转移率约 18%~33%，且与患者年龄、肿瘤位置、肿瘤大小及腋窝淋巴结转移数目相关。但长期随访结果显示，内乳淋巴结清扫后的患者并无生存获益。此后，内乳区放疗成为高危患者的主要治疗手段，但内乳区预防照射的意义始终存在争议。

EORTC 22922/10925 研究是一项关于乳腺癌术后内乳及内侧锁骨上（internal mammary and medial supraclavicular, IM-MS）放疗对患者生存影响的前瞻随机临床研究。该研究纳入 1996 年 7 月至 2004 年 1 月 4 004 例Ⅰ~Ⅲ期的乳腺癌患者，包括原发肿瘤位于内侧或中央象限、无论腋窝淋巴结是否转移的患者，以及原发肿瘤位于外侧象限、同时伴腋窝淋巴结转移的患者。按是否行 IM-MS 放疗分为 IM-MS 放疗组（n=2 002 例，放疗范围：全乳 / 胸壁、IM-MS）和对照组（n=2 002 例，放疗范围：全乳 / 胸壁），处方剂量为 50Gy/25f，其中 85.1% 的保乳术后患者接受了瘤床推量。主要研究终点为 OS。中位随访 10.9 年，IM-MS 放疗组 10 年 OS 为 82.3%，对照组为 80.7%，两组差异未达到统计学意义（P=0.06）。IM-MS 放疗可以改善患者 10 年 DFS（IM-MS 放疗组：72.1%，对照组：69.1%，P=0.04）、DDFS（IM-MS 放疗组：78.0%，对照组：75.0%，P=0.02）及乳腺癌死亡（IM-MS 放疗组：12.5%，对照组：14.4%，P=0.02）。而 IM-MS 放疗患者肺纤维化的风险增加（IM-MS 放疗组：4.4%，对照组：1.7%，P<0.001），但心脏等其他器官的晚期损伤以及第二肿瘤的发生率无明显增加。该研究中位随访 15.7 年的结果显示，IM-MS 放疗依旧未带来 OS 的提高（IM-MS 放疗组：73.1%，对照

组:70.9%,$P=0.36$),并且 IM-MS 放疗也不再改善患者的 DFS(IM-MS 放疗组:60.8%,对照组:59.9%,$P=0.18$)及 DMFS(IM-MS 放疗组:70.0%,对照组:68.2%,$P=0.18$),但仍可显著降低患者的任何乳腺癌复发(IM-MS 放疗组:24.5%,对照组:27.1%,$P=0.024$)及乳腺癌死亡(IM-MS 放疗组:16.0%,对照组:19.8%,$P=0.005\ 5$)。因此研究者认为,IM-MS 放疗显著降低了 I~III 期乳腺癌患者的乳腺癌死亡和任何乳腺癌复发,但该获益并没有转化为 OS 的提高。

MA.20 研究是另一项涉及内乳区放疗的前瞻随机临床研究。该研究纳入 2000 年 3 月至 2007 年 2 月保乳术后有腋窝淋巴结转移或无腋窝淋巴结转移但伴有高危因素的乳腺癌患者共 1 832 例。高危因素包括:乳腺原发肿瘤最大径 ≥5cm 或最大径 ≥2cm 且腋窝淋巴结清扫数目<10 枚,同时伴随下列因素中的至少一项:组织学 3 级、ER 阴性、脉管癌栓阳性。按照是否接受术后淋巴结放疗分为淋巴结放疗组($n=916$ 例,放疗范围:全乳＋同侧内乳、锁骨上及腋窝 III 组淋巴结,腋窝淋巴结清扫个数<10 枚或腋窝淋巴结转移>3 枚的患者放疗范围还包括腋窝 I 组、II 组淋巴结)和对照组($n=916$ 例,放疗范围:全乳淋巴结),放疗剂量为 50Gy/25f。淋巴结放疗组中 32.1% 的患者、对照组中 34.6% 的患者接受了瘤床推量。主要研究终点为 OS。中位随访 9.5 年,两组间 OS 的差异未达到统计学意义(淋巴结放疗组:82.8%,对照组:81.8%,$P=0.38$),仅在 ER 阴性的患者中观察到淋巴结放疗可能存在 OS 获益的趋势(淋巴结放疗组:81.3%,对照组:73.9%,$P=0.05$)。两组 10 年乳腺癌死亡相似(淋巴结放疗组:10.3%,对照组:12.3%,$P=0.11$)。淋巴结放疗组患者的 10 年 LRRFS(95.2% vs 92.2%,$P=0.009$)、DFS(82.0% vs 77.0%,$P=0.01$)、DDFS(86.3% vs 82.4%,$P=0.03$)均优于对照组。毒副作用方面,淋巴结放疗组患者比对照组患者更易出现 2 级及以上急性放射性肺炎(1.2% vs 0.2%,$P=0.01$)、急性放射性皮炎(49.5% vs 40.1%,$P<0.001$)、皮肤纤维化或毛细血管扩张(6.9% vs 4.3%,$P=0.02$)和淋巴水肿(8.4% vs 4.5%,$P=0.001$)。两组间 2 级及以上迟发放射性肺炎或纤维化(淋巴结放疗组:0.4%,对照组:0.3%,$P=0.72$)和心脏不良事件(淋巴结放疗组:0.9%,对照组:0.4%,$P=0.26$)的发生率相似。研究者认为,在腋窝淋巴结转移或无腋窝淋巴结转移的高危乳腺癌患者中,在全乳房放疗的基础上增加包含内乳区的淋巴引流区放疗可以减少乳腺癌复发,但不能提高 OS。

DBCG-IMN 研究是一项多中心、前瞻性临床队列研究。该研究纳入了 2003 年 1 月至 2007 年 12 月共 3 089 例有腋窝淋巴结转移的乳腺癌术后患者。其中 1 492 例为右侧乳腺癌,接受乳腺/胸壁＋腋窝 II 组、III 组、锁骨上下及内乳淋巴结的放疗(内乳淋巴结放疗组);1 597 例为左侧乳腺癌,接受除内乳淋巴结以外的局部区域放疗(无内乳淋巴结放疗组)。两组患者如果出现 ≥6 枚腋窝淋巴结转移的情况,则增加腋窝 I 组淋巴结的放疗。处方剂量为 48Gy/24f。主要研究终点为 OS。最终,分别有 1 437 例右侧乳腺癌患者、1 432 例左侧乳腺癌患者接受了预定方案的放疗。中位随访 8.9 年,内乳淋巴结区放疗可以改善患者 8 年 OS(内乳淋巴结放疗组:75.9%,无内乳淋巴结放疗组:72.2%,$P=0.005$)及乳腺癌死亡(内乳淋巴结放疗组:20.9%,无内乳淋巴结放疗组:23.4%,$P=0.03$),而不影响患者的远处转移(内乳淋巴结放疗组:27.4%,无内乳淋巴结放疗组:29.7%,$P=0.07$)。研究者认为,内乳淋巴引流区放疗可以提高存在腋窝淋巴结转移患者的 OS。

以上三项研究均提示包含内乳区的淋巴引流区放疗可以改善部分乳腺癌患者的预后，但一项法国的多中心Ⅲ期临床研究得到了不同的结果。该研究入组了 1991 年 1 月至 1997 年 12 月 1 334 例有腋窝淋巴结转移，或原发肿瘤位于内侧象限 / 中央区的乳腺癌改良根治术后患者。所有患者的放疗范围均包括胸壁及锁骨上淋巴引流区，对于腋窝淋巴结转移的患者还包括腋顶部淋巴结。入组患者随机分入内乳区放疗组及无内乳区放疗组，主要研究终点为 OS。中位随访 8.6 年，内乳区放疗并未显著改善患者 OS（内乳区放疗组：62.6%，无内乳区放疗组：59.3%，P=0.8）。按照肿瘤位置、淋巴结状态、是否行辅助化疗进行分层后也未观察到 OS 的获益。同样，两组患者 10 年 DFS 的差异也未达到统计学意义（内乳区放疗组：53.2%，无内乳区放疗组：49.9%，P=0.35）。两组患者的毒副作用相似。研究者认为，在二维放疗技术应用的背景下，内乳淋巴结区放疗不会给患者带来生存获益。

综上所述，内乳区放疗仍存在一定争议，目前 NCCN 乳腺癌指南（2022 年第 1 版）推荐：腋窝 ≥4 枚淋巴结转移的乳腺癌患者行包含内乳区的淋巴引流区放疗；强烈考虑对腋窝 1~3 枚淋巴结转移的乳腺癌患者行包含内乳区的淋巴引流区放疗；对未行手术治疗的内乳肿大淋巴结可以行推量放疗；对内乳淋巴复发的患者，在考虑前一次放疗区域和正常组织发生晚期损伤风险的前提下，推荐行放疗。乳腺癌放射治疗指南（中国医师协会 2020 版）推荐具备下列条件的患者可考虑行内乳淋巴引流区照射：腋窝淋巴结清扫术后淋巴结转移 ≥4 枚；原发肿瘤位于内侧象限或中央区且伴有腋窝淋巴结转移；年龄 <35 岁且伴有腋窝淋巴结转移；初诊时影像学诊断内乳淋巴结转移或经病理证实内乳淋巴结转移但未行内乳淋巴结清扫。初诊时有内乳淋巴结转移的患者，在局部区域预防照射后应对原内乳淋巴结转移部位加量照射。如果化疗后内乳淋巴结达到完全缓解，加量 10Gy 分 5 次，如果化疗后内乳淋巴结仍有残存，加量 16~20Gy 分 8~10 次。内乳淋巴结复发患者如果可能尽量行放疗，对于既往未接受过放疗的患者，复发灶放疗剂量需要追加到 60Gy 以上（表 1-3-2）。

表 1-3-2　内乳淋巴引流区放疗的前瞻性研究结果

作者	入组人数（例）	中位随访（年）	分组	OS	DFS	乳腺癌复发	乳腺癌死亡
Poortmans 等	乳房全切：955；保乳：3 049	15.7	IM-MS；对照	15 年：73.1% vs 70.9%，P=0.36	15 年：60.8% vs 59.9%，P=0.18	15 年：24.5% vs 27.1%，P=0.024	15 年：16.0% vs 19.8%，P=0.005 5
Whelan 等	保乳：1 832	9.5	淋巴结放疗；对照	10 年：82.8% vs 81.8%，P=0.38	10 年：82.0% vs 77.0%，P=0.01	10 年 LRRFS：95.2% vs 92.2%，P=0.009	/
Thorsen 等	乳房全切：2 016；保乳：1 073	8.9	内乳放疗；对照	8 年：75.9% vs 72.2%；P=0.005	/	/	8 年：20.9% vs 23.4%，P=0.03

作者	入组人数（例）	中位随访（年）	分组	OS	DFS	乳腺癌复发	乳腺癌死亡
Hennequin 等	乳房全切：1 334	8.6	内乳放疗；无内乳放疗	10 年：62.6% vs 59.3%，P=0.8	10 年：53.2% vs 49.9%，P=0.35	/	/

注: OS：overall survival，总生存；DFS：disease-free survival，无病生存；IM-MS：internal mammary and medial supraclavicular，内乳及内侧锁骨上；LRRFS：locoregional recurrence-free survival，无局部区域复发生存。

三、锁骨上淋巴结转移患者的放疗

对于乳腺癌保乳或乳房切除术后，有区域淋巴结放疗适应证的患者，均推荐行锁骨上、下淋巴引流区的放疗。本节主要介绍同侧锁骨上淋巴结转移（ipsilateral supraclavicular lymph node metastasis，ISLNM）乳腺癌患者的放疗。

非Ⅳ期乳腺癌患者 ISLNM 的发生率较低，在 ≤4 枚腋窝Ⅰ组淋巴结转移的患者中，同侧锁骨上淋巴结转移率为 4.4%。随着腋窝淋巴结转移数的增加及腋窝Ⅱ组或Ⅲ组淋巴结的受累，ISLNM 的发生率逐渐升高，在腋窝Ⅲ组淋巴结转移的患者中，同侧锁骨上淋巴结转移率为 15.1%。1987 年，美国癌症联合委员会（American Joint Committee on Cancer，AJCC）的第 5 版乳腺癌分期将 ISLNM 由 N3 划分为 M1，提示 ISLNM 患者与其他远处转移患者的生存相似。然而，Brito 等回顾性分析了该中心 3 项前瞻性临床研究中 70 例 ISLNM、无远处转移的乳腺癌患者。中位随访 11.6 年，发现 ISLNM 患者的 OS（P=0.227）及 DFS（P=0.221）与ⅢB 期患者相似，且 OS 高于其他Ⅳ期（P<0.001）或寡转移（仅 1~2 个远处转移病灶）患者（P<0.001）。因此，2002 年 AJCC 分期重新定义乳腺癌 ISLNM 为局部区域疾病，即 N3c 或ⅢC 期，而非远处转移。

关于 ISLNM、无远处转移乳腺癌患者的放疗，前瞻性临床研究甚少。Pergolizzi 等的一项前瞻性临床研究纳入了 37 例经病理证实有 ISLNM 的乳腺癌患者，交替分配至化疗组（A 组：6 周期化疗，n=18 例）及化疗联合放疗组（B 组：3 周期化疗后行锁骨上区放疗，n=19 例）。放疗剂量为（50~60）Gy/（25~30）f。主要研究终点为疾病进展时间。中位随访 8.75 年，B 组患者比 A 组患者中位疾病进展时间更长（20 个月 vs 7 个月，P=0.01），但未转化为生存获益（5 年 OS：36% vs 17%，P=0.12）。因此研究者认为接受化疗和放疗的 ISLNM 患者可以获得更长的无疾病进展时间。

Diao 等回顾性分析了该中心 2014 年至 2019 年 173 例有 ISLNM、无远处转移的乳腺癌患者，其中 86% 的患者通过病理证实存在 ISLNM。患者接受的治疗包括新辅助化疗、原发肿瘤手术、不同范围的腋窝淋巴结清扫和术后放疗，10 例（6%）患者接受了锁骨上淋巴结清扫。术后放疗范围包括乳腺 / 胸壁 + 未切除的腋窝 + 内乳、锁骨下、锁骨上淋巴引流区。新辅助化疗后临床缓解的 ISLNM 予 10Gy 局部推量,仍残留的 ISLNM 予 16Gy 局部推量。锁骨上转移的淋巴结要求被 90% 的等剂量线覆盖。中位随访 2.8 年,锁骨上累积剂量 ≥60Gy 的患者 3 年 OS 为 81%、5 年 OS 为 75%,锁骨上累积剂量<60Gy 的患者 3 年 OS 为 59%,5 年为 39%(P=0.04)。两组患者无复发生存(P=0.21)、LRRFS(P=0.91)、无锁骨上复发生存(supraclavicular recurrence free survival,SCRFS)(P=0.53)和 DMFS(P=0.30)相似。新辅助化疗后,ISLNM ≥1cm 且未行锁骨上淋巴结清扫的患者 5 年 SCRFS 为 83%。多因素分析结果提示锁骨上累积剂量 ≥60Gy 与患者 OS 改善相关。毒副作用方面,两组患者均未观察到 4 级或 5 级的急性损伤,≥2 级或 ≥3 级急性损伤发生率的差异未达到统计学意义。仅 1 例接受了锁骨上区 16 Gy 推量的患者在放疗后 2.4 年出现 2 级放射性臂丛神经损伤,该患者有既往肩袖损伤和淋巴水肿的病史。因此研究者认为,即使在新辅助化疗后锁骨上残留淋巴结 ≥1cm 的患者中,单独放疗即可实现高 SCRFS。锁骨上区累积剂量 ≥60Gy 与 OS 的改善相关,因此在缺乏高质量证据的情况下,应考虑对 ISLNM 患者进行锁骨上区推量。

锁骨上淋巴结清扫术在 ISLNM、无远处转移乳腺癌患者治疗中的意义,目前尚存在争议。Lv 等的一项回顾性研究纳入了 353 例经病理证实存在 ISLNM 且无远处转移的乳腺癌患者。其中 307 例患者接受了锁骨上淋巴结清扫(supraclavicular lymph node dissection,SCLD)及包含锁骨上区的放疗,46 例患者仅接受了包含锁骨上区的放疗。中位随访 24 个月,倾向性评分匹配后,SCLD 联合放疗的患者 5 年无同侧锁骨上复发生存优于仅接受放疗的患者(96.9% vs 58.0%,P<0.000 1),但不影响 5 年 DFS(56.5% vs 44.6%,P=0.93)及 OS(64.5% vs 60.8%,P=0.57)。Kim 等的研究则分析了 158 例经影像学诊断(包括超声、胸部 CT、乳腺 MRI、PET-CT)存在 ISLNM 和 / 或内乳淋巴结转移的乳腺癌患者。其中 143 例患者接受了术后含锁骨上区的放疗。在 104 例有 ISLNM 的患者中,59 例接受了锁骨上淋巴结切除。中位随访 72 个月,锁骨上淋巴结切除却并未改善患者的 5 年 LRRFS(切除:85.4%,未切除:86.1%,P=0.631 0),且锁骨上淋巴结切除同样未改善患者 DFS(切除:69.5%,未切除:65.7%,P=0.923 4)及 OS(切除:85.5%,未切除 87.7%,P=0.409 0)。此外,Ai 等的研究结果提示 SCLD 不仅未能改善患者的 OS(P=0.403)及 DFS(P=0.405),且 10.96% 的 SCLD 患者在随访期间出现迟发性同侧上臂肿胀。

目前,对同侧锁骨上淋巴结转移的手术治疗尚存争议。NCCN 乳腺癌指南(2022 年第 1 版)推荐:对未行手术治疗的锁骨区肿大淋巴结可以行推量放疗;对锁骨上区复发的患者,在考虑前一次放疗区域和正常组织发生晚期损伤风险的前提下,推荐行放疗。乳腺癌放射治疗指南(中国医师协会 2020 版)推荐,对于初诊时有锁骨上淋巴结转移的患者,要求其初诊基线评估时行 CT 检查明确最初的淋巴结转移部位,穿刺获得病理学诊断,在局部区域预防照射后应对原锁骨上淋巴结转移部位加量照射。如果化疗后锁骨上转移淋巴结达到完全缓解,加量 10Gy 分 5 次,如果化疗后锁骨上转移淋巴结仍有残存,加量 16~20Gy 分 8~10 次。锁骨上淋巴结复发患者如果可能尽量行放疗,对于既往未接受过放疗的患者,复发灶放疗剂量需要追加到 60Gy 以上(表 1-3-3)。

表 1-3-3 乳腺癌同侧锁骨上淋巴结转移患者治疗的研究结果

作者	ISLNM 诊断	分组	入组人数（例）	中位随访（月）	OS	DFS	其他
Pergolizzi 等	病理	CT；CT+RT	CT：18；CT+RT：19	105	/	/	疾病进展时间：7个月 vs 20个月，$P=0.01$
Diao 等	病理 86%；影像学	锁骨上累积剂量：≥60Gy，<60Gy	173	33.6	5年：75% vs 39%，$P=0.04$	/	5年无复发生存：$P=0.21$；5年 SCRFS：$P=0.53$；5年 DMFS：$P=0.30$
Lv 等	病理	ISLND+RT；RT	ISLND+RT：307；RT：46	24	5年：64.5% vs 60.8%，$P=0.57$	5年：56.5% vs 44.6%，$P=0.93$	5年无同侧锁骨上复发生存：96.9% vs 58%，$P<0.000\ 1$
Kim 等	影像学	锁骨上淋巴结切除；锁骨上淋巴结未切除	104	72	5年：85.5% vs 87.7%；$P=0.409\ 0$	5年：69.5% vs 65.7%；$P=0.923\ 4$	5年无局部区域失败生存：85.4% vs 86.1%，$P=0.631\ 0$
Ai 等	影像学	SCLD+RT；RT	SCLD+RT：146；RT：159	36	5年：65.8% vs 80.2%，$P=0.403$	5年：49.0% vs 58.3%，$P=0.405$	/

注：ISLNM：ipsilateral supraclavicular lymph node metastasis，同侧锁骨上淋巴结转移；OS：overall survival，总生存；DFS：disease-free survival，无病生存；CT：chemotherapy，化疗；RT：radiation therapy，放疗；DMFS：distant metastasis-free survival，无远处转移生存；ISLND：ipsilateral supraclavicular lymph node dissection，同侧锁骨上淋巴结清扫；SCLD：supraclavicular lymph node dissection，锁骨上淋巴结清扫；SCRFS：supraclavicular recurrence free survival，无锁骨上复发生存。

第四节
乳腺癌淋巴引流区的勾画

一、淋巴引流区的勾画范围

关于乳腺癌淋巴引流区的勾画，国际上常用的两个共识分别来自美国肿瘤放射治疗协作组织（Radiation Therapy Oncology Group，RTOG）和 ESTRO，中国医师协会乳腺癌放疗指南（2020 版）也给出了中国的靶区勾画共识（表 1-4-1~ 表 1-4-6）。淋巴引流区勾画示例见图 1-4-1~ 图 1-4-27。

表 1-4-1　腋窝 I 组淋巴引流区勾画范围

勾画范围	RTOG 勾画共识	ESTRO 勾画共识	中国医师协会乳腺癌放疗指南（2020 版）
头侧	腋血管穿胸小肌外缘	内：腋静脉上 5mm；外：最高至肱骨头下 1cm；腋静脉周围 5mm	腋静脉上缘上 5mm，或者腋动脉出胸小肌外侧水平
尾侧	胸大肌插入肋间	第 4、5 肋水平，包括前哨淋巴结活检区	第 4 侧肋水平，包括前哨淋巴结位置
腹侧	胸大肌前缘和背阔肌的连线	胸大肌和胸小肌	胸大肌以及胸小肌的外缘
背侧	肩胛下肌前缘	头：胸背血管；尾：至背阔肌前缘和肋间肌之间的假想线	头：以肩胛下肌和三角肌前方，胸背血管水平为界；尾：平背阔肌或者三角肌与肋间肌水平连线，不要求把肌肉之间的向后突出的狭小间隙包入
外侧	背阔肌内缘	头：胸大肌和三角肌之间的假想线；尾：至胸大肌和背阔肌之间的假想线	胸大肌外侧与三角肌前外侧（头侧）或者背阔肌（尾侧）的假想连线
内侧	胸小肌外缘	腋窝 II 组、胸肌间水平和胸壁	头：胸小肌外侧缘；尾：肋骨肋间肌

表 1-4-2　腋窝 II 组淋巴引流区勾画范围

勾画范围	RTOG 勾画共识	ESTRO 勾画共识	中国医师协会乳腺癌放疗指南（2020 版）
头侧	腋血管穿胸小肌内缘	腋动脉上缘（腋静脉上 5mm）	腋静脉上缘上 5mm 或者腋动脉上缘
尾侧	腋血管穿胸小肌外缘	胸小肌下缘	胸小肌下方
腹侧	胸小肌前缘	胸小肌	胸小肌后缘
背侧	肋骨和肋间肌	腋静脉后缘 5mm 或肋骨和肋间肌	腋静脉后方 5mm 或肋骨肋间肌前方
外侧	胸小肌外缘	胸小肌外缘	胸小肌外侧缘
内侧	胸小肌内缘	胸小肌内缘	胸小肌内侧缘

表 1-4-3　胸肌间淋巴引流区勾画范围

勾画范围	RTOG 勾画共识	ESTRO 勾画共识	中国医师协会乳腺癌放疗指南（2020 版）
头侧	/	腋动脉上缘（腋静脉上 5mm）	腋静脉上缘上 5mm 或者腋动脉上缘
尾侧	/	II 组下缘	胸小肌下方

勾画范围	RTOG 勾画共识	ESTRO 勾画共识	中国医师协会乳腺癌放疗指南（2020 版）
腹侧	/	胸大肌	胸大肌后缘
背侧	/	胸小肌	胸小肌前缘
外侧	/	胸小肌外缘	胸小肌外侧缘
内侧	/	胸小肌内缘	胸小肌内侧缘

表 1-4-4　腋窝Ⅲ组淋巴引流区勾画范围

勾画范围	RTOG 勾画共识	ESTRO 勾画共识	中国医师协会乳腺癌放疗指南（2020 版）
头侧	胸小肌进入喙突	锁骨下动脉上缘（锁骨下静脉上 5mm）	锁骨下静脉上 5mm 或者锁骨下动脉上缘
尾侧	腋血管穿胸小肌内缘	锁骨下静脉下 5mm	锁骨下静脉下 5mm
腹侧	胸大肌后缘	胸大肌	胸大肌
背侧	肋骨和肋间肌	锁骨下静脉后缘 5mm 或肋骨和肋间肌	腋静脉后方 5mm 或肋骨肋间肌前方
外侧	胸小肌内缘	胸小肌内缘	胸小肌内侧缘
内侧	胸廓入口	锁骨下静脉和颈内静脉交汇处	锁骨头水平与锁骨下静脉与颈内静脉结合处

表 1-4-5　锁骨上淋巴引流区勾画范围

勾画范围	RTOG 勾画共识	ESTRO 勾画共识	中国医师协会乳腺癌放疗指南（2020 版）
头侧	环状软骨下缘	锁骨下动脉上缘（锁骨下静脉上 5mm）	内侧组：环状软骨下缘
尾侧	腋静脉与头臂静脉连接处 / 锁骨头下缘	锁骨下静脉下 5mm	内侧组：颈内静脉与锁骨下静脉结合处
腹侧	胸锁乳突肌	胸锁乳突肌,锁骨后缘	内侧组：胸锁乳突肌或者锁骨内侧
背侧	斜角肌前缘	胸膜	内侧组：斜角肌前缘；高危患者建议同时勾画外侧组（颈后三角区）
外侧	头：胸锁乳突肌外缘；尾：第 1 肋与锁骨连接处	包括前斜角肌,与腋窝Ⅲ组内界相连	内侧组：头：胸锁乳突肌；尾：第 1 肋锁骨结合处
内侧	除外甲状腺和气管	颈静脉内缘,除外甲状腺和颈总动脉	内侧组：包括颈内静脉,但不包括甲状腺及颈总动脉

表 1-4-6　内乳淋巴引流区勾画范围

勾画范围	RTOG 勾画共识	ESTRO 勾画共识	中国医师协会乳腺癌放疗指南（2020 版）
头侧	第 1 肋内侧上缘	锁骨上区下界	与锁骨上区下界衔接
尾侧	第 4 肋上缘	第 4 肋上缘（选择性至第 5 肋上缘）	第 4 前肋上缘,如果肿瘤位于内下象限,下界可以考虑延伸至第 5 前肋上缘
腹侧	包括内乳 / 胸廓血管	血管区前缘	内乳血管前缘
背侧	包括内乳 / 胸廓血管	胸膜	胸膜
外侧	包括内乳 / 胸廓血管	内乳静脉外侧 5mm	内乳血管（动脉）外侧 5mm
内侧	包括内乳 / 胸廓血管	内乳静脉内侧 5mm	内乳血管（静脉）内侧 5mm,在第 1 肋间隙以上内乳静脉折向深面,在此以上至锁骨上野下界为内乳动脉内侧 5mm

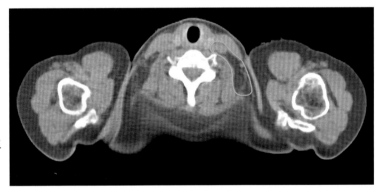

图 1-4-1
锁骨上区上界层面（包括颈后三角区）- 靶区
■ 锁骨上区

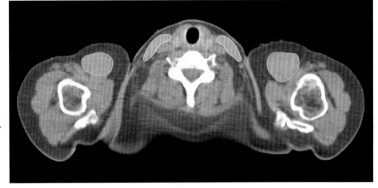

图 1-4-2
锁骨上区上界层面（包括颈后三角区）- 正常结构
■ 胸锁乳突肌　■ 前斜角肌
■ 胸大肌

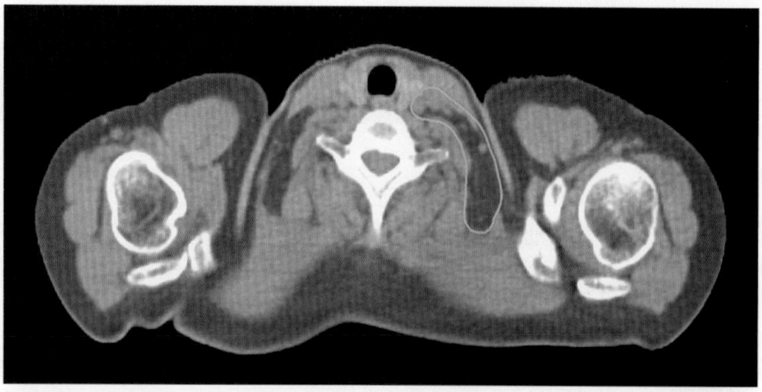

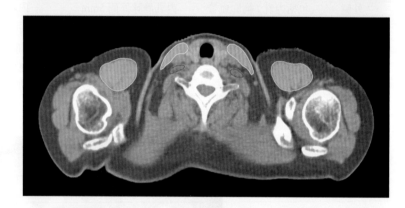

图 1-4-3
锁骨上区层面 - 靶区
■ 锁骨上区

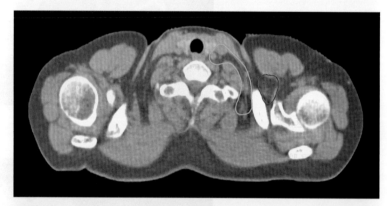

图 1-4-4
锁骨上区层面 - 正常结构
■ 胸锁乳突肌　■ 前斜角肌
■ 胸大肌

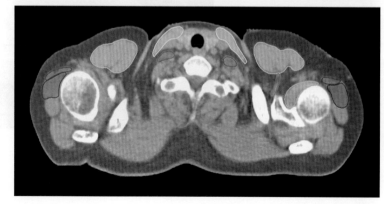

图 1-4-5
腋窝Ⅲ组上界层面 - 靶区
■ 锁骨上区　■ 腋窝Ⅲ组

图 1-4-6
腋窝Ⅲ组上界层面 - 正常结构
■ 胸锁乳突肌　■ 前斜角肌
■ 胸大肌　　　■ 胸小肌
■ 肩胛下肌　　■ 背阔肌
■ 大圆肌

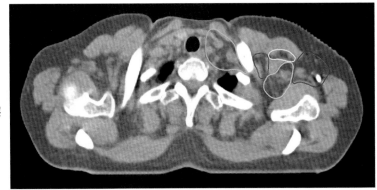

图 1-4-7

腋窝Ⅰ组、Ⅱ组及胸肌间上界层
面 - 靶区

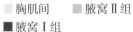

■ 锁骨上区　■ 腋窝Ⅲ组
■ 胸肌间　　■ 腋窝Ⅱ组
■ 腋窝Ⅰ组

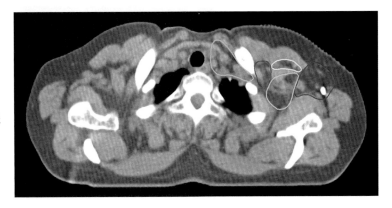

图 1-4-8

腋窝Ⅰ组、Ⅱ组及胸肌间上界层
面 - 正常结构

■ 胸锁乳突肌　■ 前斜角肌
■ 胸大肌　　　■ 胸小肌
■ 腋动脉　　　■ 肩胛下肌
■ 背阔肌　　　■ 大圆肌

图 1-4-9

锁骨上区、腋窝区层面(腋静脉
层面) - 靶区

■ 锁骨上区　■ 腋窝Ⅲ组
■ 胸肌间　　■ 腋窝Ⅱ组
■ 腋窝Ⅰ组

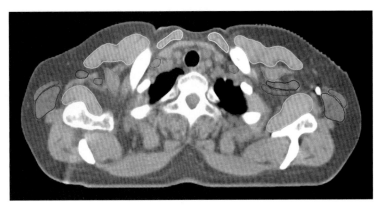

图 1-4-10

锁骨上区、腋窝区层面(腋静脉
层面) - 正常结构

■ 胸锁乳突肌　■ 前斜角肌
■ 胸大肌　　　■ 胸小肌
■ 腋静脉　　　■ 腋动脉
■ 肩胛下肌　　■ 背阔肌
■ 大圆肌

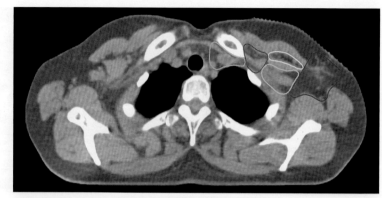

图 1-4-11

腋窝Ⅰ组包括前哨淋巴结活检区 - 靶区

■ 锁骨上区　■ 腋窝Ⅲ组
■ 胸肌间　　■ 腋窝Ⅱ组
■ 腋窝Ⅰ组

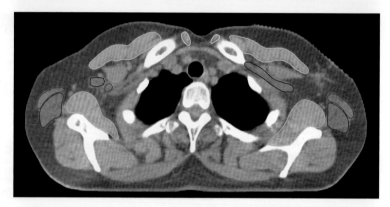

图 1-4-12

腋窝Ⅰ组包括前哨淋巴结活检区 - 正常结构

■ 胸锁乳突肌　■ 前斜角肌
■ 胸大肌　　　■ 胸小肌
■ 腋静脉　　　■ 腋动脉
■ 肩胛下肌　　■ 背阔肌
■ 大圆肌

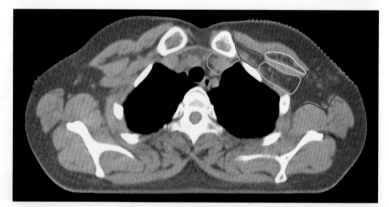

图 1-4-13

锁骨上区下界层面 - 靶区

■ 锁骨上区　■ 腋窝Ⅲ组
■ 胸肌间　　■ 腋窝Ⅱ组
■ 腋窝Ⅰ组

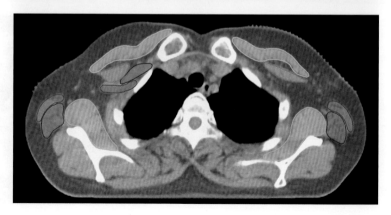

图 1-4-14

锁骨上区下界层面 - 正常结构

■ 胸大肌　　■ 胸小肌
■ 腋静脉　　■ 腋动脉
■ 肩胛下肌　■ 背阔肌
■ 大圆肌

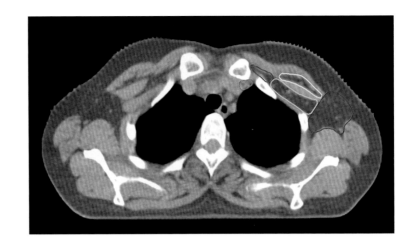

图 1-4-15
内乳区上界层面 - 靶区
■ 内乳区　　■ 腋窝Ⅲ组
□ 胸肌间　　■ 腋窝Ⅱ组
■ 腋窝Ⅰ组

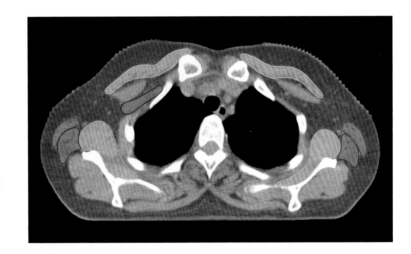

图 1-4-16
内乳区上界层面 - 正常结构
■ 胸大肌　　■ 胸小肌
■ 腋静脉　　□ 肩胛下肌
■ 背阔肌　　■ 大圆肌

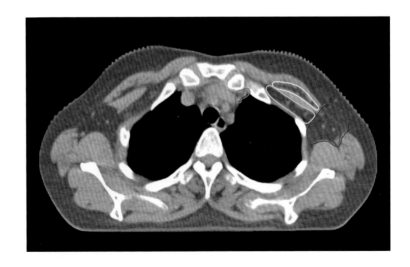

图 1-4-17
胸骨切迹层面 - 靶区
■ 内乳区　　□ 胸肌间
■ 腋窝Ⅱ组　■ 腋窝Ⅰ组

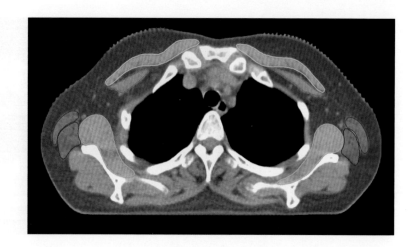

图 1-4-18
胸骨切迹层面 - 正常结构
⬜ 胸大肌　⬜ 胸小肌
⬜ 肩胛下肌　⬜ 背阔肌
⬛ 大圆肌

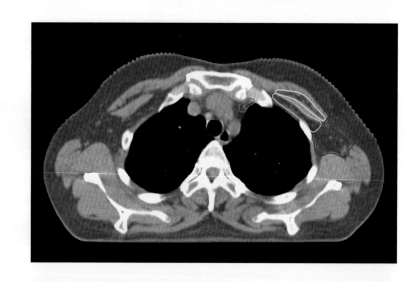

图 1-4-19
锁骨头下缘层面 - 靶区
⬛ 内乳区　⬜ 胸肌间
⬜ 腋窝Ⅱ组　⬛ 腋窝Ⅰ组

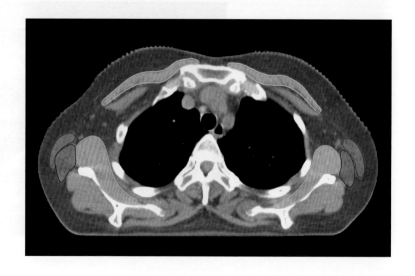

图 1-4-20
锁骨头下缘层面 - 正常结构
⬜ 胸大肌　⬜ 胸小肌
⬜ 肩胛下肌　⬛ 背阔肌
⬛ 大圆肌

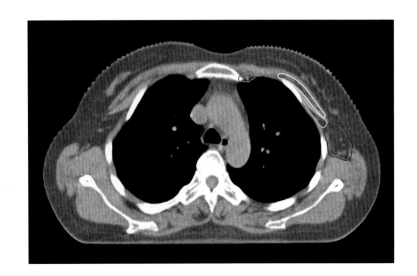

图 1-4-21
胸骨角层面 - 靶区
■ 内乳区　■ 胸肌间
■ 腋窝Ⅱ组　■ 腋窝Ⅰ组

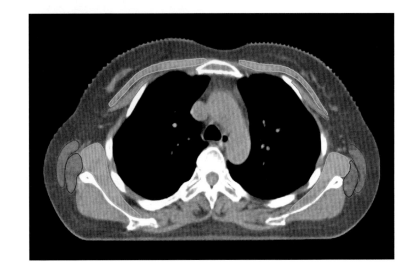

图 1-4-22
胸骨角层面 - 正常结构
■ 胸大肌　■ 胸小肌
■ 肩胛下肌　■ 背阔肌
■ 大圆肌

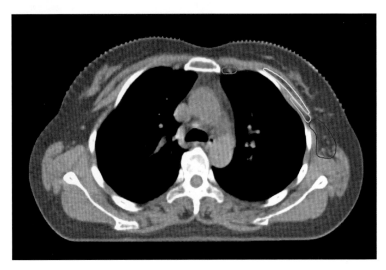

图 1-4-23
腋窝Ⅰ组、Ⅱ组、胸肌间下界层
面 - 靶区
■ 内乳区　■ 胸肌间
■ 腋窝Ⅱ组　■ 腋窝Ⅰ组

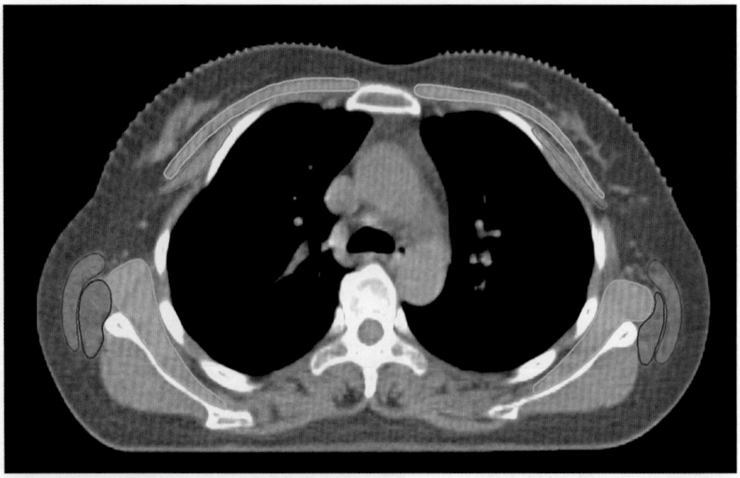

图 1-4-24
腋窝Ⅰ组、Ⅱ组、胸肌间下界层
面 - 正常结构
■ 胸大肌　■ 胸小肌
■ 肩胛下肌　■ 背阔肌
■ 大圆肌

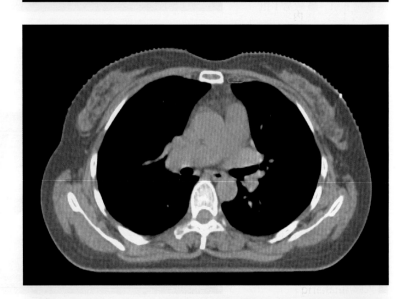

图 1-4-25
内乳区层面 - 靶区
■ 内乳区

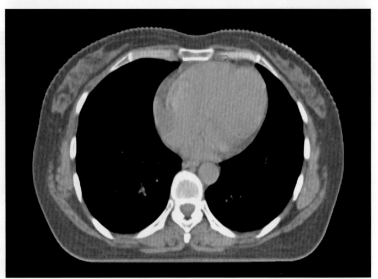

图 1-4-26
内乳区下界层面 - 靶区
■ 内乳区

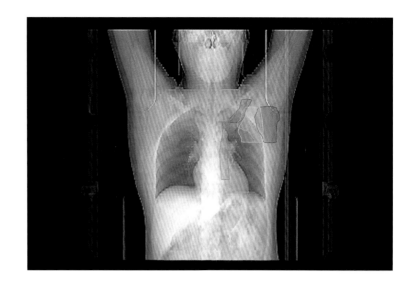

图 1-4-27
淋巴引流区整体示意图
■ 锁骨上区　■ 腋窝Ⅲ组
■ 腋窝Ⅱ组　■ 胸肌间
■ 腋窝Ⅰ组　■ 内乳区

二、转移淋巴结分布与靶区勾画范围的比较

(一)腋窝Ⅰ、Ⅱ组淋巴引流区

DeSelm 等回顾性分析了 153 例首先出现区域淋巴结复发的乳腺癌患者。研究发现 RTOG 勾画共识范围外的腋窝Ⅰ组、Ⅱ组复发淋巴结主要位于腋血管穿胸小肌外缘的前方 (7/14)及胸肌间(5/14)。Borm 等的研究纳入了 235 例原发性及复发性乳腺癌患者,共 580 枚 局部区域转移淋巴结。分别有 11.7%、31.6% 的腋窝Ⅰ组、Ⅱ组转移淋巴结位于 RTOG 勾画 共识范围以外,16.5%、14.0% 的腋窝Ⅰ组、Ⅱ组转移淋巴结位于 ESTRO 勾画共识范围以外。 超出勾画范围外的腋窝Ⅰ组、Ⅱ组转移淋巴结分布于腋窝Ⅰ组、Ⅱ组的头侧界以上及腋窝Ⅰ 组外侧界以外。

Almahariq 等对 106 例经病理证实有腋窝淋巴结转移、未经治疗的原发性乳腺癌患者进 行了一项回顾性分析。定义胸大肌前缘与背阔肌前缘的连线为 P-L 线,P-L 线内侧至转移 淋巴结中心的距离为负值,P-L 线外侧至转移淋巴结中心的距离为正值。结果显示,转移淋巴 结到 P-L 线的平均距离为 0.01 ± 1.9cm(范围: -2.2~2.4)。由 4 名乳腺癌放疗主治医师分 别按 RTOG 共识勾画腋窝Ⅰ组淋巴引流区,Kappa 统计数据显示,4 名主治医师勾画的轮廓 具有中等一致性(Kappa 值为 0.69)。将所有勾画轮廓通过 STAPLE 算法在 MIM 软件中计 算生成一致的腋窝Ⅰ组淋巴引流区,发现 45% 的转移淋巴结被完全或部分遗漏,37% 的转 移淋巴结被遗漏于腋窝Ⅰ组淋巴引流区的外侧。同样的方法探讨 ESTRO 勾画共识的适用 性,结果显示 46% 的转移淋巴结被遗漏,43% 的转移淋巴结被遗漏于腋窝Ⅰ组淋巴引流区 的外侧。进一步将乳房和腋窝Ⅰ组淋巴引流区按 RTOG 共识进行勾画,发现乳房的勾画范围 包括了大部分被遗漏的腋窝Ⅰ组转移淋巴结。尽管如此,仍有 6.5% 的转移淋巴结被完全遗 漏,这些淋巴结均位于乳房和腋窝Ⅰ组淋巴引流区勾画范围的上外侧。因此,研究者建议将腋 窝Ⅰ组淋巴引流区外侧界扩展到 P-L 线外 2cm,或皮下 0.5cm,头侧界为肱骨头下 0.5cm。

(二) 腋窝Ⅲ组、锁骨上淋巴引流区

RTOG 勾画共识与 ESTRO 勾画共识关于腋窝Ⅲ组淋巴引流区勾画范围的主要差异为头侧界,RTOG 头侧界定义为胸小肌进入喙突,高于 ESTRO 定义的界限(锁骨下动脉上缘)。一项回顾性的剂量学研究纳入了 102 例乳腺癌患者(局部进展期:51 例,转移性乳腺癌:51 例),PET/CT 中共 389 枚高代谢淋巴结(腋窝区:284 枚,锁骨上区:60 枚,内乳区:45 枚)。按 RTOG 勾画共识和 ESTRO 共识勾画腋窝Ⅲ组淋巴引流区,位于锁骨上区和腋窝Ⅲ组连接处(锁骨下区)以及腋窝Ⅲ组的转移淋巴结未被容积调强弧形治疗(volumetric-modulated arc therapy,VMAT)和笔形束扫描质子治疗(pencil beam scanning proton therapy,PBSPT)中 95% 的等剂量线覆盖,其中大部分未覆盖的淋巴结位于"后颈部":腋窝Ⅲ组的后外侧,深向肩袖肌群,并靠近喙突和肩胛骨。按 RTOG 共识勾画锁骨上淋巴引流区,VMAT 和 PBSPT 中 95% 的等剂量线可分别覆盖 75% 和 72% 的锁骨上转移淋巴结;按 ESTRO 共识勾画锁骨上淋巴引流区,VMAT 和 PBSPT 中 95% 的等剂量线可分别覆盖 52% 和 55% 的锁骨上转移淋巴结。未被覆盖的锁骨上转移淋巴结位于胸锁乳突肌后方,类似于头颈部肿瘤的 Ⅴb 区;锁骨上区的下缘,靠近锁骨上区与上纵隔和内乳区的连接处;以及甲状软骨水平。

Brown 等的一项回顾性研究纳入了该中心 62 例存在锁骨上区淋巴结转移的乳腺癌患者(原发性乳腺癌:44 例,117 枚;复发性乳腺癌:18 例,44 枚),未发现位于颈动脉内缘以内的淋巴结转移。RTOG 共识所勾画的范围仅包括 59% 的转移淋巴结,主要遗漏区域位于头侧(环状软骨、甲状软骨水平)、背外侧(锁骨、斜方肌、椎旁肌和胸锁乳突肌外侧缘 / 斜角肌外侧围成的软组织间隙)和尾外侧(颈横血管以下、斜角肌外侧,或前中斜角肌之间),且出现环状软骨及甲状软骨水平淋巴结转移的乳腺癌患者均存在锁骨上区多发淋巴结转移。

Jing 等的研究纳入 55 例有锁骨上淋巴结转移的乳腺癌患者(原发性乳腺癌:17 例,复发性乳腺癌:38 例),共 524 枚锁骨上区转移淋巴结。RTOG 共识的勾画范围可覆盖 62.6% 的转移淋巴结。65.5% 的患者存在超过前斜角肌后缘的转移淋巴结,33.3% 的患者存在超过斜角肌群后缘的转移淋巴结。所有患者中,最常见的锁骨上区转移位置为锁骨上区内侧组(90.9%),随后依次为锁骨上区外侧组(81.8%)、胸锁乳突肌与气管前肌肉间隙(14.5%)、锁骨下肌尾部后方(9.1%)、颈动脉鞘内缘以内(3.6%)、胸锁乳突肌和斜方肌间连线或锁骨、锁骨下肌以外(<2%)。此外,DeSelm 等发现,既往接受锁骨上区放疗的高复发风险患者,锁骨上区内侧组(胸锁乳突肌外缘、前斜角肌以内)的复发率与无需行锁骨上区放疗的低复发风险患者相似,但更容易出现锁骨上区外侧组(胸锁乳突肌外缘、前斜角肌以外)的复发(P=0.009)。

以上针对淋巴引流区勾画的研究显示,应用 RTOG 或 ESTRO 共识勾画靶区时,可涵盖绝大部分转移淋巴结区域,但仍有可能遗漏部分淋巴结高危复发区。这些研究大多是对已有区域淋巴结转移或区域淋巴结复发患者进行的转移淋巴结部位分析,且在转移淋巴结位置绘制时存在一定误差,是否适用于影像未见异常淋巴结的乳腺癌患者,还需进一步的前瞻研究加以证实。目前,对于区域淋巴结复发转移高危患者,可在 RTOG、ESTRO 以及中国医师协会乳腺癌放疗指南推荐的照射范围基础上,结合患者个体化病例特点,在权衡预防复发与

放射损伤的基础上,参考以上研究结果,适当扩大区域淋巴结勾画范围(表1-4-7、表1-4-8)。

表 1-4-7　乳腺癌转移淋巴结分布与 RTOG 勾画范围对比的研究

作者	入组患者(例)	转移淋巴结(枚)	腋窝Ⅰ组、Ⅱ组范围外的淋巴位置	腋窝Ⅲ组范围外的淋巴结位置	锁骨上区范围外的淋巴结位置
DeSelm 等	复发:153	243	腋血管穿胸小肌外缘的前方、胸肌间	/	锁骨上区外侧及后侧
Borm 等	235(未区分原发或复发)	601	腋窝Ⅰ~Ⅱ组头侧界以上及腋窝Ⅰ组外侧界以外;胸肌间	腋窝Ⅲ组头侧界以上	锁骨上区头侧界以上
Almahariq 等	原发:106	腋窝Ⅰ组:107	腋窝Ⅰ组上外侧,及外侧界以外	/	/
Kowalski 等	局部进展期:51;远处转移:51	腋窝:284;锁骨上:60;内乳:45	/	腋窝Ⅲ组后外侧,深向肩袖肌群,并靠近喙突和肩胛骨	胸锁乳突肌后方、靠近锁骨上区与上纵隔和内乳区的连接处、甲状软骨水平
Brown 等	原发:44;复发:18	锁骨上:161	/	/	锁骨上区头侧、背外侧和尾外侧
Jing 等	原发:17;复发:38	锁骨上:524			锁骨上区外侧组

注:RTOG:Radiation Therapy Oncology Group,美国肿瘤放射治疗协作组织。

表 1-4-8　乳腺癌转移淋巴结分布与 ESTRO 勾画范围对比的研究

作者	入组患者(例)	转移淋巴结(枚)	腋窝Ⅰ~Ⅱ组范围外的淋巴位置	腋窝Ⅲ组范围外的淋巴结位置	锁骨上区范围外的淋巴结位置
DeSelm 等	复发:153	243	/	/	锁骨上区外侧及后侧
Borm 等	235(未区分原发或复发)	601	腋窝Ⅰ~Ⅱ组头侧界以上及腋窝Ⅰ组外侧界以外	腋窝Ⅲ组头侧界以上	锁骨上区头侧界以上
Almahariq 等	原发:106	腋窝Ⅰ组:107	腋窝Ⅰ组上外侧,及外侧界以外	/	/
Kowalski 等	局部进展期:51;远处转移:51	腋窝:284;锁骨上:60;内乳:45	/	腋窝Ⅲ组后外侧,深向肩袖肌群,并靠近喙突和肩胛骨	胸锁乳突肌后方、靠近锁骨上区与上纵隔和内乳区的连接处、甲状软骨水平

注:ESTRO:European Society of Radiotherapy and Oncology,欧洲放射肿瘤学会。

第五节
乳腺癌术后放疗流程及实践

一、乳腺癌术后放疗适应证

（一）无新辅助化疗改良根治术后放疗的适应证

对于无新辅助化疗的乳腺癌患者,NCCN乳腺癌指南(2022年第1版)对改良根治术后放疗的推荐如下：①腋窝淋巴结转移≥4枚,予以胸壁放疗+RNI(包括存在风险的未清扫的腋窝部位);②腋窝淋巴结1~3枚转移,强烈考虑予以胸壁放疗+RNI(包括存在风险的未清扫的腋窝部位);③肿瘤大小>5cm且腋窝淋巴结无转移,考虑予以胸壁放疗±RNI(包括存在风险的未清扫的腋窝部位);④肿瘤大小≤5cm、腋窝淋巴结无转移且阴性切缘<1mm,考虑胸壁放疗,存在高危因素者考虑+RNI(包括存在风险的未清扫的腋窝部位);⑤阳性切缘,若无法再次手术切除至阴性切缘,强烈考虑予以胸壁放疗±RNI(包括存在风险的未清扫的腋窝部位)。

乳腺癌放射治疗指南(中国医师协会2020版)中对改良根治术或乳房切除术后放疗的推荐,在T4分期、腋窝淋巴结转移≥4枚及腋窝淋巴结无转移但肿瘤大小>5cm的患者中与NCCN乳腺癌指南(2022年第1版)基本一致。但对于肿瘤≤5cm且腋窝淋巴结1~3枚转移的患者,乳腺癌放射治疗指南(中国医师协会2020版)指出：放疗指征的确定不仅需要参考患者临床和病理特征,同时还要考虑全身治疗情况。临床实践中应该充分考虑患者术后放疗的获益与风险,术后放疗可能在包含以下因素的患者中获益较大：年龄<45岁、T2分期、腋窝淋巴结清扫数目<10枚且转移比例>20%、激素受体阴性、HER-2过表达且未接受靶向治疗、组织学分级高、脉管癌栓阳性以及未经过规范全身治疗等。对于满足以下条件的患者：年老或有合并症、预期寿命较短、T1分期、脉管癌栓阴性、仅有1枚淋巴结转移或转移淋巴结转移灶较小、肿瘤分级低、激素受体阳性等,充分与患方沟通后可考虑豁免放疗。胸壁和锁骨上淋巴引流区是术后放疗的主要靶区。对于pT3N0期患者,无高危因素(激素受体阳性,无脉管癌栓,组织分级低等)时可以考虑单纯胸壁照射。

腋窝及内乳淋巴引流区的放疗目前存在争议,详见乳腺癌区域淋巴结的放疗部分。

胸壁和淋巴引流区放疗的剂量目前推荐为50Gy/25f,2Gy/1f,每天1次,5周完成。对于胸壁高危区或残留淋巴结可局部加量至60~66Gy。有经验的单位可以采用大分割放疗43.5Gy分15次,3周完成,也可以在临床研究的框架下采用大分割放疗。

（二）新辅助化疗后改良根治术后放疗的适应证

NCCN乳腺癌指南(2022年第1版)指出：接受新辅助治疗乳腺癌患者的术后放疗适应证及照射范围,应基于治疗前的最大临床和/或病理分期及肿瘤特征,结合新辅助治疗后的病理反应。中国抗癌协会乳腺癌诊疗指南与规范(2021年版)指出：乳腺癌新辅助治疗后改良根治术后放疗指征,主要综合参考新辅助治疗前的初始分期和新辅助化疗及术后病理学改变的情况。新辅助治疗前初始分期为Ⅲ期及新辅助治疗前后明确淋巴结持续阳性的患者,推荐术后放疗;对于初始腋下淋巴结临床或病理学穿刺活检阳性患者,如淋巴结在新辅助治疗后达到pCR,目前仍推荐术后放疗;对于初始分期Ⅰ期、Ⅱ期治疗前腋下淋巴结临床及病理学检查评估为阴性,新辅助治疗后术后淋巴结阴性患者目前不推荐术后辅助放疗。放疗技术与未接受新辅助治疗的改良根治术后放疗相同,放疗剂量推荐为常规放疗剂量50Gy/25f(2Gy/f),对于影像学(包括功能性影像)上高度怀疑有残留或复发病灶的区域可局部加量至60~66Gy。乳腺癌放射治疗指南(中国医师协会2020版)指出:乳腺癌新辅助治疗后改良根治术后放疗指征如下:新辅助化疗前初始分期为Ⅲ期及新辅助化疗后腋窝淋巴结阳性的患者,推荐术后放疗。初始临床分期为Ⅱ期(cN1期),新辅助化疗后术后病理腋窝淋巴结阴性,是否行术后放疗存在争议,鼓励患者参加临床研究。临床上可选择有高危因素患者行术后放疗:年龄≤40岁、ypT>2cm、脉管癌栓阳性、预后不良的分子亚型(激素受体阴性、HER-2阳性且未行靶向治疗)等。新辅助化疗后放疗的照射范围、剂量及分割模式与未接受新辅助治疗的改良根治术后放疗基本相同。

(三)乳房重建术后放疗的适应证

NCCN乳腺癌指南(2022年第1版)、中国抗癌协会乳腺癌诊疗指南与规范(2021年版)以及乳腺癌放射治疗指南(中国医师协会2020版)均指出:乳房切除术后乳房重建患者的放疗指征和放疗范围与相同分期未做重建的患者一致。放疗剂量多采用常规分割50Gy/25f,2Gy/1f,每天1次,5周完成。

(四)导管原位癌保乳术后放疗适应证

NCCN乳腺癌指南(2022年第1版)推荐DCIS保乳术后患者:①可行全乳放疗±瘤床推量放疗;②可行APBI;③可免除放疗。指南指出,全乳放疗可减少约50%~70%的IBTR风险,DCIS局部复发相关的危险因素包括:可触及的肿块、大肿块、病理高级别、近切缘或阳性切缘和年龄<50岁。对于DCIS的瘤床推量放疗,需在个体化考虑患者意愿、肿瘤控制率和治疗毒副作用的情况下,决定是否应用。指南推荐APBI应用于特定低危的DCIS患者,需具备以下条件:影像学筛查发现、病理低或中级别、肿瘤≤2.5cm、阴性切缘且切缘最小距离>3mm。免除保乳术后全乳放疗适用于以上定义的低危患者,特别是ER阳性且将进行内分泌治疗者。指南同时指出,即使在这些低危患者中,无论切缘距离如何,免除术后全乳放疗者较接受放疗者有更高的同侧乳腺肿瘤复发率。

乳腺癌放射治疗指南(中国医师协会2020版)对DCIS保乳术后放疗的推荐与NCCN乳腺癌指南基本一致:DCIS患者保乳术后常规行全乳±瘤床推量放疗,或是APBI。其中复发风险较高的DCIS患者建议瘤床推量:年龄≤50岁、病理高级别、近切缘(<2mm)或阳性切缘;复发风险较低的DCIS患者可考虑免除瘤床推量放疗:年龄>50岁、经筛查发现、肿瘤≤2.5cm、中-低级别且有充分阴性切缘(≥3mm)。APBI的推荐适应证与NCCN乳腺癌指南相同。低危的 DCIS 患者可谨慎地考虑保乳术后免除放疗,需符合以下条件:年龄≥50岁、低 - 中级别 DCIS、无粉刺样坏死、原发灶为单中心且肿物≤1cm、手术需适当增加切除范围且阴性切缘安全距离≥5mm、患者全面宣教后仍抗拒放疗。

放疗剂量详见浸润性乳腺癌保乳术后放疗分割模式及剂量。

(五) 浸润性乳腺癌保乳术后放疗适应证

1. NCCN 乳腺癌指南(2022 年第 1 版)对保乳术后放疗推荐(cT1~3、cN0 或 cN+、M0):

(1) 病理腋窝淋巴结阴性患者,推荐:①全乳 ± 瘤床推量放疗,对中央 / 内象限肿物或 pT3 或 pT2 且有以下高危因素之一者(病理 3 级、广泛脉管癌栓或 ER-)可考虑 RNI;②特定低危患者考虑行 APBI:年龄≥50 岁、浸润性导管癌≤2cm、阴性切缘≥2mm、无脉管癌栓、ER 阳性且无 BRCA 基因突变;③部分低危患者可考虑免除术后放疗:年龄≥70 岁、ER 阳性、cN0 且 pT1 接受内分泌治疗。

(2) 1~3 枚腋窝淋巴结转移患者,对满足以下全部标准者:cT1~2、cN0、未接受新辅助化疗、1~2 枚前哨淋巴结转移、计划行全乳放疗,如未行腋窝淋巴结清扫,推荐行全乳 ± 瘤床推量放疗(包或不包含 RNI 及腋窝由放疗科医师谨慎决定);对不满足标准者,如未行腋窝淋巴结清扫,推荐行全乳 ± 瘤床推量放疗 + 任何未清扫的腋窝淋巴结部位,强烈建议考虑 RNI 放疗。

(3) ≥4 枚腋窝淋巴结转移患者,推荐全乳 ± 瘤床推量放疗 +RNI+ 任何未清扫的腋窝淋巴结部位放疗。

2. 乳腺癌放射治疗指南(中国医师协会 2020 版)推荐:

(1) 无新辅助化疗保乳术后放疗的适应证:绝大多数乳腺癌保乳术后患者均需接受全乳 ± 瘤床推量放疗;部分低危患者可以选择 APBI,需满足以下条件:年龄≥50 岁、浸润性癌≤3cm、阴性切缘≥2mm、前哨淋巴结或腋窝淋巴结清扫证实为 N0、单中心病灶、无脉管癌栓、无广泛导管内癌成分、未接受新辅助化疗、最好是 ER 阳性且排除浸润性小叶癌(非必需条件);少数低危老年患者可以考虑免除术后放疗:年龄≥65 岁、激素受体阳性、术后无区域淋巴结转移、切缘阴性和原发肿物≤2cm 或原发肿物≤3cm 且不能同时存在组织学Ⅲ级和脉管癌栓、术后接受规范足疗程的内分泌治疗。

浸润性癌符合以下标准的患者建议瘤床推量放疗:年龄≤50 岁、任意组织学级别,或年龄 51~70 岁、组织学高级别,或切缘阳性。符合以下标准的低复发风险患者可以考虑不进行瘤床推量放疗:年龄>70 岁、激素受体阳性、低 - 中级别且有足够的阴性切缘(边距≥2mm)。

保乳术后全乳 +RNI 的适应证与 NCCN 乳腺癌指南基本一致。

(2) 新辅助化疗后保乳术后放疗的适应证:对于接受新辅助化疗降期后行保乳手术的患者,无论治疗反应如何,均应行术后全乳 ± 瘤床推量放疗。新辅助化疗后术后 pN+ 的所有患者或新辅助化疗前初始临床分期为Ⅲ期的患者,术后常规行全乳联合 RNI。对于初始分期Ⅱ期、区域淋巴结阳性的 cN1 患者,在新辅助化疗后达到 ypN0 者,原则仍需行全乳联合 RNI。部分低危患者可以谨慎地个体化免除 RNI,如原发灶和腋窝淋巴结新辅助化疗后均达 pCR,年龄>40 岁,不合并相关病理危险因素(如组织学 3 级、脉管癌栓、激素受体阴性等)。

3. 放疗分割模式及剂量 全乳放疗可以采用常规分割放疗或大分割放疗模式,大分割放疗主要应用于单纯全乳放疗患者无论年龄、疾病分期或是否使用全身性治疗)。全乳放疗大分割剂量为(40~42.5)Gy/(15~16)f,或常规分割(45~50.4)Gy/(25~28)f。推荐瘤床推量应用于高复发风险患者,通常采用(10~16)Gy/(4~8)f,可采用电子线、光子或近距离放疗实施。

二、改良根治术后放疗流程

(一)定位前准备

详细了解患者病史,重点关注原发肿瘤情况(包括原发肿瘤所在象限、原发肿瘤与胸壁及皮肤的关系等)以及腋窝、锁骨上下、内乳淋巴结转移情况;查阅手术记录,重点关注手术切除范围、肿瘤是否与周围组织粘连、肿瘤是否完整切除、是否放置标记等;根据病理报告,了解肿瘤类型、分级、大小、分子亚型,手术切缘,有无脉管癌栓,腋窝淋巴结转移情况等。对患者进行体格检查:关注胸壁伤口愈合情况,是否有需要外科处理的术区积液,患侧上肢有无水肿、上举或外展是否受限,健侧乳腺,双侧腋窝和锁骨上淋巴结情况。完善血常规、肝肾功能等检查,除外放疗禁忌,获得患者知情同意。根据放疗靶区范围、患者上肢上举 / 外展情况及拟采用的放疗技术,选择合适的定位装置。

(二)定位要求

患者采用仰卧位,暴露照射区。若采用二维放疗技术,患者患侧手臂外展叉腰,可在体表标记手叉腰位置;头部转向健侧,充分暴露胸锁乳突肌。锁骨上下野机架角向健侧偏 10°~15°,以减少食管、气管、喉及脊髓的受照剂量。标记治疗中心,源皮距要求为100cm。

若采用三维适形或调强放疗技术,患者需双臂充分上举外展,可采用乳腺托架 + 热塑膜或一体板 + 热塑膜,或真空垫定位。金属标记物标记手术瘢痕及引流口,根据患者胸壁厚度加 3~5mm 体表填充物,标记填充物边界。CT 扫描层厚 3~5mm,不常规推荐增强扫描,扫描范围为乳突至肝下缘,包括双侧全肺。

三、改良根治术后靶区定义及勾画

胸壁和锁骨上 / 下淋巴引流区是改良根治术后放疗的主要靶区,腋窝及内乳淋巴引流区的定义及三维勾画详见乳腺癌淋巴引流区的定义部分。

(一)二维放疗技术及范围

胸壁照射野:可采用 6MeV 电子线或 6MV-X 线切线野照射,电子线照射适用于胸壁平坦而薄的患者,对于胸壁较厚的患者可选用 X 线切线野照射。无论采用哪种技术照射,胸壁均需要加填充物照射半程(20~30Gy),以提高皮肤表面剂量;若原始肿瘤侵犯皮肤,则应提高加填充物照射剂量至 40Gy 甚至全程。胸壁野需要包全手术瘢痕,尽可能包全引流口。胸壁野上界与锁骨上下区下界共线,下界多为对侧乳腺皱襞下 2cm,内侧界为前正中线,外侧界为腋中线,内外界距手术瘢痕边缘距离应 ≥2cm。

锁骨上/下区照射野:多采用单前野照射,上界为环甲膜水平,下界为锁骨头下缘水平与胸壁野上界相接,内侧界为胸骨切迹中点沿胸锁乳突肌内缘向上,外侧界为肱骨头内缘。锁骨上/下区可采用 6MV-X 线或 X 线与电子线混合照射。若全程采用 X 线照射,则需要加 1cm 厚度的体表填充物照射半程。

内乳区照射野:内乳淋巴引流区常规采用 9~12MeV 电子线照射,需包全第 1 至第 3 肋间。内乳野上界与锁骨上/下野的下界共线衔接,下界为第 4 前肋上缘,内侧界为前正中线,外侧界为前正中线患侧 5cm。内乳野的外侧界和下界与胸壁电子线野共线衔接。

腋窝区的二维照射通常采用锁骨上和腋窝联合野,照射范围包括锁骨上/下区和腋窝区,与胸壁野衔接。腋锁联合野的上界和内侧界与锁骨上野一致,腋窝区的下界在第 2 前肋上缘水平,外侧界包括肱骨颈。采用 6MV-X 线照射,锁骨上/下区深度以皮下 3~4cm 计算,腋窝深度根据实际测量结果计算,剂量不足部分采用腋后野补量至 DT 50Gy。腋后野采用 6MV-X 线,上界为锁骨下缘,内侧界应包括 1cm 的肺组织,下界与外侧界同腋锁联合野。考虑到位置精度、剂量精度以及正常组织损伤,目前腋窝区的二维照射已很少使用,推荐三维适形或调强放疗技术。

(二)三维靶区定义及勾画

与二维放疗相比,基于 CT 定位的三维适形或调强放疗技术,可以显著提高靶区剂量均匀性和减少正常组织不必要的照射。RTOG 乳腺癌放疗靶区勾画共识(2009 年)、ESTRO 早期乳腺癌放疗靶区勾画共识(2016 年)以及乳腺癌放射治疗指南(中国医师协会 2020 版),均对乳腺癌改良根治术后放疗基于 CT 影像的靶区及勾画进行了定义。胸壁 CTV 包括胸壁皮肤、皮下组织和胸大肌表面,表 1-5-1 汇总了上述指南共识对胸壁 CTV 的勾画范围,腋窝淋巴引流区、锁骨上/下淋巴引流区、内乳淋巴引流区的 CTV 定义及勾画详见乳腺癌淋巴引流区的定义部分。PTV 为 CTV 根据各中心摆位误差及系统误差外放,通常外放 5mm,皮肤方向不外放。

表 1-5-1　乳腺癌改良根治术后胸壁 CTV 勾画

勾画范围	RTOG 勾画共识	ESTRO 勾画共识	中国医师协会乳腺癌放疗指南（2020 版）
头侧	锁骨头下缘	参考临床标记或对侧乳腺上缘,不超过胸锁关节下缘	锁骨头下缘或参考临床标记及对侧乳腺上缘
尾侧	参考临床标记及 CT 所示的对侧乳腺皱襞消失层面	参考临床标记或对侧乳腺下缘	参考对侧乳腺皱襞

勾画范围	RTOG 勾画共识	ESTRO 勾画共识	中国医师协会乳腺癌放疗指南（2020 版）
腹侧	皮肤	皮下 5mm，若为 T4 期肿瘤加填充	皮肤
背侧	包括胸肌、胸壁肌及肋骨	包括胸大肌、肋骨及肋间肌	建议包全胸肌间，但不包括肋骨、肋间肌，除非肋骨肋间肌受侵
内侧	胸肋关节	参考临床标记或对侧乳腺内侧界	不超过胸骨旁
外侧	参考临床标记，通常为腋中线，不包括背阔肌	参考临床标记或对侧乳腺外侧界，一般不超过腋中线	参考临床标记及对侧乳腺外侧界，一般不超过腋中线

注：RTOG：Radiation Therapy Oncology Group，放射治疗肿瘤协作组；ESTRO：European Society of Radiotherapy and Oncology，欧洲放射肿瘤学会；CTV：clinical target volume，临床靶区。

（三）乳房重建术后三维靶区定义及勾画

乳房重建后患者的放疗范围与相同分期未做重建的患者一致，大多数需要照射同侧胸壁及区域淋巴引流区。乳房切除术后约有 5%~10% 的腺体残留，皮下组织内丰富的淋巴管网是肿瘤转移至腋窝或内乳淋巴结的重要途径，这些均是重建术后胸壁放疗的重要靶区。放疗对重建乳房的影响在很大程度上取决于照射剂量，应尽可能提高靶区剂量均匀性、避免照射野衔接处的热点。因而，对于乳房重建术后放疗的患者，推荐采用三维治疗技术。ESTRO-ACROP 共识（2019 年）对乳腺癌乳房切除术联合假体重建术后放疗的靶区及勾画进行了定义（表 1-5-2）。乳腺癌放射治疗指南（中国医师协会 2020 版）指出：扩张器 / 假体植入或自体组织重建后的胸壁 CTV 勾画，遵循未重建胸壁 CTV 勾画原则，参考手术记录，根据植入物的位置决定是否完全包括植入物。如果植入物在胸大肌前方，胸壁 CTV 需要包全植入物前方的皮下组织和植入物后方的胸肌；如果植入物在胸大肌后方，胸壁 CTV 包括植入物前缘即可。

表 1-5-2　ESTRO-ACROP 共识乳房切除术及假体重建术后放疗胸壁 CTV 勾画

勾画范围	胸肌后假体重建	胸肌前假体重建
头侧	参考临床标记或对侧乳腺上缘，不超过胸锁关节下缘	参考临床标记或对侧乳腺上缘，不超过胸锁关节下缘
尾侧	参考临床标记或对侧乳腺下缘	参考临床标记或对侧乳腺下缘
腹侧	1. 腹侧部分：皮肤（皮下组织薄处）；皮下 3~5mm（皮下组织厚处） 2. 背侧胸肌游离缘部分：假体后界（肿瘤邻近无胸大肌覆盖处或有不良因素者）	1. 腹侧部分：皮肤（皮下组织薄处）；皮下 3~5mm（皮下组织厚处） 2. 背侧部分：假体后界（有以下不良因素者：pT3、LABC 新辅助治疗后未 pCR、侵犯胸大肌或胸壁）

勾画范围	胸肌后假体重建	胸肌前假体重建
背侧	1. 腹侧部分: 胸大肌或假体(无胸肌覆盖处) 2. 背侧胸肌游离缘部分: 肋骨和肋间肌(肿瘤邻近无胸大肌覆盖处或有不良因素)	1. 腹侧部分: 假体前缘 2. 背侧部分: 胸肌或肋骨及肋间肌前缘(有以下不良因素者: pT3、LABC 新辅助治疗后未 pCR、侵犯胸大肌或胸壁)
内侧	参考对侧乳腺内侧界	参考对侧乳腺内侧界
外侧	参考对侧乳腺外侧界,一般不超过腋中线	参考对侧乳腺外侧界,一般不超过腋中线

注: ESTRO: European Society of Radiotherapy and Oncology,欧洲放射肿瘤学会; ACROP: Advisory Committee on Radiation Oncology Practice,咨询委员会实践; LABC: locally advanced breast cancer,局部晚期乳腺癌; pCR: pathological complete response,病理完全缓解。

四、保乳术后放疗流程

(一) 定位前准备

详细了解患者病史,包括术前影像检查、手术记录及病理报告等,详见改良根治术后放疗流程 - 定位前准备部分。对患者进行体格检查:关注患侧乳腺伤口愈合情况,是否拆线、结痂,有无积液、血清肿或皮肤红肿。患侧上肢术后评估、一般情况及血液学检查、知情同意等,详见改良根治术后放疗流程 - 定位前准备部分。

(二) 定位要求

1. 固定及体位(表 1-5-3)

表 1-5-3　保乳术后放疗固定方式及体位

固定方式	体位	适用人群
乳腺托架	仰卧于乳腺托架,双上肢上举外展	适用于上肢可上举、接受全乳照射的患者及拟接受 DIBH 的患者
颈胸热塑膜	仰卧于乳腺托架或体板,双上肢上举外展,颈胸热塑膜固定	适用于接受全乳 + 区域淋巴结照射的患者,不适用于拟接受 DIBH 的患者
真空垫 / 发泡胶	仰卧位,双上肢上举外展,真空垫承托上臂	适用于体位受限的患者,或拟接受全乳 + 区域淋巴结照射及拟接受 DIBH 的患者

注: DIBH: deep inspiration breath-hold,深吸气屏气技术。

2. CT 扫描参数　全乳放疗不常规推荐增强扫描,层厚 5mm 逐层扫描。

3. 扫描范围　上界为乳突,下界为肝下缘(膈下),包括双侧全肺。扫描前可用不透射线的线圈或点标记临床可见或可触及的乳腺外轮廓及手术切口瘢痕。

(三) 放疗技术

由于最新的创新技术和来自临床试验的新证据不断积累,放疗技术在近 20 年有着高速的发展。考虑到肿瘤和患者特征,乳腺癌患者的放射肿瘤学治疗策略在标准化基础上,亦强调个体化和风险适应。其中多项放疗技术旨在降低心肺剂量,减少近期及远期放疗相关毒副作用。

1. 深吸气屏气技术(deep inspiration breath-hold,DIBH) 呼吸控制技术已被研究证实可应用于乳腺癌放疗,安全且易行。与自由呼吸相比,DIBH 指在定位及治疗期间,通过深吸气屏气动作,使横膈膜下移和肺组织膨胀,从而使心脏远离胸壁,减少切线野下心脏及冠脉左前降支受照射体积(特别是左侧乳腺癌患者),同时不影响放疗靶区的技术。研究显示,DIBH 可使心脏平均剂量及冠脉左前降支平均剂量分别降低约 25%~67% 和 20%~73%,进而可能带来心脏功能,如左室射血分数的改善。目前主要以两种技术方式实现,分别为主动呼吸控制技术(active breathing coordinator,ABC)和自主深吸气屏气技术(voluntary deep inspiration breath-hold,vDIBH)。

2. 俯卧位放疗 俯卧位放疗是除呼吸控制外另一种减少心肺照射的放疗技术,多被应用于乳腺体积大的患者中(>750mL 或 >1 000mL)。患者俯卧于专用固定装置上,患侧乳腺自然下垂,远离心脏与患侧肺,健侧乳腺被装置推离照射区,双臂上举。有研究显示,俯卧位放疗可有效减少同侧心脏和肺的受照射剂量及同侧呼吸运动幅度,对于左前降支的剂量减少,因多个研究的结果相互矛盾,现尚存争议。

NCCN 乳腺癌指南(2022 年第 1 版)推荐使用 DIBH 和俯卧位技术以进一步降低邻近正常组织的剂量,尤其是心脏及肺。乳腺癌放射治疗指南(中国医师协会 2020 版)推荐,俯卧位放疗可应用于乳腺体积大或需要特别保护心脏的患者,需采用俯卧位专用固定装置。

五、保乳术后靶区定义及勾画

乳房和瘤床是保乳术后放疗的主要靶区,锁骨上 / 下淋巴引流区、腋窝及内乳淋巴引流区的三维 CTV 勾画详见乳腺癌淋巴引流区的定义部分。

(一) 全乳靶区定义及勾画

目前,国内外指南推荐的保乳术后放疗范围为全乳 ± 瘤床,推荐采用 CT 定位为基础的 IMRT 计划设计,不仅靶区剂量更均匀,且能更好地保护周围正常组织,如心脏和肺。RTOG 乳腺癌放疗靶区勾画共识(2009 年)、ESTRO 早期乳腺癌放疗靶区勾画共识(2015 年)以及乳腺癌放射治疗指南(中国医师协会 2020 版),均对乳腺癌保乳术后放疗基于 CT 影像的靶区勾画进行了定义。乳腺 CTV 包括全部乳腺组织,由于边界常显示不清,为了便于勾画,可在乳房周围放置不透射线的标记进行 CT 扫描。需注意,这些标记不一定代表乳腺CTV 的真实边界。表 1-5-4 汇总了上述指南共识对乳腺 CTV 的勾画范围。PTV 为 CTV 根据各中心摆位误差及系统误差外放,通常三维外放 5mm,皮肤方向可不外放,与 CTV 共线。考虑到胸壁的呼吸运动,通常照射野皮肤侧射野开放或外放 2cm 边界。

表 1-5-4　保乳术后全乳 CTV 勾画范围

勾画范围	RTOG 勾画共识	ESTRO 勾画共识	中国医师协会乳腺癌放疗指南（2020 版）
头侧	临床标记或第 2 肋出现	临床可视 / 可触及乳腺组织上缘,不超过胸锁关节下缘	不超过胸锁关节水平
尾侧	临床标记 + 乳腺腺体消失	CT 中可见的乳房尾侧	乳腺皱褶水平
腹侧	皮肤	皮下 5mm	皮下 5mm,如果乳腺体积小,可以考虑为皮下 3mm
背侧	不包括胸肌、胸壁肌肉和肋骨	胸大肌或没有胸肌时为肋骨及肋间肌	包全胸大肌筋膜
内侧	胸肋关节	胸廓内侧穿支血管的外侧;不超过胸骨旁	不超过胸骨旁
外侧	临床标记 + 腋中线,不包括背阔肌	乳房外褶皱;胸外侧动脉前	参考对侧乳腺

（二）瘤床靶区定义及勾画

保乳术后的瘤床是指肿瘤切除后的术腔,随着术后血肿、血清肿的吸收,肉芽组织形成、机化以及纤维化,最终局部形成区别于正常乳腺组织的术后复合物。由于术后改变在 CT 上可视性差异较大,且近年来随着肿瘤整形技术的开展,瘤床周围腺体被移位,大大增加了准确定位乳腺瘤床的难度。因此,目前 NCCN 乳腺癌指南（2022 年第 1 版）及乳腺癌放射治疗指南（中国医师协会 2020 版）都推荐（但不强制要求）对保乳手术瘤床区进行标记,主要是通过术中在上、下、内、外、基底切缘留置 4~6 枚惰性金属夹进行标记,以便术后放疗能精确地勾画瘤床,进行推量照射或部分乳腺照射。

关于瘤床勾画,RTOG 定义瘤床勾画需包括血清肿,如有手术金属夹时也需包含在内。多项国际大型随机对照研究（含或不含金属夹）,如 RTOG 0413 等,则直接采用手术瘤床均匀外扩 1.5cm 作为 CTV 边界（皮肤及胸壁侧不超过全乳 CTV）。乳腺癌放射治疗指南（中国医师协会 2020 版）推荐:瘤床三维外扩 1cm 为 CTV 瘤床,范围不超出全乳腺 CTV。中国抗癌协会乳腺专业委员会的乳腺肿瘤整形与乳房重建专家共识（2018 版）推荐:整形保乳术后患者瘤床为钛夹标记的三维区域,参考术前影像学、术后皮肤刀口及血清肿位置。瘤床推量或部分乳腺照射 CTV 为瘤床外放 10~15mm,外放后前界在皮下 3~5mm,后界在胸大肌筋膜表面或肋骨肋间肌表面。

六、正常组织结构勾画及器官限量

（一）正常组织结构勾画
乳腺癌放射治疗指南（中国医师协会 2020 版）推荐（表 1-5-5）:

表 1-5-5　正常组织结构勾画

名称	勾画范围
健侧乳腺	具体勾画范围可参照患侧乳腺
心脏	沿着心包轮廓进行勾画,上界:右肺动脉干下缘水平,下界至心尖
LAD	从主动脉起始部发出冠脉左主干,然后分出 LAD,走行在室间沟内,向下勾画全长达心尖水平,LAD 勾画统一直径为 1cm
RA	从主动脉起始部发出,走行在右侧房室间隔处,勾画全长,RA 勾画统一直径为 1cm
肺	在肺窗上分开勾画左、右肺。包括所有膨胀的、萎陷的、纤维化或肺气肿的肺组织,也包括从肺门伸入肺组织的小血管,但不包括肺门、气管、支气管等纵隔结构
甲状腺	勾画包全甲状腺左、右叶和峡部
脊髓	基于椎管的骨性结构勾画脊髓边界,上界至颅底,下界至第二腰椎下缘,椎间孔不包括在内。前后左右外放 5mm 成脊髓 PRV
食管	在纵隔窗上进行勾画,自环状软骨下从食管入口开始到主动脉弓下缘水平即可
肩关节	包括肩胛骨关节腔、关节面和肱骨头
臂丛神经	患侧臂丛神经参照 RTOG 勾画共识,自 C4~5 开始至锁骨头下 1cm 勾画从椎间孔穿出的脊神经。主要在椎间孔至前中斜角肌间隙勾画臂丛神经。主要在椎间孔至前中斜角肌间隙勾画臂丛,臂丛勾画直径统一为 0.6cm

注: LAD: left anterior descending,冠脉左前降支；RA: right artery,冠脉右主干；PRV: planning risk volume,计划的危险体积。

1. 心脏　图 1-5-1~ 图 1-5-10。

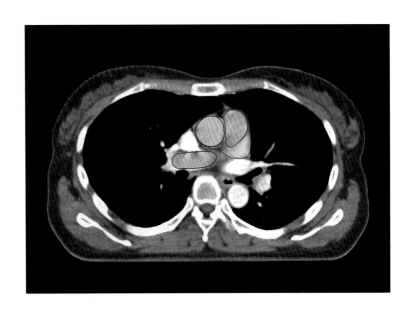

图 1-5-1
心脏勾画起始层面
■ 心包　■ 升主动脉
■ 肺动脉　■ 左心房

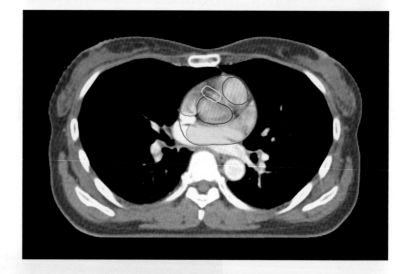

图 1-5-2

右心房出现层面

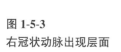

■ 心包　　■ 右心房

■ 升主动脉　■ 肺动脉

■ 左心房

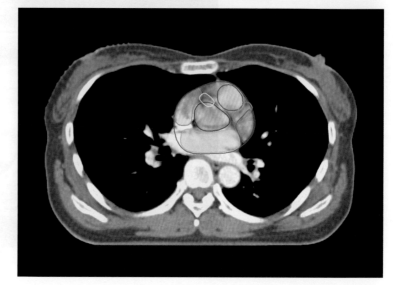

图 1-5-3

右冠状动脉出现层面

■ 心包　　■ 右心房

■ 右冠状动脉　■ 升主动脉

■ 肺动脉　　■ 左心房

图 1-5-4

左前降支、左心室出现层面

■ 心包　　■ 右心房

■ 右冠状动脉　■ 升主动脉

■ 肺动脉　　■ 左前降支

■ 左心室　　■ 左心房

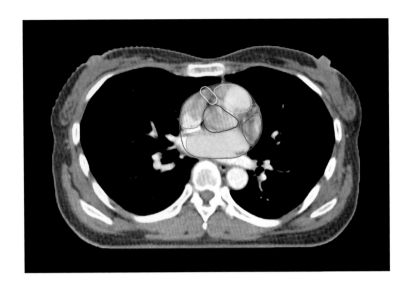

图 1-5-5

右心室出现层面

- ■ 心包
- ■ 右心房
- □ 右冠状动脉
- ■ 升主动脉
- ▨ 右心室
- ■ 左前降支
- ■ 左心室
- ■ 左心房

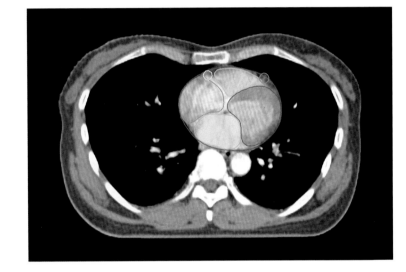

图 1-5-6

四腔心层面

- ■ 心包
- ▨ 右心房
- □ 右冠状动脉
- □ 右心室
- ■ 左前降支
- ■ 左心室
- ■ 左心房

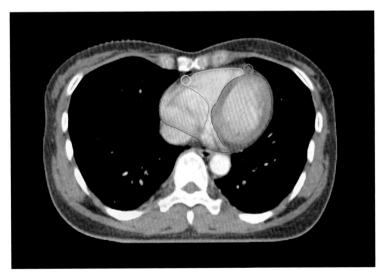

图 1-5-7

左心房消失层面

- ■ 心包
- ▨ 右心房
- □ 右冠状动脉
- □ 右心室
- ■ 左前降支
- ■ 左心室

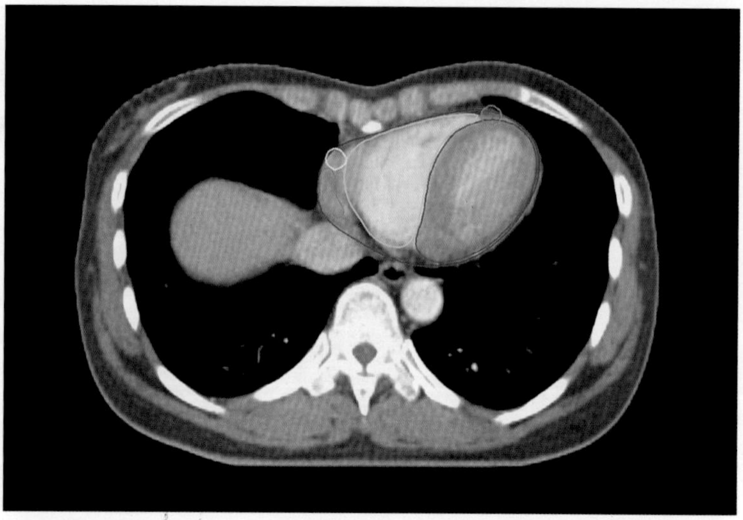

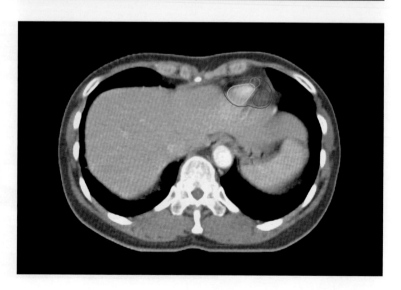

图 1-5-8
右心房下界层面
■ 心包　　　■ 右心房
■ 右冠状动脉　■ 右心室
■ 左前降支　　■ 左心室

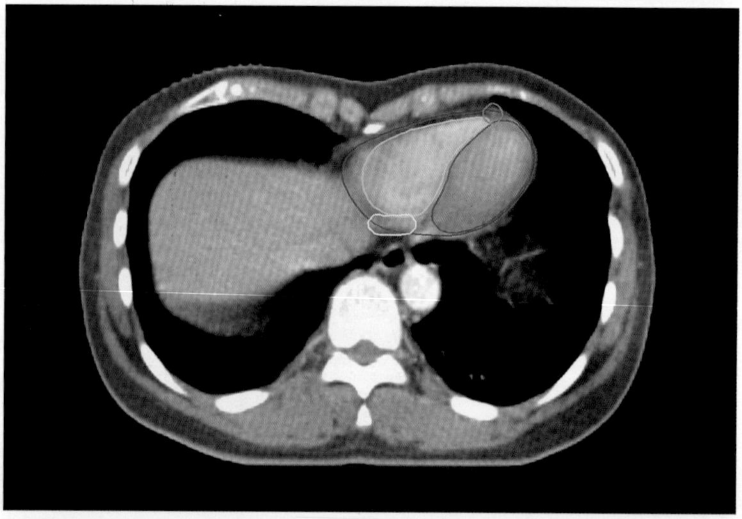

图 1-5-9
右冠状动脉走行于冠状沟层面
■ 心包　　　■ 右心室
■ 左前降支　　■ 左心室
■ 右冠状动脉

图 1-5-10
心脏勾画结束层面
■ 心包　　　■ 右心室
■ 左前降支　　■ 左心室

2. 臂丛神经　图 1-5-11～图 1-5-17。

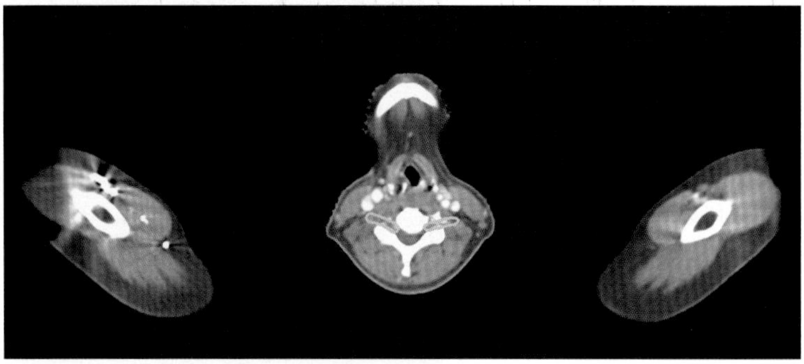

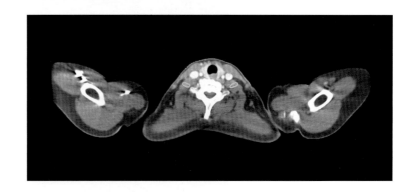

图 1-5-11
颈 4、颈 5 椎间孔层面
■ 臂丛神经

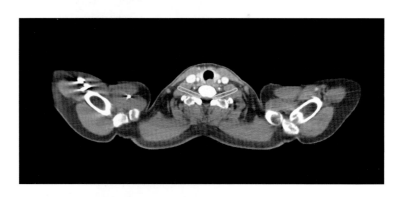

图 1-5-12
颈 7 椎体层面
■ 臂丛神经

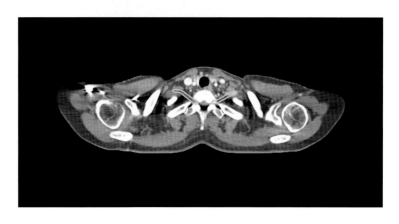

图 1-5-13
颈 7、胸 1 椎间孔层面
■ 臂丛神经

图 1-5-14
胸 1、胸 2 椎间孔层面
■ 臂丛神经

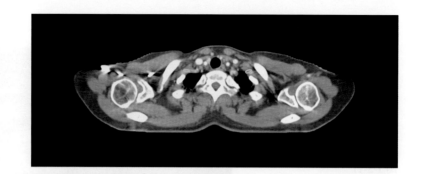

图 1-5-15
前斜角肌末端层面
■ 臂丛神经

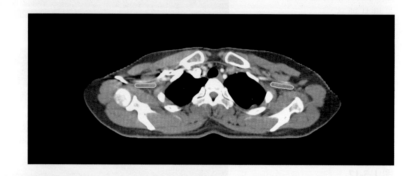

图 1-5-16
腋动脉水平层面
■ 臂丛神经

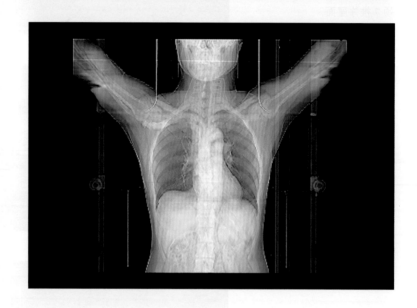

图 1-5-17
臂丛神经整体示意图
■ 臂丛神经

3. 肩关节　图 1-5-18~ 图 1-5-20。

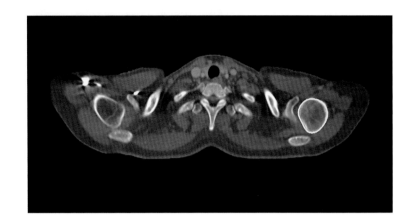

图 1-5-18
左侧肱骨头出现层面
　肩关节

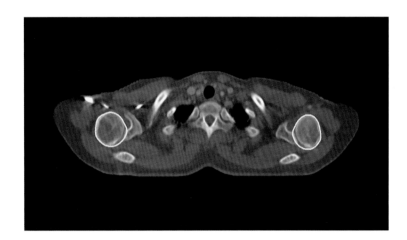

图 1-5-19
肩胛骨关节盂出现层面
　肩关节

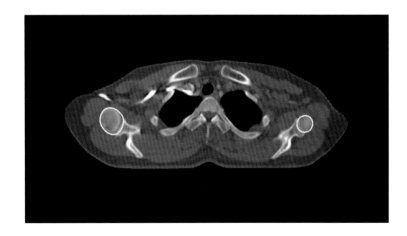

图 1-5-20
左侧肱骨头结束层面
　肩关节

（二）危及器官限量

乳腺癌放射治疗指南（中国医师协会 2020 版）推荐（表 1-5-6）：

表 1-5-6　常规分割照射正常组织限量

名称	项目	剂量学限值（最大可接受剂量）
心脏（左乳癌）	D_{mean}	<8Gy（10Gy）
	V_{5Gy}	<40%（50%）
心脏（右乳癌）	D_{mean}	<5Gy（8Gy）
	V_{5Gy}	<30%（40%）
患侧肺	D_{mean}	<15Gy（16Gy）
	V_{20Gy}	<30%（35%）
	V_{5Gy}	<50%（55%）
LAD	D_{mean}	<25Gy（35Gy）
RA	D_{mean}	<25Gy（35Gy）
健侧肺	V_{5Gy}	<20%（25%）
健侧乳腺	D_{mean}	<5Gy（8Gy）
脊髓 PRV	D_{max}	<40Gy（45Gy）
患侧臂丛/食管	D_{max}	<55Gy（58Gy）
甲状腺	D_{mean}	<30Gy（35Gy）
患侧肩关节	V_{30Gy}	<20%（25%）
肝/胃	V_{5Gy}	<20%（30%）

注：LAD：left anterior descending，冠脉左前降支；RA：right artery，冠脉右主干；PRV：planning risk volume，计划的危险体积。

第六节
乳腺癌术后放疗靶区勾画实例

一、改良根治术后放疗靶区勾画实例

（一）改良根治术后胸壁 CTV 勾画

【病史摘要】

患者，女性，45 岁，因"发现左乳肿物 10 个月，左乳癌改良根治术后 2 个月"就诊。

患者 10 个月前体检发现左乳内上象限一肿物，大小约 5.5cm×5cm，无明显压痛，无皮肤红肿、乳头溢液。乳腺超声检查提示：左乳乳头上方及内侧可见实性占位，大小 5.2cm×4.6cm×2.0cm，边界不清，不规则；左腋下可见多发低回声淋巴结，部分融合，最大 2.5cm×2.0cm，部分与腋静脉关系密切。右乳未见肿物，右腋下、双锁骨上未见异常肿大淋巴结。行左乳实性占位及左腋下肿大淋巴结粗针穿刺活检，病理示：（左乳腺肿物）：浸润性乳腺癌,非特殊类型,Ⅲ级;可见脉管癌栓。免疫组化结果:ER(−),PR(−),HER-2(3+),KI67(+40%)。(左腋窝淋巴结):淋巴组织内可见低分化腺癌浸润,结合病史符合乳腺癌转移。免疫组化结果:ER(−),PR(−),HER-2(3+),KI67(+30%)。乳腺核磁:左乳可见多发不规则肿物及非肿块样异常强化,以内侧象限为著,较大肿物约 5.1cm×4.3cm;左腋窝见多发肿大淋巴结,较大者约 2.0cm×1.7cm;右乳未见肿物;右侧腋下及双侧内乳区未见肿大淋巴结。完善胸腹部 CT、骨扫描等分期检查未见转移征象。临床分期 cT3N2aM0 ⅢA 期。术前新辅助化疗:紫杉醇＋卡铂＋曲妥珠单抗 Q21d×6 周期。超声及核磁评效:PR。

2 个月前行左乳癌改良根治术,术后病理示:(化疗后,左乳腺癌改良根治术):瘤床全部取材,可见泡沫样细胞、淋巴细胞浸润,伴间质纤维化,符合治疗后改变,未见癌残留,MP分级:5 级;未见脉管癌栓;乳头、皮肤和基底切缘均未见癌;另见纤维腺瘤一枚,最大径 1.4cm;淋巴结见癌转移(左腋窝 1/12,胸肌间 0/1,第三组 0/0),部分淋巴结可见间质纤维化,符合治疗后改变。肿瘤病理分期:ypT0N1a。术后继续曲妥珠单抗靶向治疗。

诊断:左乳浸润性导管癌改良根治术后 ypT0N1aM0 ⅡA 期(AJCC 8th)左侧腋窝淋巴结转移。

【诊疗计划】

术后辅助放疗。采用 VMAT,具体处方剂量:95% PTVcw + 95% PTVsc + 95% PTVim 50Gy/25f。

靶区勾画说明(此部分展示胸壁 CTV 勾画):

1. CTVcw 为左侧胸壁,CTVsc 为左侧锁骨上下淋巴引流区,CTVim 为左侧内乳淋巴引流区。

2. CTVcw 根据患者定位 CT 影像勾画。

3. 头侧界参考对侧乳腺上缘,不超过锁骨头下缘;尾侧界参考 CT 所示对侧乳腺皱襞消失层面,包括引流口铅点标记;腹侧界为皮肤;背侧界包括胸大肌及胸肌间,不包括肋骨肋间肌;内侧界参考对侧乳腺内侧界,不超过胸骨旁;外侧界参考对侧乳腺外侧界,不超过腋中线。

【靶区示例】(图 1-6-1~ 图 1-6-7)

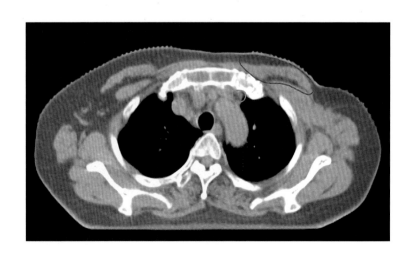

图 1-6-1
CTVcw 上界层面
■ CTVcw　▨ CTVim

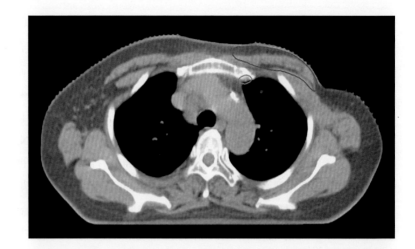

图 1-6-2
CTVcw 胸骨角水平层面
■ CTVcw ■ CTVim

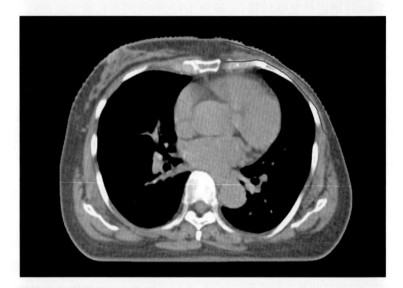

图 1-6-3
CTVcw 对侧乳头层面
■ CTVcw

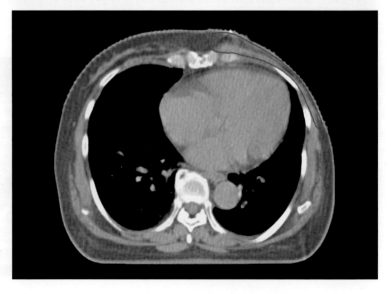

图 1-6-4
CTVcw 手术刀口铅点标记层面
■ CTVcw

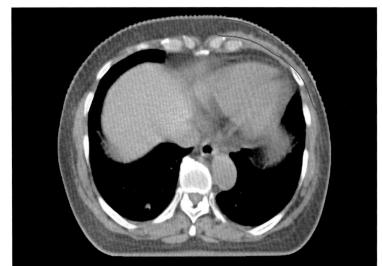

图 1-6-5
CTVcw 对侧乳腺消失层面
■ CTVcw

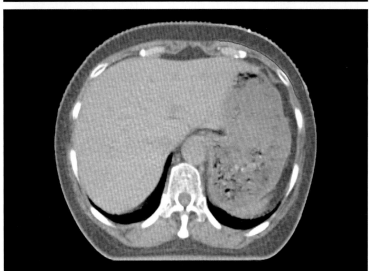

图 1-6-6
CTVcw 下界层面（引流口铅点标记）
■ CTVcw

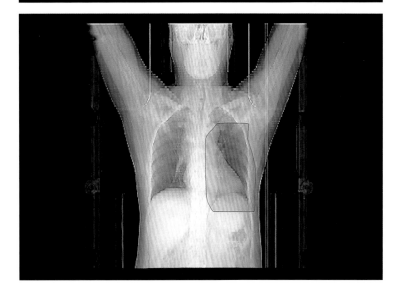

图 1-6-7
CTVcw 整体示意图
■ CTVcw

（二）保留乳头乳晕乳房切除联合假体植入（胸肌后）术后胸壁 CTV 勾画

【病史摘要】

患者，女性，56 岁，因"发现左乳肿物 3 个月，左乳癌乳房切除术后 1 个月余"就诊。

患者 3 个月前体检发现左乳外侧象限一肿物，大小约 2.5cm×2cm，无明显压痛，无皮肤红肿、乳头溢液。乳腺超声检查提示：左乳外侧 3 点距乳头 3.5cm 可见低回声实性占位，大小 2.2cm×1.8cm×1.6cm，边界不清，不规则；右乳未见肿物，双腋下、锁骨上区未见异常肿大淋巴结。行左乳低回声肿物粗针穿刺活检，病理示：乳腺浸润性导管癌，Ⅱ级。免疫组化：ER（强 +95%），PR（中等及弱 +40%），HER-2（1+），KI67（热点区域 15%+）。乳腺核磁：左乳外象限见一肿物，大小约 2.2cm×1.8cm；右乳未见肿物，双腋窝区及双侧内乳区未见肿大淋巴结。行左腋窝前哨淋巴结切除活检，病理示：淋巴结未见癌转移（0/5）。完善胸部 CT、腹部超声、骨扫描等分期检查未见转移征象。临床分期 cT2N0（sn）M0。1 个月余前行保留乳头乳晕的左侧乳腺癌乳房切除术 + 假体植入术。术后病理：乳腺浸润性导管癌，Ⅱ级，大小 2.1cm×1.9cm×1.6cm；未见脉管癌栓及神经侵犯；浸润性癌紧邻基底组织烧灼缘；（左乳穿刺针道皮肤）未见癌。（左乳头后切缘）切除：乳腺组织，未见癌。肿瘤病理分期：pT2N0（sn）。免疫组化：ER（强 +>95%），PR（弱 +60%+），HER-2（0），KI67（15%+）。术后阿那曲唑内分泌治疗。

诊断：左乳浸润性导管癌乳房切除术后 pT2N0（sn）M0 ⅡA 期（AJCC 8th）

【诊疗计划】

予以术后辅助放疗。采用 IMRT，具体处方剂量：95%PTVcw 50Gy/25f。

靶区勾画说明（此部分展示胸壁 CTV 勾画）：

1. CTVcw 为左侧胸壁，根据患者定位 CT 影像勾画。

2. 该患者为胸肌后假体重建。头侧界参考对侧乳腺，不超过胸锁关节下缘；尾侧界参考对侧乳腺下缘，包括全部假体所在层面及引流口铅点标记；腹侧界为皮下 3mm（皮下组织较薄处腹侧界为皮肤）；背侧界为胸大肌或假体前缘；内侧界参考对侧乳腺内侧界，不超过胸骨旁；外侧界参考对侧乳腺外侧界，不超过腋中线。

【靶区示例】（图 1-6-8~ 图 1-6-14）

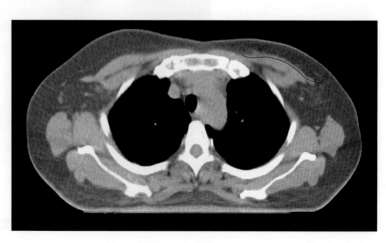

图 1-6-8
CTVcw 上界层面
■CTVcw

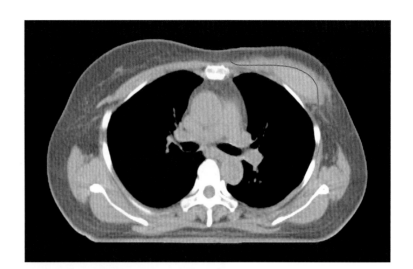

图 1-6-9
CTVcw 假体出现层面
■ CTVcw

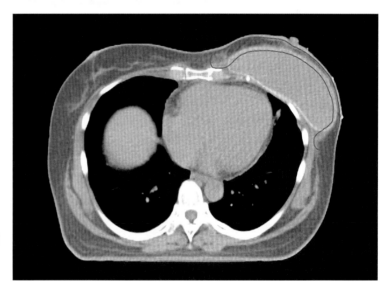

图 1-6-10
CTVcw 乳头层面(手术刀口铅
点标记)
■ CTVcw

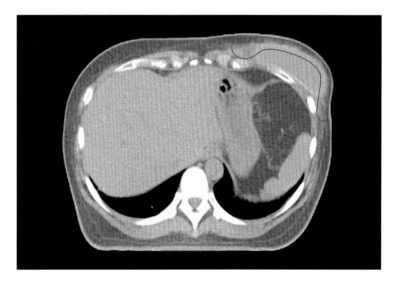

图 1-6-11
CTVcw 对侧乳腺消失层面
■ CTVcw

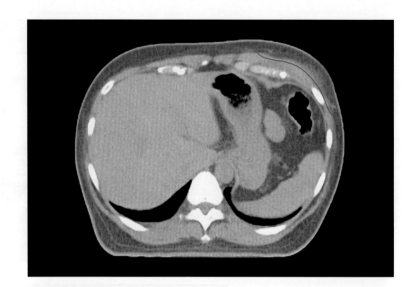

图 1-6-12
CTVcw 假体下缘层面
■ CTVcw

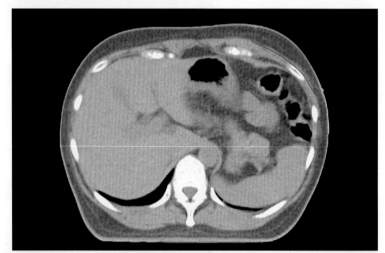

图 1-6-13
CTVcw 下界层面(引流口铅点标记)
■ CTVcw

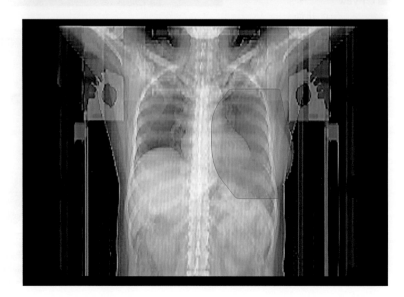

图 1-6-14
CTVcw 整体示意图
■ CTVcw

二、保乳术后放疗靶区勾画实例

（一）全乳及瘤床靶区勾画

【病史摘要】

患者，女性，41岁，因"发现左乳肿物4个月余，左乳癌局部扩大切除术后1个月"就诊。

患者4个月余前体检超声发现左乳外上象限一肿物，约3cm×3cm，无明显压痛、无皮肤红肿、乳头溢液。乳腺超声检查提示：左乳头外下可见低回声实性占位，2.6cm×2.5cm×1.6cm，边界不清，不规则；右乳未见肿物，双腋下未见异常肿大淋巴结。行左乳头外下肿物粗针穿刺活检，病理示：乳腺浸润性导管癌，Ⅱ级。免疫组化：ER（强+90%），PR（强+90%），HER-2（2+），KI67（热点区域30%+）。FISH检测结果：*HER-2*基因无扩增。乳腺核磁：左乳外下象限前份腺体见一分叶状肿物，大小约1.9cm×1.4cm；右乳未见肿物，双腋下及双侧内乳区未见肿大淋巴结。行左腋窝前哨淋巴结切除活检术，病理示：淋巴结未见癌转移（0/2）。完善胸部CT、腹部超声、骨扫描检查未见转移征象，临床分期cT2N0（sn）M0 ⅡA期。术前EC方案新辅助化疗4周期，超声及乳腺核磁评效：PR。

1月前行左乳癌保乳术，术后病理示：（化疗后，左侧乳腺癌保乳术）乳腺浸润性导管癌，Ⅱ级，大小1.2cm×1.2cm×1cm；癌组织中度退变，间质纤维组织增生，局灶见少量泡沫样组织细胞灶状聚集，伴含铁血黄素沉积及淋巴单核细胞浸润，结合病史符合治疗后改变（MP分级：3级）；未见明确脉管内癌栓及神经侵犯；（1上，2下，3内，4外）切缘未见癌；乳头、皮肤及基底切缘未见癌。免疫组化：ER（强+90%），PR（强+95%），HER-2（1+），KI67（20%+）。肿瘤病理分期：ypT1c。术后他莫昔芬内分泌治疗。

诊断：左乳浸润性导管癌保乳术后ypT1cN0（sn）M0 IA期（AJCC 8th）

【诊疗计划】

术后辅助放疗。采用IMRT，具体处方剂量：常规分割95%PTVbr（45~50.4）Gy/（25~28）f，瘤床推量95%PTVtb（10~16）Gy/（4~8）f，或大分割95%PTVbr（40~42.5）Gy/（15~16）f，瘤床推量95%PTVtb（10~16）Gy/（4~8）f（可考虑采用大分割瘤床推量）。

靶区勾画说明：

1. CTVbr为左乳全乳，根据患者定位CT影像勾画。

2. CTVtb为左乳瘤床，根据患者术前超声、乳腺核磁及定位CT影像（术后改变及金属夹）勾画，边界不超过CTVbr。

【靶区示例】（图 1-6-15~ 图 1-6-23）

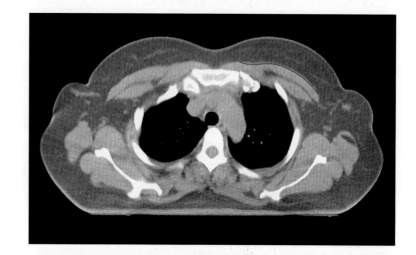

图 1-6-15
CTVbr 上界层面
■ CTVbr

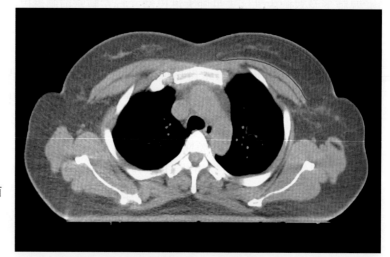

图 1-6-16
前哨淋巴结活检术区出现层面
（箭头所指为前哨淋巴结检
术区）
■ CTVbr

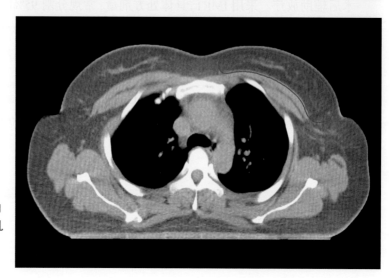

图 1-6-17
乳内穿支血管（**CTVbr** 乳房内
侧界）显示层面（箭头所指为乳
内穿支血管）
■ CTVbr

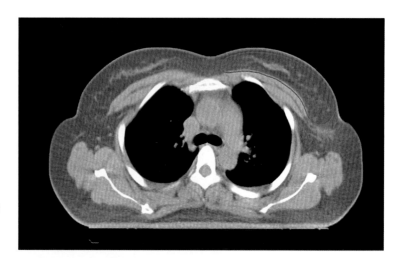

图 1-6-18
CTVbr 前哨淋巴结活检术区层面（箭头所指为前哨淋巴结活检术区）
■ CTVbr

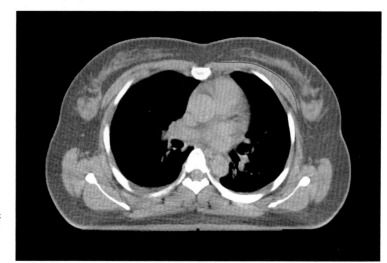

图 1-6-19
CTVbr 乳房最大层面（箭头所指为胸外侧动脉）
■ CTVbr

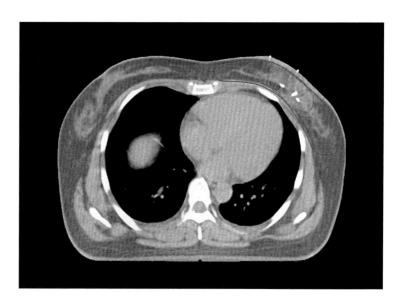

图 1-6-20
瘤床金属夹标记层面（可见皮肤手术刀口铅点标记）
■ CTVbr ■ CTVtb

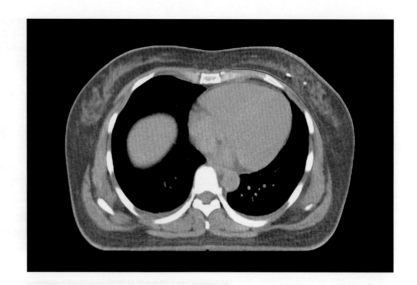

图 1-6-21
瘤床金属夹标记层面
■ CTVbr ■ CTVtb

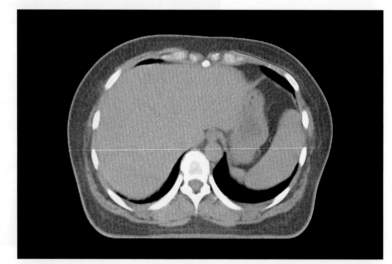

图 1-6-22
CTVbr 下界层面
■ CTVbr

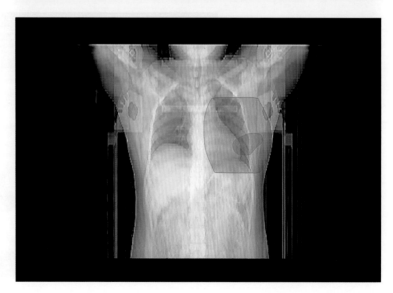

图 1-6-23
CTVbr、CTVtb 整体示意图
■ CTVbr ■ CTVtb

【瘤床勾画特殊示例】

1. 图 1-6-24 显示为右乳癌保乳术后瘤腔形成血清肿,血清肿外扩 1cm 为 CTVtb,范围不超出 CTVbr。

2. 图 1-6-25 显示为右乳无金属夹标记的瘤床,切除胸肌筋膜后,腺体与胸大肌间的后间隙消失,依据术前影像及术后改变(皮肤刀口标记、皮下组织纠集、乳房腺体紊乱及后间隙消失)勾画 CTVtb,范围不超出 CTVbr。

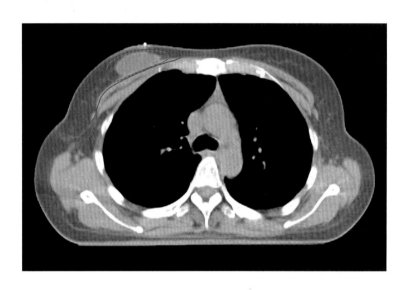

图 1-6-24
瘤床血清肿层面
■ CTVbr　■ CTVtb

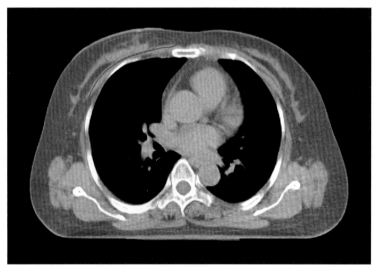

图 1-6-25
瘤床部位乳腺后间隙消失层面
■ CTVbr　■ CTVtb

(二)全乳及腋窝Ⅰ组、Ⅱ组、胸肌间淋巴结靶区勾画

【病史摘要】

患者,女性,46 岁,因"发现左乳肿物 6 个月,左乳癌局部扩大切除术后 1 个月"就诊。

患者 6 个月前体检发现左乳外上象限一肿物,约 2cm×2cm。乳腺超声示:左乳外侧乳头旁可见低回声实性占位,1.5cm×1.4cm×1.1cm,边界不清,不规则,侵及乳头后方。左腋下可见靶环状淋巴结,1.2cm×0.8cm,皮质最厚约0.37cm。右乳未见肿物,右腋下未见明显肿大淋巴结。行左乳肿物粗针穿刺活检术,病理示:乳腺浸润性导管癌,Ⅱ级;免疫组化:ER(强+90%),PR(强+80%),HER-2(2+),KI67(20%+)。FISH检测结果:*HER-2*基因无扩增。乳腺核磁示:左乳头后方见不规则肿物,大小约1.3cm×1.1cm,肿物与乳头后方分界不清,乳头凹陷。左侧腋窝可见淋巴结,约为1.1cm×0.7cm。右乳未见肿物,右侧腋下及双侧内乳区未见肿大淋巴结。行左腋窝前哨淋巴结活检术,病理示:淋巴结可见癌转移(1/3),转移癌最大径0.4cm。完善胸部CT、腹部超声、骨扫描检查未见转移征象,临床分期cT1cN1(sn)M0 ⅡA期。

1个月前行左乳癌保乳术,术后病理示:乳腺浸润性导管癌,Ⅱ级,大小1.2cm×1cm×1cm;未见脉管癌栓及神经侵犯;上、下、内、外切缘未见癌;乳头、皮肤及皮肤切缘均未见癌。免疫组化:ER(强+85%),PR(强+85%),HER-2(1+),KI67(10%+)。术后ddEC方案化疗4周期。

诊断:左乳浸润性导管癌保乳术后 pT1cN1a(sn)M0 ⅡA期(AJCC 8th)左侧腋窝淋巴结转移。

【诊疗计划】

术后辅助放疗。采用 IMRT,具体处方剂量:常规分割 95%PTVbr+ax 50Gy/25f,瘤床推量 95%PTVtb(10~16)Gy/(4~8)f。

靶区勾画说明:

1. CTVbr+ax 为左乳全乳及左腋窝Ⅰ组、Ⅱ组、胸肌间淋巴引流区,根据患者定位 CT 影像勾画。

2. CTVtb 为左乳瘤床,需综合患者术前超声、乳腺核磁及术后定位 CT 影像(术后改变)勾画,边界不超过 CTVbr+ax。

【靶区示例】(图 1-6-26~ 图 1-6-31)

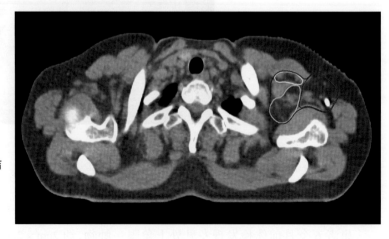

图 1-6-26
腋窝Ⅰ组、Ⅱ组、胸肌间淋巴结
上界层面
■ CTVbr+ax　　▨ 胸肌间
▨ 腋窝Ⅱ组　　■ 腋窝Ⅰ组

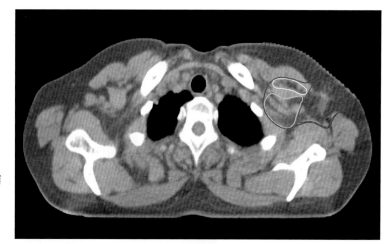

图 1-6-27
腋窝Ⅰ组、Ⅱ组、胸肌间淋巴结
前哨术区层面

■ CTVbr+ax　　□ 胸肌间
■ 腋窝Ⅱ组　　■ 腋窝Ⅰ组

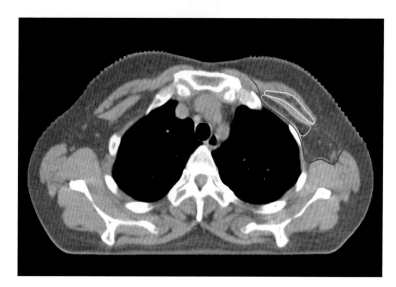

图 1-6-28
乳房上界层面

■ CTVbr+ax　　□ 胸肌间
■ 腋窝Ⅱ组　　■ 腋窝Ⅰ组

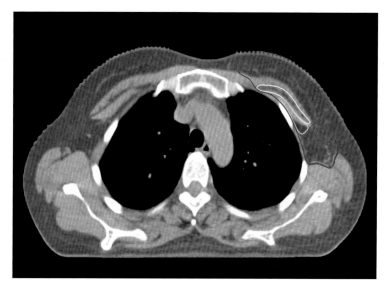

图 1-6-29
胸骨角水平层面

■ CTVbr+ax　　□ 胸肌间
■ 腋窝Ⅱ组　　■ 腋窝Ⅰ组

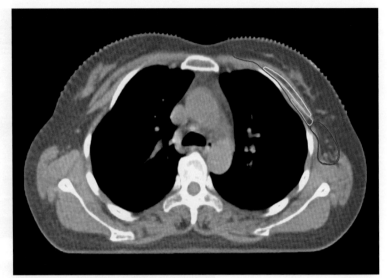

图 1-6-30

腋窝Ⅰ组、Ⅱ组、胸肌间淋巴结
下界层面

■ CTVbr＋ax　　■ 胸肌间
■ 腋窝Ⅱ组　　■ 腋窝Ⅰ组

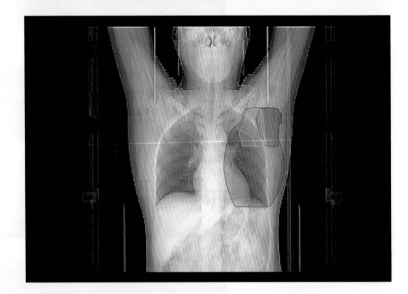

图 1-6-31

CTVbr＋ax 整体示意图

■ CTVbr＋ax　　■ 胸肌间
■ 腋窝Ⅱ组　　■ 腋窝Ⅰ组

参考文献

1. Ragaz J, Olivotto IA, Spinelli JJ, et al. Locoregional radiation therapy in patients with high-risk breast cancer receiving adjuvant chemotherapy: 20-year results of the British Columbia randomized trial. J Natl Cancer Inst, 2005, 97: 116-126.

2. Danish Breast Cancer Cooperative G, Nielsen HM, Overgaard M, et al. Study of failure pattern among high-risk breast cancer patients with or without postmastectomy radiotherapy in addition to adjuvant systemic therapy: long-term results from the Danish Breast Cancer Cooperative Group DBCG 82 b and c randomized

studies. J Clin Oncol, 2006, 24: 2268-2275.

3. Recht A, Gray R, Davidson NE, et al. Locoregional failure 10 years after mastectomy and adjuvant chemo-therapy with or without tamoxifen without irradiation: experience of the Eastern Cooperative Oncology Group. J Clin Oncol, 1999, 17: 1689-1700.

4. Taghian A, Jeong JH, Mamounas E, et al. Patterns of locoregional failure in patients with operable breast cancer treated by mastectomy and adjuvant chemotherapy with or without tamoxifen and without radiotherapy: results from five National Surgical Adjuvant Breast and Bowel Project randomized clinical trials. J Clin Oncol, 2004, 22: 4247-4254.

5. McGale P, Taylor C, Correa C, et al. Effect of radiotherapy after mastectomy and axillary surgery on 10-year recurrence and 20-year breast cancer mortality: meta-analysis of individual patient data for 8135 women in 22 randomised trials. Lancet, 2014, 383: 2127-2135.

6. Overgaard M, Nielsen HM, Overgaard J. Is the benefit of postmastectomy irradiation limited to patients with four or more positive nodes, as recommended in international consensus reports? A subgroup analysis of the DBCG 82 b & c randomized trials. Radiother Oncol, 2007, 82: 247-253.

7. Kunkler IH, Canney P, van Tienhoven G, et al. Elucidating the role of chest wall irradiation in 'intermediate-risk' breast cancer: the MRC/EORTC SUPREMO trial. Clin Oncol (R Coll Radiol), 2008, 20: 31-34.

8. Johnson ME, Handorf EA, Martin JM, et al. Postmastectomy radiation therapy for T3N0: a SEER analysis. Cancer, 2014, 120: 3569-3574.

9. Francis SR, Frandsen J, Kokeny KE, et al. Outcomes and utilization of postmastectomy radiotherapy for T3N0 breast cancers. Breast, 2017, 32: 156-161.

10. Cassidy RJ, Liu Y, Kahn ST, et al. The role of postmastectomy radiotherapy in women with pathologic T3N0M0 breast cancer. Cancer, 2017, 123: 2829-2839.

11. Rusthoven CG, Rabinovitch RA, Jones BL, et al. The impact of postmastectomy and regional nodal radiation after neoadjuvant chemotherapy for clinically lymph node-positive breast cancer: a National Cancer Database (NCDB) analysis. Ann Oncol, 2016, 27: 818-827.

12. Fisher B, Dignam J, Wolmark N, et al. Lumpectomy and radiation therapy for the treatment of intraductal breast cancer: findings from National Surgical Adjuvant Breast and Bowel Project B-17. J Clin Oncol, 1998, 16: 441-452.

13. Group EBCC, Group ER, Bijker N, et al. Breast-conserving treatment with or without radiotherapy in ductal carcinoma-in-situ: ten-year results of European Organisation for Research and Treatment of Cancer random-ized phase Ⅲ trial 10853--a study by the EORTC Breast Cancer Cooperative Group and EORTC Radio-therapy Group. J Clin Oncol, 2006, 24: 3381-3387.

14. Emdin SO, Granstrand B, Ringberg A, et al. SweDCIS: radiotherapy after sector resection for ductal carci-noma in situ of the breast. Results of a randomised trial in a population offered mammography screening. Acta Oncol, 2006, 45: 536-543.

15. Cuzick J, Sestak I, Pinder SE, et al. Effect of tamoxifen and radiotherapy in women with locally excised ductal carcinoma in situ: long-term results from the UK/ANZ DCIS trial. Lancet Oncol, 2011, 12: 21-29.

16. McCormick B, Winter KA, Woodward W, et al. Randomized phase Ⅲ trial evaluating radiation following surgical excision for good-risk ductal carcinoma in situ: long-term report from NRG oncology/RTOG 9804. J Clin Oncol, 2021, 39: 3574-3582.

17. Marinovich ML, Azizi L, Macaskill P, et al. The association of surgical margins and local recurrence in women with ductal carcinoma in situ treated with breast-conserving therapy: a Meta-analysis. Ann Surg Oncol, 2016, 23: 3811-3821.

18. Fisher B, Anderson S, Bryant J, et al. Twenty-year follow-up of a randomized trial comparing total mastectomy, lumpectomy, and lumpectomy plus irradiation for the treatment of invasive breast cancer. N Engl J Med, 2002, 347: 1233-1241.

19. Early Breast Cancer Trialists'Collaborative G, Darby S, McGale P, et al. Effect of radiotherapy after breast-conserving surgery on 10-year recurrence and 15-year breast cancer death: meta-analysis of individual patient data for 10, 801 women in 17 randomised trials. Lancet, 2011, 378: 1707-1716.

20. Hughes KS, Schnaper LA, Bellon JR, et al. Lumpectomy plus tamoxifen with or without irradiation in women age 70 years or older with early breast cancer: long-term follow-up of CALGB 9343. J Clin Oncol, 2013, 31: 2382-2387.

21. Kunkler IH, Williams LJ, Jack WJ, et al. Breast-conserving surgery with or without irradiation in women aged 65 years or older with early breast cancer (PRIME II): a randomised controlled trial. Lancet Oncol, 2015, 16: 266-273.

22. Owen JR, Ashton A, Bliss JM, et al. Effect of radiotherapy fraction size on tumour control in patients with early-stage breast cancer after local tumour excision: long-term results of a randomised trial. Lancet Oncol, 2006, 7: 467-471.

23. Whelan TJ, Pignol JP, Levine MN, et al. Long-term results of hypofractionated radiation therapy for breast cancer. N Engl J Med, 2010, 362: 513-520.

24. Haviland JS, Owen JR, Dewar JA, et al. The UK Standardisation of Breast Radiotherapy (START) trials of radiotherapy hypofractionation for treatment of early breast cancer: 10-year follow-up results of two randomised controlled trials. Lancet Oncol, 2013, 14: 1086-1094.

25. Bartelink H, Maingon P, Poortmans P, et al. Whole-breast irradiation with or without a boost for patients treated with breast-conserving surgery for early breast cancer: 20-year follow-up of a randomised phase 3 trial. Lancet Oncol, 2015, 16: 47-56.

26. Meattini I, Marrazzo L, Saieva C, et al. Accelerated partial-breast irradiation compared with whole-breast irradiation for early breast cancer: long-term results of the randomized phase III APBI-IMRT-florence trial. J Clin Oncol, 2020, 38: 4175-4183.

27. Coles CE, Griffin CL, Kirby AM, et al. Partial-breast radiotherapy after breast conservation surgery for patients with early breast cancer (UK IMPORT LOW trial): 5-year results from a multicentre, randomised, controlled, phase 3, non-inferiority trial. Lancet, 2017, 390: 1048-1060.

28. Whelan TJ, Julian JA, Berrang TS, et al. External beam accelerated partial breast irradiation versus whole breast irradiation after breast conserving surgery in women with ductal carcinoma in situ and node-negative breast cancer (RAPID): a randomised controlled trial. Lancet, 2019, 394: 2165-2172.

29. Vicini FA, Cecchini RS, White JR, et al. Long-term primary results of accelerated partial breast irradiation after breast-conserving surgery for early-stage breast cancer: a randomised, phase 3, equivalence trial. Lancet, 2019, 394: 2155-2164.

30. Strnad V, Ott OJ, Hildebrandt G, et al. 5-year results of accelerated partial breast irradiation using sole interstitial multicatheter brachytherapy versus whole-breast irradiation with boost after breast-conserving surgery for low-risk invasive and in-situ carcinoma of the female breast: a randomised, phase 3, non-inferiority trial. Lancet, 2016, 387: 229-238.

31. Vaidya JS, Bulsara M, Baum M, et al. Long term survival and local control outcomes from single dose targeted intraoperative radiotherapy during lumpectomy (TARGIT-IORT) for early breast cancer: TARGIT-A randomised clinical trial. BMJ, 2020, 370: m2836.

32. Orecchia R, Veronesi U, Maisonneuve P, et al. Intraoperative irradiation for early breast cancer (ELIOT):

long-term recurrence and survival outcomes from a single-centre, randomised, phase 3 equivalence trial. Lancet Oncol, 2021, 22: 597-608.

33. Shurell E, Olcese C, Patil S, et al. Delay in radiotherapy is associated with an increased risk of disease recurrence in women with ductal carcinoma in situ. Cancer, 2018, 124: 46-54.

34. Bellon JR, Come SE, Gelman RS, et al. Sequencing of chemotherapy and radiation therapy in early-stage breast cancer: updated results of a prospective randomized trial. J Clin Oncol, 2005, 23: 1934-1940.

35. Abdel-Rahman O. Impact of timeliness of adjuvant chemotherapy and radiotherapy on the outcomes of breast cancer; a pooled analysis of three clinical trials. Breast, 2018, 38: 175-180.

36. Pierce LJ, Levin AM, Rebbeck TR, et al. Ten-year multi-institutional results of breast-conserving surgery and radiotherapy in BRCA1/2-associated stage Ⅰ/Ⅱ breast cancer. J Clin Oncol, 2006, 24: 2437-2443.

37. Wan Q, Su L, Ouyang T, et al. Comparison of survival after breast-conserving therapy vs mastectomy among patients with or without the BRCA1/2 variant in a large series of unselected chinese patients with breast cancer. JAMA Netw Open, 2021, 4: e216259.

38. Giuliano AE, Ballman K, McCall L, et al. Locoregional recurrence after sentinel lymph node dissection with or without axillary dissection in patients with sentinel lymph node metastases: long-term follow-up from the American College of Surgeons Oncology Group (Alliance) ACOSOG Z0011 randomized trial. Ann Surg, 2016, 264: 413-420.

39. Giuliano AE, Ballman KV, McCall L, et al. Effect of Axillary Dissection vs No Axillary Dissection on 10-Year Overall Survival Among Women With Invasive Breast Cancer and Sentinel Node Metastasis: The ACOSOG Z0011 (Alliance) Randomized Clinical Trial. JAMA, 2017, 318: 918-926.

40. Jagsi R, Chadha M, Moni J, et al. Radiation field design in the ACOSOG Z0011 (Alliance) Trial. J Clin Oncol, 2014, 32: 3600-3606.

41. Sola M, Alberro JA, Fraile M, et al. Complete axillary lymph node dissection versus clinical follow-up in breast cancer patients with sentinel node micrometastasis: final results from the multicenter clinical trial AATRM 048/13/2000. Ann Surg Oncol, 2013, 20: 120-127.

42. Galimberti V, Cole BF, Viale G, et al. Axillary dissection versus no axillary dissection in patients with breast cancer and sentinel-node micrometastases (IBCSG 23-01): 10-year follow-up of a randomised, controlled phase 3 trial. Lancet Oncol, 2018, 19: 1385-1393.

43. Donker M, van Tienhoven G, Straver ME, et al. Radiotherapy or surgery of the axilla after a positive sentinel node in breast cancer (EORTC 10981-22023 AMAROS): a randomised, multicentre, open-label, phase 3 non-inferiority trial. Lancet Oncol, 2014, 15: 1303-1310.

44. Savolt A, Peley G, Polgar C, et al. Eight-year follow up result of the OTOASOR trial: The Optimal Treatment Of the Axilla-Surgery Or Radiotherapy after positive sentinel lymph node biopsy in early-stage breast cancer: A randomized, single centre, phase Ⅲ, non-inferiority trial. Eur J Surg Oncol, 2017, 43: 672-679.

45. Poortmans PM, Weltens C, Fortpied C, et al. Internal mammary and medial supraclavicular lymph node chain irradiation in stage Ⅰ-Ⅲ breast cancer (EORTC 22922/10925): 15-year results of a randomised, phase 3 trial. Lancet Oncol, 2020, 21: 1602-1610.

46. Whelan TJ, Olivotto IA, Parulekar WR, et al. Regional Nodal Irradiation in Early-Stage Breast Cancer. N Engl J Med, 2015, 373: 307-316.

47. Thorsen LB, Offersen BV, Dano H, et al. DBCG-IMN: A Population-Based Cohort Study on the Effect of Internal Mammary Node Irradiation in Early Node-Positive Breast Cancer. J Clin Oncol, 2016, 34: 314-320.

48. Hennequin C, Bossard N, Servagi-Vernat S, et al. Ten-year survival results of a randomized trial of irradiation of internal mammary nodes after mastectomy. Int J Radiat Oncol Biol Phys, 2013, 86: 860-866.

49. Diao K, Andring LM, Barcenas CH, et al. Contemporary Outcomes After Multimodality Therapy in Patients With Breast Cancer Presenting With Ipsilateral Supraclavicular Node Involvement. Int J Radiat Oncol Biol Phys, 2022, 112: 66-74.

50. DeSelm C, Yang TJ, Cahlon O, et al. A 3-Dimensional Mapping Analysis of Regional Nodal Recurrences in Breast Cancer. Int J Radiat Oncol Biol Phys, 2019, 103: 583-591.

宫颈癌是我国最常见的女性生殖系统恶性肿瘤,是严重影响我国女性健康的恶性肿瘤之一。2020 年我国宫颈癌新发病例 11.0 万,死亡病例 5.9 万,发病率和死亡率分别占女性恶性肿瘤的第 6 位和第 7 位。持续性高危型人乳头状瘤病毒(human papillomavirus,HPV)感染是宫颈癌发生最重要的病因。宫颈癌病理类型以鳞癌为主,其次为腺癌、腺鳞癌、透明细胞癌和神经内分泌癌等。随着 HPV 疫苗和宫颈癌筛查等技术的推广,宫颈鳞癌发病率有所下降,但宫颈腺癌的发病率却呈上升趋势。大部分宫颈腺癌也与高危型 HPV 感染相关,但 10%~15% 的宫颈腺癌与 HPV 无关,国际宫颈腺癌标准和分类(International Endocervical Adenocarcinoma Criteria and Classification,IECC)据此将宫颈腺癌分为 HPV 相关型(HPV-associated,HPVA)和非 HPV 相关型(non-HPVA,NHPVA)两类,后者发病年龄更大、临床分期更晚、预后更差。宫颈癌的治疗是以放疗、手术和化疗为基础的综合治疗,其中放疗适用于各期别宫颈癌。原则上早期宫颈癌以手术为主,局部晚期宫颈癌以放疗为主,晚期宫颈癌根据转移病灶情况选择以放疗为主或者以全身系统治疗为主。

第二章
宫颈癌

第一节
早期宫颈癌的治疗

一、早期宫颈癌的根治性放疗

早期宫颈癌是指分期为ⅠA~ⅠB2期和ⅡA1期的宫颈癌。早期宫颈癌首选手术治疗,对于部分年轻、分期早且有生育要求的患者,还可选择保留生育功能的手术治疗。但对于年老、因基础疾病难以手术或拒绝手术的患者,放疗是首选的根治性治疗手段。关于放疗与手术治疗疗效的讨论也一直在持续(表2-1-1)。

表 2-1-1　早期宫颈癌放疗与手术比较的相关研究

作者 (发表年份)	研究 类型	分期	治疗 分组	样本量 (例)	>ⅠB1期	辅助 放疗	生存	不良反应
Landoni (1997)	RCT	ⅠB~ ⅡA	手术 放疗	172 171	37% 41%	64%	5年OS:83% vs 83%	2级~3级: 28% vs 12%
Brewster (2001)	回顾性	ⅠB~ ⅡA	手术 放疗	741 298	17% 50%	27%	5年OS: 84% vs 69% ($P<0.001$)	/
Yamashita (2005)	回顾性	ⅠB~ ⅡB	手术 放疗	115 37	51% 76%	63%	5年CSS:80% vs 82% ($P=0.852$)	≥3级: 14% vs 24%
Bansal (2009)	SEER数 据库	ⅠB~ ⅡA	手术 放疗	4 012 873	33% 80%	49%	OS:$HR=0.41$, $P<0.001$	/

注:RCT: randomized controlled trial,随机对照临床研究;SEER: Surveillance, Epidemiology, and End Results, 监测、流行病学和最终结果;OS: overall survival,总生存;CSS: cancer-specific survival,肿瘤特异性生存。

1997年Landoni等的随机对照研究纳入了343例ⅠB期和ⅡA期宫颈癌患者,随机分为手术组(术后有高危因素的患者行辅助放疗)和放疗组,中位随访87个月时,两组的5年总生存(overall survival, OS)均为83%,无病生存(disease-free survival, DFS)均为74%,差异均未达到统计学意义。这一研究结果对于决定ⅠB期和ⅡA期患者的治疗方式具有重要意义。此后,该研究的长期随访结果显示,手术组和放疗组的20年OS分别为72%和77%($P=0.280$),中位复发时间分别为13.5个月和11.5个月($P=0.100$),再次验证了两种治疗方案疗效大致相当。

评估手术和放疗的不良反应也是治疗决策的重要一环。手术的不良反应主要为术中对于子宫周围结构(如膀胱、输尿管)及盆腔血管、淋巴管、神经等的损伤,并可导致相应的术后并发症。放疗的不良反应则主要为放射性肠炎、放射性膀胱炎和放射性阴道炎等。此外，放疗可造成育龄期患者卵巢功能丧失。近年来，随着放疗技术的进步，调强放疗（intensity-modulated radiotherapy，IMRT）等放疗方式被证实可以通过更精准的剂量分布，在保证疗效的前提下，进一步减少放疗相关的不良反应。2010年的一项研究通过问卷等方式对采用手术和放疗的宫颈癌患者生活质量进行随访，结果显示，两种治疗方式对于生活质量的影响是相近的，但放疗对于性功能的影响高于手术。

值得注意的是，手术联合放疗会造成较单纯放疗更严重的不良反应。Landoni等的研究中，手术组2~3级不良反应发生率为28%，而放疗组仅为12%。这可能是由于该研究中63.5%的手术患者需要接受术后放疗，而手术联合放疗较单纯放疗会明显提高如输尿管肾盂积水（10.1% vs 5.6%）、下肢水肿（11.1% vs 0.6%）和肠梗阻（5.5% vs 1.2%）等不良反应的发生率。

手术和放疗两种治疗方式作为早期宫颈癌初始治疗手段各有优劣。根治性手术切除可以获得更为准确的病理分期，指导后续治疗，且至少可以保留一侧卵巢的功能，避免了年轻女性的卵巢早衰、提早绝经等问题。另外如果患者术后可以保持规律的性生活，术后阴道短缩和纤维化的问题也可以获得一定程度的纠正。初始治疗选择手术的患者，如果出现术后盆腔复发，可以行挽救性放疗，而对于以放疗为初始治疗的患者，盆腔复发后的挽救手术往往失败率高且容易伴随严重的不良反应。但对于具有危险因素预计手术后还需要进行术后放疗的早期宫颈癌患者，更推荐首选根治性放疗，原因在于，目前虽然有研究认为IMRT的不良反应较传统二维放疗明显减少，但手术和放疗这两种局部治疗的叠加会造成比单纯手术或单纯放疗更严重的不良反应。因此在治疗决策前，应全面评估患者病情，尽量避免出现术后还需要进行放疗的情况。对于年老或有严重内科疾病等手术禁忌证的患者也应首选放疗。

综上所述，早期宫颈癌制订治疗方案时，除了肿瘤本身具有的危险因素，还应充分考虑患者的一般情况，特别是保留卵巢功能、保留生育功能的要求，以及治疗可能带来的不良反应。年轻、肿瘤体积较小、预计术后不需要接受辅助放疗的早期宫颈癌患者，应首选手术治疗；而预计术后需要接受辅助放疗的患者，则应首选放疗或放化疗，以减少手术联合术后放疗造成的更为严重的不良反应。

二、早期宫颈癌卵巢功能的保留

卵巢功能衰退可导致阴道干涩、性生活障碍、自主神经失调、精神神经症状和骨质疏松等围绝经期综合征的发生，因此卵巢功能的保留对于宫颈癌患者，尤其是年轻患者的生活质量有着非常重要的意义。近年来宫颈癌在绝经前女性中的发病率逐渐增高，据报道，在ⅠA2~ⅠB2期宫颈癌患者中，15~49岁的患者占比60.6%。如何保留卵巢功能、提高年轻患者的生活质量已经成为宫颈癌治疗中备受关注的问题。

Hu等的研究结果显示，对于宫颈鳞癌，淋巴结转移、宫旁浸润和宫体受侵是发生卵巢转移的独立危险因素,而无以上危险因素的宫颈鳞癌患者可以在手术中考虑保留卵巢;对于宫颈腺癌,保留卵巢的安全条件则为肿瘤不存在宫旁浸润、无宫体受侵和肿瘤大小≤4cm且接受过新辅助化疗。据报道,宫颈鳞癌和宫颈腺癌卵巢转移的发生率不同,分别为0.3%~0.7%和1.7%~4.4%。但也有研究认为仅病理类型为腺癌可能并不会增加卵巢转移的风险。该研究共纳入6 003例宫颈癌患者,结果显示,无危险因素的ⅠB~ⅡB期、<50岁的宫颈腺癌或鳞癌患者发生卵巢转移的风险均很低,仅0.1%左右。由于宫体受侵和淋巴结转移意味着较高的卵巢转移风险,治疗前应采用MRI、CT等方式充分评估患者是否存在这些危险因素。

美国国立综合癌症网络(National Comprehensive Cancer Network,NCCN)指南(2022年第1版)指出,对于年轻的(≤45岁)早期宫颈鳞癌患者,选择保留卵巢是安全的,疗后发生卵巢转移的概率很低。妇科恶性肿瘤保留生育功能临床诊治指南(2014年)提出,早期宫颈癌患者保留卵巢的指征为:①病理类型为宫颈鳞癌;②患者年龄≤45岁;③肿瘤≤2cm;④无子宫体和宫旁组织的肿瘤浸润;⑤无明确的淋巴结转移。在决定保留卵巢和行卵巢移位之前,应进行双侧卵巢的活检和快速冰冻病理检查以除外卵巢转移。

由于卵巢对射线非常敏感,仅6Gy的剂量即可造成不可逆的卵巢早衰,对于选择保留卵巢且需要术后放疗的患者,可通过术中卵巢移位,即悬吊至结肠旁沟的方式使卵巢远离放射野,以减少术后放疗对于卵巢功能的影响。卵巢移位后的位置与卵巢功能的保留密切相关,卵巢距离放射野越远,受到的放射剂量越低,成功避免卵巢早衰的概率越高。关于卵巢悬吊的具体高度说法尚未完全统一,一般认为,最简单且成功率最高的方式是将卵巢悬吊至侧腹壁,高于髂骨上缘水平,这种方式可以减少90%~95%的卵巢受照剂量。也有研究推荐,应将卵巢悬吊至髂嵴上1.5cm以上,考虑到即使卵巢被悬吊至预计的放射野以外,散射的射线剂量也可造成卵巢的功能受损,因此应使卵巢尽可能向上、向侧面远离盆壁上缘。通过开腹或腹腔镜手术进行卵巢移位可达到安全、理想的手术效果。卵巢功能保留的成功率除与受照射剂量有关以外,也与患者年龄密切相关。Morice等的研究指出卵巢移位对于年龄≥40岁的患者的作用有限,因为该年龄段患者的卵巢功能本来就趋于衰退,且术后发生绝经的概率远高于40岁以下的患者。但Jung等的研究则提出卵巢功能保留的成功率在不同年龄段的差异并非绝对,而是与相应国家或种族的女性的平均围绝经期年龄相关。另外,有研究表明,进行双侧卵巢移位和一侧卵巢保留而另一侧卵巢切除的患者,卵巢能够保持活性的时间具有显著差异(43个月 vs 4个月,P=0.003)。

由于宫颈癌术后放疗会显著缩短卵巢寿命,因此对于选择保留卵巢的早期宫颈癌患者,一方面应严格按照指征除外保留卵巢的禁忌,另一方面应充分评估患者术后是否需要放疗,对于需要术后放疗的患者应提前行卵巢移位,尽量减少射线对卵巢的影响。

第二节
宫颈癌术后辅助治疗

一、早期宫颈癌的术后放疗

早期宫颈癌单纯依靠手术治疗可能存在不足。研究表明，ⅠB~ⅡA期宫颈癌患者接受根治性手术后 2 年复发率为 10%~20%，且一旦出现肿瘤复发，患者预后较差，2 年生存率仅为 18.5%~35.0%。因此，如术后病理提示存在危险因素，应评估患者是否需要行辅助治疗。

宫颈癌术后的高危因素包括淋巴结转移、切缘阳性和宫旁浸润。对于术后存在高危因素的患者，NCCN 指南（2022 年第 1 版）推荐行术后同步放化疗。妇科肿瘤学研究组（Gynecological Oncology Research Group，GOG）、放疗肿瘤学研究组（Radiotherapy Oncology Research Group，RTOG）和西南肿瘤学研究组（Southwest Oncology Research Group，SWOG）于 2000 年发表的 GOG 109/SWOG 8797/RTOG 9112 随机对照临床研究纳入了 268 例 ⅠA2~ⅡA 期宫颈癌根治术后病理存在淋巴结阳性、切缘阳性或宫旁浸润的患者，随机分为放化疗组和单纯放疗组。两组均接受盆腔外照射（external beam radiotherapy，EBRT），处方剂量为 49.3Gy/29f，放化疗组还接受 4 周期顺铂联合氟尿嘧啶（即 PF 方案）3 周方案化疗。结果显示，放化疗较单纯放疗显著提高 4 年无进展生存（progression-free survival，PFS）（80% vs 63%，P=0.003）和总生存（overall survival，OS）（81% vs 71%，P=0.007）。一项基于美国国家癌症数据库（National Cancer Database，NCDB）的研究也得到了同样的结果。该研究纳入 3 053 例宫颈癌术后病理存在淋巴结转移、切缘阳性或宫旁浸润的患者进行分析，其中 2 479 例（81%）接受术后放化疗，574 例（19%）接受术后单纯放疗。结果显示，与术后单纯放疗相比，术后放化疗显著提高了患者的 OS（HR 0.76，95% CI 0.601~0.962；P=0.022）。

对于宫颈癌术后无高危因素的患者，NCCN 指南（2022 年第 1 版）推荐根据 Sedlis 标准（表 2-2-1）决定术后是否需要辅助放疗，该标准包括三项中危因素：是否存在淋巴脉管间隙浸润（lymphovascular space invasion，LVSI）、间质浸润深度和肿瘤大小。1999 年，Sedlis 等发表的一项随机对照研究，即 GOG 92 研究，纳入了 277 例接受根治性子宫切除术和盆腔淋巴结清扫术的ⅠB 期宫颈癌患者，患者至少存在深部 1/3 间质受侵、存在 LVSI 和大肿块（肿瘤直径≥4cm）这三项危险因素中的两项且无淋巴结转移，并随机分为术后放疗组和观察组。术后放疗组接受 EBRT，EBRT 技术为四野技术，术后放疗剂量为 46Gy/23f 至 50.4Gy/28f，1.8~2.0Gy/f，且不接受近距离放疗（brachytherapy，BT）；观察组则进入随访阶段。生命表分析显示，术后放疗降低了 47% 的复发风险（RR 0.53，P=0.008），两组 2 年无复发生存分别为 88% 和 79%。该研究总结出了 Sedlis 标准，可用于指导宫颈癌术后是否需要行辅助放疗。2006 年，该研究再次进行了随访更新，结果显示，术后放疗降低了 46% 的复发风险（HR 0.54，90% CI 0.35~0.81，P=0.007）和 42% 的进展或死亡风险（HR 0.58，90% CI 0.40~0.85，

P=0.009),再次证实了 Sedlis 标准的价值。

表 2-2-1　宫颈癌术后淋巴结阴性、切缘阴性、宫旁阴性行术后放疗 Sedlis 标准

LVSI	间质浸润	肿瘤大小（cm）
+	深部 1/3 间质	任何大小
+	中间 1/3 间质	≥2
+	表浅 1/3 间质	≥5
−	中间或深部 1/3 间质	≥4

注：LVSI：lymphovascular space invasion，淋巴脉管间隙浸润。

　　然而临床工作中，除了参考 Sedlis 标准进行临床决策，还需要考虑到其他危险因素（如病理类型为腺癌、术后病理为近切缘等）对患者预后的影响。GOG 92 研究结果显示，对于腺癌或腺鳞癌患者，术后放疗可明显降低复发风险（*P*=0.019）。韩国一项回顾性研究纳入了ⅠB~ⅡA 期宫颈癌术后患者 2 158 例，进一步分析了 Sedlis 标准中 3 项中危因素以及病理因素（存在腺癌或腺鳞癌）对宫颈癌术后患者预后的影响。结果显示，同时存在这 4 项危险因素（肿瘤 ≥3cm、深部 1/3 间质受侵、LVSI、存在腺癌或腺鳞癌）中任意 2 项的患者预后较差，推荐进行术后辅助放疗。基于该研究结果，在临床工作中，也可考虑根据"四因素"模型进行宫颈癌术后辅助治疗的决策。

　　与宫颈鳞癌不同，宫颈腺癌是一组异质性明显的肿瘤，具有不同的生物学特征及预后。近期一些研究表明，宫颈腺癌淋巴结转移的预测因素与宫颈鳞癌不同，宫颈腺癌间质浸润的类型和存在 LVSI 可预测淋巴结转移的风险，而肿瘤大小与淋巴结转移风险关系不大。但由于宫颈腺癌浸润的起始部位不清、跳跃性分布，腺癌对肿瘤大小和间质浸润深度的测量较为困难。为了解决这一问题，2013 年 Silva 分型被提出，该分型针对 HPV 相关的普通型宫颈腺癌，基于肿瘤浸润方式进行分类，包括 A、B、C 三型。A 型主要特点为膨胀性生长，无破坏性的间质浸润，无 LVSI；B 型大部分区域膨胀性生长，局灶破坏性浸润，可见 LVSI，无实性生长方式；C 型为弥漫性的间质浸润破坏，可见实性或低分化肿瘤成分，常见 LVSI。Roma 等的研究纳入来自 12 个大型医疗中心共 352 例 HPV 相关的普通型宫颈腺癌患者，平均随访时间为 52.8 个月，73 例 A 型腺癌均为Ⅰ期，无 LVSI，无淋巴结转移，未复发；90 例 B 型腺癌均为Ⅰ期，其中 26.7% 存在 LVSI，4.4% 发生淋巴结转移，1 例出现复发；189 例 C 型腺癌中，83.1% 为Ⅰ期，61.9% 存在 LVSI，23.8% 发生淋巴结转移，22.9% 出现复发，10.1% 死亡。根据上述结果，该研究提出了新的分层治疗策略，Silva A 型可在宫颈锥切术后切缘阴性的前提下保留宫体，Silva B 型可进行单纯子宫切除术，并通过前哨淋巴结活检协助制订后续治疗方案，Silva C 型则建议行宫颈癌根治术及广泛淋巴结清扫，必要时行辅助治疗。Silva 分型虽然展示了良好的应用前景，但主要应用于普通型宫颈腺癌患者，且还需要更多循证医学证据支持以及进一步验证、拓展和修订。NCCN 指南从 2020 年开始新增 Silva 分型，并指出宫颈腺癌可依据间质浸润类型进行分类，从而预测淋巴结转移风险，但其有效性还有待临床进

一步验证。

放疗同步顺铂单药每周方案化疗被广泛应用于局部晚期宫颈癌的治疗中,此方案长期以来也被 NCCN 指南推荐用于宫颈癌术后辅助治疗中,但术后辅助治疗的最佳方案尚缺乏前瞻性随机对照研究的证实。有学者开始探索术后辅助序贯放化疗的治疗模式。STARS 研究纳入ⅠB1~ⅡA2 期宫颈鳞癌、腺癌或腺鳞癌术后患者,术后病理存在下列一种高危因素(淋巴结转移、切缘阳性或宫旁浸润)或中危因素(LVSI、深部间质受侵),按照 1:1:1 比例随机分为 3 组,一组行单纯放疗,一组行同步放化疗(顺铂 30~40mg/m^2 每周方案),还有一组行序贯放化疗,在放疗前、后各行 TP(紫杉醇 + 顺铂)方案化疗 2 周期,术后放疗剂量均为 45~50Gy。共入组 1 048 例患者,其中 27.4% 合并高危因素,72.6% 合并中危因素,75% 为ⅠB1~ⅡA1 期,除单纯放疗组淋巴结转移率低于同步放化疗组和序贯放化疗组(18.3%、30.1% 和 29.7%)外,三组其余基线特征均相似。需要注意的是,25%(262/1048)的患者在诊断时肿瘤直径大于 4cm,其中 84.4%(221/262)接受了新辅助化疗。治疗期间,单纯放疗组、同步放化疗组和序贯放化疗组分别有 4 例、115 例和 85 例因治疗相关不良反应中断化疗或放疗。研究结果显示,中位随访时间 56 个月,序贯放化疗组 3 年 DFS 显著高于单纯放疗组(90% vs 82%,P=0.01)和同步放化疗组(90% vs 85%,P=0.04),且远处转移发生率较单纯放疗组(6.5% vs 10.6%,P=0.05)和同步放化疗组(6.5% vs 11.0%,P=0.04)更低,但 5 年 OS 仅高于单纯放疗组(92% vs 88%,P=0.03),而与同步放化疗组(92% vs 89%,P=0.25)差异未达到统计学意义。亚组分析显示,对于术后存在高危因素的患者,序贯放化疗较单纯放疗(83% vs 67%,P=0.03)和同步放化疗(83% vs 68%,P=0.02)显著提高患者的 3 年 DFS。但对于存在中危因素的患者,序贯放化疗组的 3 年 DFS 仅高于单纯放疗组(90% vs 85%,P=0.02),而与同步放化疗组(90% vs 92%,P=0.61)的差异未达到统计学意义。此外,三组患者无论在高危因素亚组或中危因素组局部无复发生存方面差异均未达到统计学意义。该研究提示,早期宫颈癌术后辅助治疗也可选择序贯放化疗,且在高危因素组有可能获得更高的 DFS,也为宫颈癌术后辅助治疗提供了新的证据。

二、意外发现宫颈癌的术后治疗

意外发现宫颈癌是指单纯筋膜外子宫切除术后意外发现的宫颈浸润癌,常见于子宫肌瘤、卵巢囊肿等良性肿瘤术后。对于这部分患者目前没有确切证据来指导治疗。NCCN 指南(2022 版第 1 版)推荐,经病理复核确认的ⅠA1 期无 LVSI 者,可随访观察。ⅠA1 期伴 LVSI 或ⅠA2~ⅠB 期或切缘阳性或有病灶残留者均可以选择放疗,其中切缘及影像学检查均阴性者,可以选择盆腔 EBRT+BT ± 含铂方案同步化疗,对肿瘤标本未达到 Sedlis 标准者也可以进行根治手术,术后根据病理结果决定下一步治疗;初次手术切缘为癌、存在肉眼残留病灶、影像学检查阳性或肿瘤特征符合 Sedlis 标准者,建议直接行盆腔 EBRT ± BT,联合含铂方案同步化疗。但国际妇产科联盟(International Federation of Gynecology and Obstetrics,FIGO)指南(2021 年)认为这部分患者即使行补充放疗也不能弥补单纯筋膜外子宫切除手术的不足,更倾向在有经验的中心选择二次根治性手术。

三、宫颈残端癌的术后放疗

宫颈残端癌是指子宫次全切除术后残留宫颈部分发生的癌。根据宫颈残端癌诊断距子宫次全切术的时间可分为两类,隐性残端癌和真性残端癌,分别指子宫次全切除术后 2 年内和 2 年后宫颈残端发生的癌。宫颈残端癌的治疗原则与普通宫颈癌相同,以放疗和手术为主。对于早期宫颈残端癌患者,可选择手术治疗,术后存在危险因素如大肿块、深部 1/3 间质受侵、LVSI、宫旁浸润、淋巴结转移、切缘阳性及切除范围不理想等的患者,需行辅助放疗或放化疗,以减少复发转移、提高生存率。放疗适用于宫颈残端癌的各个期别,不能手术的早期宫颈残端癌和局部晚期宫颈残端癌,主要以盆腔 EBRT+BT 为主,但由于宫颈残端癌患者子宫体缺如,腔内放射源的放置受限,宫颈管内腔内治疗布源困难,可能会导致剂量分布不理想,难以达到最佳剂量。此外,由于术后粘连、盆腔纤维化等术后并发症,患者对放疗的耐受性往往会变差,宫颈残端癌的放疗相关不良反应可能会高于未行子宫切除术的宫颈癌。因此如何协调 EBRT 和 BT 的剂量,对于宫颈残端癌的治疗尤为重要。综合治疗方面,宫颈残端癌也推荐放疗联合含顺铂方案的同步化疗。

第三节
局部晚期宫颈癌的治疗

一、局部晚期宫颈癌标准治疗为同步放化疗

(一)局部晚期宫颈癌同步放化疗优于单纯放疗

局部晚期宫颈癌是指局部肿块大于 4cm,或侵犯宫旁等周围组织结构,但并未出现远处转移,不适合直接手术的宫颈癌患者,主要包括 ⅠB3 期、ⅡA2 期及 ⅡB~ⅣA 期宫颈癌。其中,ⅠB3 期和 ⅡA2 期病变虽然尚具备手术条件,但此类患者根据术后病理危险因素评估往往需要补充辅助放疗。与根治性放疗相比,这种手术 + 术后放疗的联合治疗模式不仅未能提高生存,反而增加了不良反应发生率,因而推荐直接行同步放化疗。ⅡB 期及以上的局部晚期宫颈癌,由于无法通过手术彻底切除,同样推荐同步放化疗。

局部晚期宫颈癌在 20 世纪多采用单纯放疗,但这部分患者的疗效并不理想。1999—2000 年发表的 5 项随机对照临床研究(包括前文中术后放化疗的 GOG 109 研究和术前放化疗的 GOG 123 研究)对比了以顺铂为基础的同步放化疗与单纯放疗的疗效(部分见表 2-3-1)。尽管这 5 项随机研究中的分期、放疗剂量、放疗方案和化疗方案存在差别,但结果均证实,局部晚期宫颈癌采用同步放化疗较单纯放疗可降低死亡风险 30%~50%。

表 2-3-1 局部晚期宫颈癌同步放化疗的随机对照临床研究

研究 / 作者	样本量（例）	分期	试验组	对照组	生存
RTOG 9001	403	ⅠB~ⅣA 期	放疗+PF	放疗	5 年 OS：73% vs 58%（*P*=0.004）
GOG 120	526	ⅡB~ⅣA 期	放疗+PF；放疗+PF+羟基脲	放疗+羟基脲	PFS：*HR* 0.57，*P*<0.001；*HR* 0.55，*P*<0.001 OS：*HR* 0.61，*P*=0.004；*HR* 0.58，*P*=0.002
GOG 85/SWOG 8695	388	ⅡB~ⅣA 期	放疗+PF	放疗+羟基脲	8.7 年 OS：55% vs 43%（*P*=0.018） 8.7 年 PFS：57% vs 47%（*P*=0.033）
GOG 123	374	ⅠB 期合并大肿块（≥4cm）	放疗+顺铂后行全子宫切除术	放疗后行全子宫切除术	3 年 OS：83% vs 74%（*P*=0.008） PFS：*RR* 0.51，*P*<0.001
Shrivastava	850	ⅢB 期	放疗+顺铂	放疗	5 年 DFS：52.3% vs 43.8%（*P*=0.03） 5 年 OS：54% vs 46%（*P*=0.04）

注：RTOG：Radiotherapy Oncology Research Group，放疗肿瘤学研究组；GOG：Gynecological Oncology Research Group，妇科肿瘤学研究组；SWOG：Southwest Oncology Research Group，西南肿瘤学研究组；PF：顺铂+氟尿嘧啶；OS：overall survival，总生存；PFS：progression-free survival，无进展生存；RR：relative risk，相对危险度；DFS：disease-free survival，无疾病生存。

RTOG 9001 研究纳入 ⅠB~ⅣA 期（肿瘤直径 ≥5cm 或盆腔淋巴结转移的 ⅠB 期或 ⅡA 期，或 ⅡB~ⅣA 期）宫颈鳞癌、腺癌或腺鳞癌患者 403 例，按 1∶1 随机分为盆腔同步放化疗组以及单纯放疗组（延伸野照射）。两组 EBRT 剂量均为 45Gy，采用传统二维放疗技术；EBRT 结束 2 周内进行 BT，采取低剂量率腔内放疗，A 点总剂量至少达到 85Gy；同步放化疗组化疗方案接受 PF 方案同步化疗 2 周期，巩固化疗 2 周期。中位随访 43 个月，单纯放疗组虽然进行了腹主动脉旁淋巴引流区的预防照射，但同步放化疗组的 5 年 OS（73% vs 58%，*P*=0.004）和 5 年 PFS（67% vs 40%，*P*<0.001）仍然显著高于单纯放疗组。此外，同步放化疗组远处转移率（14% vs 22%，*P*<0.001）和局部复发率（19% vs 35%，*P*<0.001）均显著低于单纯放疗组。不良反应方面，同步放化疗组放疗结束 2 个月内 3~4 级不良反应发生率高于单纯放疗组，但放疗结束 2 个月后的不良反应发生率两组相似。8 年的长期随访结果显示，同步放化疗较单纯放疗可显著提高患者长期生存（8 年 OS：67% vs 41%，*P*<0.000 1）。本研究奠定了同步放化疗在局部晚期宫颈癌治疗中的地位。GOG 120 研究纳入 526 例 ⅡB~ⅣA 期宫颈鳞癌、腺癌或腺鳞癌患者，均接受根治性放疗，根据同步化疗方案不同随机分为 3 组，第 1 组行顺铂每周方案化疗（顺铂 40mg/m² ，共 6 周期），第 2 组行 PF 方案并口服羟基脲化疗（顺铂 50mg/m² d1，29；氟尿嘧啶 4g/m² 96h 持续泵入 d1，29，共 2 周期；羟基脲 2g/m² ，每周 2 次，共 6 周），第 3 组行羟基脲化疗（羟基脲 3g/m² ，每周 2 次，共 6 周）。结果显示，中位随访 35 个月，应用顺铂为基础的前 2 组患者 PFS（*HR* 0.57，*P*<0.001；*HR* 0.55，*P*<0.001）

和OS(*HR* 0.61,*P*=0.004;*HR* 0.58,*P*=0.002)均显著优于单纯使用羟基脲组。该研究长期随访结果也验证了含顺铂化疗的生存获益。GOG 85/SWOG 8695研究纳入FIGO分期为ⅡB~ⅣA期宫颈鳞癌、腺癌或腺鳞癌患者388例,研究要求患者腹水细胞学阴性且无腹主动脉旁淋巴结转移。两组均接受根治性放化疗,即标准全盆腔EBRT(40.8Gy/24f),EBRT完成后接受腔内后装治疗(A点剂量为40Gy)。患者根据同步化疗方案不同,随机分为PF组(277例)或羟基脲组(191例)。PF组同步化疗方案为顺铂联合氟尿嘧啶,羟基脲组为口服羟基脲。中位随访8.7年,PF组PFS(*P*=0.033)和OS(*P*=0.018)均显著优于羟基脲组,且严重粒细胞减少发生率更低(4% vs 24%)。再次证实,局部晚期宫颈癌采用以铂类为基础的同步放化疗方案疗效更优。GOG 123研究评估了放化疗联合手术对比单纯放疗联合手术对ⅠB期大肿块宫颈癌的疗效,该研究纳入ⅠB期合并大肿块(肿瘤直径≥4cm)的宫颈鳞癌、腺癌或腺鳞癌患者374例,随机分为同步放化疗组和放疗组。两组均接受EBRT(45Gy/20f),后行低剂量率BT(A点30Gy),同步放化疗组接受顺铂单药每周方案化疗,放疗结束后6~8周两组均接受筋膜外全子宫切除术。结果显示,同步放化疗组和放疗组分别有90%和96%的患者接受了筋膜外全子宫切除术,两组病理完全缓解(pathological complete response,pCR)率分别为52%和41%(*P*=0.04),同步放化疗组的PFS(*RR* 0.51,*P*<0.001)和OS(3年:83% vs 74%,*P*=0.008)均显著高于放疗组。印度发表的一项前瞻性随机对照研究纳入了ⅢB期宫颈鳞癌患者850例,结果再次证实了以顺铂为基础的同步放化疗优于单纯放疗,5年DFS分别为52.3%和43.8%(*P*=0.03),5年OS分别为54%和46%(*P*=0.04)。此外,GOG和RTOG发起的一项比较局部晚期宫颈癌同步放化疗和单纯放疗疗效的荟萃分析,共纳入13项临床研究,结果显示,同步放化疗较单纯放疗可提高局部晚期宫颈癌患者的5年OS约6%(*HR* 0.81,*P*<0.001)。基于以上研究,目前局部晚期宫颈癌的标准治疗方案仍然是以顺铂为基础的同步放化疗。

(二)局部晚期宫颈癌同步放化疗后巩固化疗

局部晚期宫颈癌治疗失败的主要模式为远处转移,因此如何加强全身治疗,提高患者生存,已成为目前急需解决的主要问题。同步放化疗后进行巩固化疗能否改善生存一直存在争议,尽管一些回顾性研究(表2-3-2)提示巩固化疗可能改善生存,但随机对照研究(表2-3-3)得到的结果却并不一致。

表2-3-2 宫颈癌同步放化疗后巩固化疗的回顾性研究

作者 (发表年份)	样本量 (例)	分期	同步化疗	巩固化疗	生存
Kim (2007)	205	ⅠB(>4cm)~ⅡB	PF	3周期PF/ 卡铂	5年OS:80% vs 85%(*P*>0.05) 5年DFS:78% vs 83%(*P*>0.05)
Choi (2011)	78	ⅡB~ⅣA	PF/顺铂	3周期PF	中位随访时间:35个月 OS:92.7% vs 69.9%(*P*=0.042) PFS:70.1% vs 55.1%(*P*=0.079)

作者 （发表年份）	样本量 （例）	分期	同步化疗	巩固化疗	生存
Mabuchi (2017)	30	ⅢB~ⅣA	TC	3 周期 TC	3 年 OS：90.8%，3 年 PFS：67.9% OS 高于该中心历史数据（$P=0.011$）
Yavas (2019)	109	ⅠB1~ⅣA	顺铂	6 周期 TC	中位随访时间：24.5 个月 OS：95.7% vs 82.5%（$P=0.001$） PFS：93.5% vs 69.8%（$P=0.012$）

注：PF：顺铂＋氟尿嘧啶；TC：紫杉醇＋卡铂；DFS：disease free survival，无疾病生存；OS：overall survival，总生存；PFS：progression free survival，无进展生存。

表 2-3-3　宫颈癌同步放化疗后巩固化疗的随机对照研究

作者 （发表年份）	样本量 （例）	分期	同步化疗	巩固 化疗	生存
Lorvidhaya (2003)	463	ⅡB~ⅣA	丝裂霉素＋ 氟尿嘧啶	3 周期氟 尿嘧啶	5 年 DFS：54.7% vs 64.5%（$P>0.05$） 5 年 OS：73.6% vs 82.7%（$P>0.05$）
Dueñas-González (2011)	515	ⅡB~ⅣA	CCRT＋巩固 化疗组：GP； CCRT 组：顺铂	2 周期 GP	3 年 PFS：74.4% vs 65.0%（$P=0.029$） OS：HR 0.68，$P=0.022$ LFR：11.6% vs 16.4%（$P=0.097$） DFR：8.1% vs 16.4%（$P=0.005$）
Tang (2012)	880	ⅡB~ⅣA	顺铂	2 周期 TP	中位随访时间：60 个月 DFS：71.4% vs 60.4%（$P=0.004$） OS：$P=0.005$ LFR：14.1% vs 22.7%（$P<0.05$） DFR：14.3% vs 23.6%（$P<0.05$）
Tangjitgamol (2019)	259	ⅡB~ⅣA	顺铂	3 周期 TC	3 年 PFS：63.4% vs 66.6%（$P=0.293$） 3 年 OS：69.5% vs 80.1%（$P=0.221$） DFR：5.4% vs 10.1%（$P=0.029$）
Mileshkin (2021)	919	ⅠB1、ⅠB2、ⅡB、 ⅢB、ⅣA，无 PALN 转移	顺铂	4 周期 TC	5 年 OS：72% vs 71%（$P=0.91$） 5 年 PFS：63% vs 61%（$P=0.61$）

注：CCRT：concurrent chemoradiotherapy，同步放化疗；GP：吉西他滨＋顺铂；TP：紫杉醇＋顺铂；TC：紫杉醇＋卡铂；DFS：disease-free survival，无疾病生存；OS：overall survival，总生存；PFS：progression-free survival，无进展生存；LFR：local failure rate，局部失败率；DFR：distant failure rate，远处失败率；PALN：para-aortic lymph node，腹主动脉旁淋巴结。

　　Lorvidhaya 等于 1988 年就开展了相关研究，共纳入 ⅡB~ⅣA 期宫颈癌患者 926 例，随机分为 4 组：放疗组、放疗＋巩固化疗组、同步放化疗组和同步放化疗＋巩固化疗组。同步化疗方案为丝裂霉素 C 联合口服氟尿嘧啶 4 周方案，共 2 周期。巩固化疗方案为口服氟尿嘧啶 6 周方案,共 3 周期。结果显示,同步放化疗 + 巩固化疗组和同步放化疗组的 5 年 DFS 分别为 54.7% 和 64.5%,5 年 OS 分别为 73.6% 和 82.7%,差异均未达到统计学意义。

Dueñas-González 等的研究纳入了 ⅡB~ⅣA 期宫颈癌患者 515 例,随机分为巩固化疗组(同步放化疗 + 巩固化疗,259 例)和对照组(仅行同步放化疗,256 例)。巩固化疗组同步化疗采用 GP(吉西他滨 + 顺铂)每周方案,共 6 周期;巩固化疗也为 GP 方案,每 3 周 1 个周期,共 2 周期。对照组同步化疗为顺铂每周方案。研究结果显示,巩固化疗组 3 年 PFS(74.4% vs 65.0%,$P=0.03$)和 OS($P=0.022$)均显著高于对照组。然而,巩固化疗组的 3~4 级不良反应也显著高于对照组(86.5% vs 46.3%,$P<0.001$),其中 3~4 级血液学不良反应为 71.9%,高于对照组的 23.9%。严重的不良反应使该化疗方案在临床上难以广泛应用。此外,两组的同步化疗方案并不一致,无法明确生存获益来源于双药同步化疗还是巩固化疗的应用。

2019 年 Tangjitgamol 等的研究结果也不支持巩固化疗。由于期中分析时未能达到预期的获益,该研究被提前终止。研究共纳入了 ⅡB~ⅣA 期宫颈癌患者 259 例,随机分为巩固化疗组和对照组。两组同步化疗方案均为顺铂每周方案。巩固化疗为 TC(紫杉醇 + 卡铂)方案,每 4 周 1 个周期,共 3 周期。研究结果显示,巩固化疗组和对照组 3 年 OS 分别为 69.5% 和 80.1%($P=0.221$),3 年 PFS 分别为 63.4% 和 66.6%($P=0.293$),差异均未达到统计学意义。巩固化疗仅减少了远处转移的发生(5.4% vs 10.1%,$P=0.029$)。该研究中,巩固化疗组患者 17.6% 未接受巩固化疗,主要原因为患者拒绝继续治疗和失访。此外,较长的治疗周期也影响了中低收入人群的治疗依从性。

然而,也有研究提示具有预后不良因素的局部晚期宫颈癌患者可能从巩固化疗中获益。我国一项研究纳入 ⅡB~ⅣA 期宫颈癌患者 880 例,所有患者病理类型均为腺癌,随机分为巩固化疗组和对照组。两组同步化疗方案均为顺铂每周方案。巩固化疗组在同步放化疗前、后 1 周分别接受 TP 方案诱导化疗 1 周期、巩固化疗 2 周期,每 3 周 1 个周期。中位随访时间为 60 个月,巩固化疗组的 DFS(71.4% vs 60.4%,$P=0.004$)和 OS($P=0.005$)均显著高于对照组,提示腺癌患者可能是巩固化疗的获益人群。

由于上述研究中采用的巩固化疗方案差异较大,因此难以得到一致性结论。2021 年 ASCO 会议报道了一项国际多中心、随机、Ⅲ期研究(OUTBACK 研究)结果,该研究入组 ⅠB1 期且淋巴结阳性、ⅠB2 期、Ⅱ期、ⅢB 和 ⅣA 期且均无腹膜后淋巴结转移的宫颈鳞癌、腺癌和腺鳞癌患者,在对淋巴结状态、入组地点、FIGO 分期、年龄和计划延伸野放疗分层后,患者随机分为巩固化疗组(463 例)和对照组(456 例)。同步化疗方案均为顺铂每周方案,巩固化疗方案为 TC 方案共 4 周期。中位随访时间为 60 个月,巩固化疗组和对照组 5 年 OS(72% vs 71%,$P=0.91$)和 5 年 PFS(63% vs 61%,$P=0.61$)的差异均未达到统计学意义,两组患者的肿瘤复发模式相似,且巩固化疗增加了 3~5 级不良反应的发生率(81% vs 62%)。值得注意的是,巩固化疗组中 22% 的患者并未接受巩固化疗,可能对研究结果造成一定的影响。

根据已有的研究结果,巩固化疗并不适用于所有局部晚期宫颈癌患者,对更适合巩固化疗的患者还需要进一步细化分层,对其中合并预后不良因素、复发风险高的患者,如何减少复发转移还有待进一步研究。

(三)局部晚期宫颈癌同步放化疗前诱导化疗

与巩固化疗相比,诱导化疗的优势在于:①缩小肿瘤体积,减少 EBRT 及内照射的靶区范围,减少放疗不良反应,改善患者生活质量;②评价治疗方案的疗效;③在患者等待放疗期间先给予全身治疗有助于控制肿瘤生长、改善患者局部症状。

目前有关诱导化疗的循证研究证据尚不充分,多为回顾性研究和小样本的 Ⅱ 期研究(表 2-3-4)。Narayan 等回顾性分析了 Ⅱ~ⅣA 期宫颈癌患者 612 例,根据同步放化疗前是否接受诱导化疗分为诱导化疗组和对照组。诱导化疗方案为 PF 或 TPF(紫杉醇 + 顺铂 + 氟尿嘧啶)。结果显示诱导化疗组较对照组在 DFS 上更具优势(5 年 DFS:58.3% vs 41.8%,$P=0.001$)。以下 3 项关于诱导化疗后同步放化疗的 Ⅱ 期研究均为单臂研究,客观缓解率(objective response rate,ORR)尚可,3~4 级不良反应主要为中性粒细胞减少,明显高于报道的标准同步放化疗的不良反应。McCormack 等的 Ⅱ 期研究纳入了 Ⅰ B2~ⅣA 期宫颈癌患者 46 例,患者接受 TC 每周方案诱导化疗 6 周期后行同步放化疗。结果显示,诱导化疗后和同步放化疗后的 ORR 分别为 70% 和 85%,3 年 PFS 和 OS 分别为 68% 和 67%,诱导化疗后和同步放化疗期间的 3~4 级血液学不良反应比例分别为 11% 和 41%。另一项 Ⅱ 期研究采用了相似的治疗方案,诱导化疗后和同步放化疗后的 ORR 分别为 67.8% 和 85.7%,诱导化疗期间和同步放化疗期间 3~4 级中性粒细胞减少的发生率分别为 32.2% 和 29%。de Azevedo 等的 Ⅱ 期研究纳入了 Ⅰ B2~ⅣA 期宫颈癌患者 50 例,GP(吉西他滨 + 顺铂)3 周方案诱导化疗 2 周期后行同步放化疗,结果显示,ORR 为 81%,3 年 PFS 和 OS 分别为 53.9% 和 71.3%,诱导化疗和同步放化疗期间的 3~4 级不良反应比例分别为 20% 和 44%,以血液学不良反应为主。

表 2-3-4 局部晚期宫颈癌同步放化疗前诱导化疗的 Ⅱ 期研究

作者 (发表年份)	样本量 (例)	分期	诱导化疗方案	ORR	3 年 PFS	3 年 OS
McCormack (2013)	46	Ⅰ B2~ⅣA	6 周期 TC (每周方案)	85%	68%	67%
Singh (2013)	28	Ⅱ B~ⅣA	6 周期 TC (每周方案)	85.7%	/	/
de Azevedo (2017)	50	Ⅰ B2~ⅣA	2 周期 GP	81%	53.9%	71.3%
da Costa (2019)	试验组 55 例,对照组 52 例	Ⅱ B~ⅣA	3 周期 GP	88% (试验组)	40.9% vs 60.4% ($P=0.033$)	60.7% vs 86.8% ($P=0.006$)

注:ORR:objective response rate,客观缓解率;PFS:progression free survival,无进展生存;OS:overall survival,总生存;TC:紫杉醇 + 卡铂;GP:吉西他滨 + 顺铂。

da Costa 等开展的一项随机对照的 Ⅱ 期临床研究入组 ⅡB~ⅣA 期、无腹膜后淋巴结转移的患者 107 例。对照组为放疗同步顺铂化疗,诱导化疗组在同步放化疗前接受 GP 方案化疗 3 周期。但结果发现诱导化疗组疗效更差,3 年 PFS(40.9% vs 60.4%,$P=0.033$)、3 年 OS(60.7% vs 86.8%,$P=0.006$)和完全缓解率(56.3% vs 80.3%,$P=0.008$)均显著低于对照组。进一步分析发现,诱导化疗组的盆腔复发率(32.7% vs 23.0%,$P=0.267$)和腹膜后淋巴结转移率(16.3% vs 3.8%,$P=0.033$)均高于对照组,可能与放疗的延迟有关。该研究中诱导化疗的顺铂剂量每周约为 $17mg/m^2$,而一项荟萃分析显示,诱导化疗中顺铂剂量每周低于 $25mg/m^2$ 者预后不良(OS:$HR=1.35$,$P=0.002$)。虽然诱导化疗耐受性良好,但试验组仍有 20% 的患者未能完成同步化疗,高于对照组的 5.8%。在放疗的实施中,该研究也存在一些不足:①试验组的 EBRT 靶区设计参考诱导化疗前肿瘤大小;②试验组和对照组分别有 20% 和 24% 的患者未接受 BT,而采用 EBRT 补量;③试验组和对照组放疗的中位时间分别为 8.7 周和 8.6 周,超出 NCCN 指南(2022 年第 1 版)推荐的 8 周。

综上所述,目前同步放化疗前诱导化疗的证据尚不充分。一项国际多中心、随机、Ⅲ 期研究(INTERLACE 研究)(NCT01566240)正在开展,该研究主要探索 TC 方案作为诱导化疗在局部晚期宫颈癌中的疗效和安全性,其结果值得期待。

(四) 局部晚期宫颈癌新辅助化疗 / 放化疗联合手术治疗

新辅助化疗(neoadjuvant chemotherapy,NACT)除了能清除隐匿转移灶,降低远处转移风险外,还有助于缩小局部肿瘤体积,提高手术 R0 切除率。2002 年一项印度多中心前瞻性研究结果显示,对于 ⅠB2~Ⅲ 期宫颈鳞癌患者,NACT 联合手术较单纯放疗能显著提高 5 年 OS(58.9% vs 55.4%,$P=0.007$)和 5 年 PFS(44.5% vs 41.3%,$P=0.02$)。然而 2000 年以后,随着同步放化疗在局部晚期宫颈癌中的广泛应用,NACT 联合手术的疗效被再次评估。2018 年发表的一项单中心 Ⅲ 期随机对照研究共纳入 ⅠB2~ⅡB 期宫颈癌患者 635 例,随机分为 NACT+ 手术组(TC 方案化疗 3 周期,化疗后 3~4 周接受手术)和同步放化疗组。研究结果显示,两组的 5 年 OS 相似(75.4% vs 74.7%,$P=0.87$),但同步放化疗组在 5 年 DFS 上更具优势(69.3% vs 76.7%,$P=0.038$)。亚组分析结果提示同步放化疗组的生存优势主要来源于 ⅡB 期患者。该研究中 NACT+ 手术组中仍有 27.85% 的患者在接受 NACT 后无法进行手术,且 23.1% 的患者术后需要辅助放疗或放化疗,提示 NACT 对局部病灶的消退作用有限。不良反应方面,同步放化疗组的晚期放射性直肠炎(13.3% vs 5.7%,$P=0.002$)、放射性膀胱炎(7.3% vs 2.8%,$P=0.017$)和阴道不良反应(36.9% vs 19.9%,$P=0.002$)均显著高于 NACT+ 手术组,但治疗结束 24 个月后再次评估,两组间无显著差异,同步放化疗组仅阴道不良反应的发生率更高(25.6% vs 12.0%,$P<0.001$)。因此,对于局部晚期宫颈癌患者,NACT 联合手术并不优于同步放化疗,NCCN 指南也并未推荐。但 FIGO 指南(2021 年)考虑到在不具备放疗条件的地区,ⅠB3 期和 ⅡA2 期的局部晚期患者也可以进行 NACT 联合手术。

也有学者对新辅助放化疗联合手术的应用展开研究。Ferrandina 等的 Ⅱ 期研究共纳入

ⅠB2~ⅣA期宫颈癌患者103例,其中ⅡB期患者占75.7%,盆腔EBRT剂量为39.6Gy,肿瘤及宫旁同步加量10.8Gy。同步化疗方案为顺铂(20mg/m²,d1~d4、d26~d30)联合卡培他滨(每天1 300mg/m²,治疗开始的前两周和最后两周),同步放化疗后6~8周手术。结果显示,pCR率为50.5%,3年OS和DFS分别为86.1%和73.0%。该学者又开展了在此治疗模式上增加新辅助化疗的研究,即NACT+同步放化疗+手术。NACT方案为TC每周方案,共6周期。同步化疗方案为顺铂每周方案。研究结果显示,pCR率为45%(18/40),3年OS和PFS分别为86.0%和66.0%。由于尚无随机对照研究证实其生存获益,目前NACRT联合手术在宫颈癌患者中的应用仅停留在研究阶段。

二、宫颈癌外照射

(一)宫颈癌淋巴结转移规律

宫颈癌的转移途径主要为直接蔓延和淋巴结转移,血行转移较少,晚期可转移至肺、骨、肝等。宫颈癌向两侧可侵及宫旁和盆壁组织,若肿瘤侵犯或压迫输尿管可引起肾盂积水,向上侵及宫体,向下可累及阴道穹隆及阴道壁,肿瘤分期较晚时可向前侵及膀胱,向后侵及直肠。宫颈癌淋巴结转移一般遵循逐级转移的规律,一般先转移至宫颈旁淋巴结,其次是子宫旁淋巴结,之后为髂内、闭孔、髂外、髂总、骶前淋巴结,向上可转移至腹主动脉旁淋巴结(para-aortic lymph node,PALN),甚至锁骨上淋巴结,肿瘤向下侵犯阴道的患者,也可出现腹股沟淋巴结转移。仅不超过5%的宫颈癌患者出现跳跃性淋巴结转移,且出现跳跃转移者预后较差。

文献报道,未经治疗的宫颈癌出现宫旁淋巴结转移的概率最高,可达77%,出现髂内及闭孔、髂外、髂总、骶前淋巴结转移的概率分别为31%、27%、31%和27%,出现PALN转移的概率为27%。一般来说,局部分期越早,发生淋巴结转移的概率也越低,早期宫颈癌盆腔淋巴结转移率低于30%,但ⅠA~ⅠB1期宫颈癌如术后发现宫旁浸润,80%同时存在盆腔淋巴结转移。根据以往报道,Ⅰ期和Ⅱ期宫颈癌出现盆腔淋巴结转移率分别为0%~16.0%和24.5%~31.0%,而Ⅲ~Ⅳ期出现盆腔淋巴结转移的概率可高达50%,ⅠB期和Ⅱ期宫颈癌出现腹主动脉旁淋巴结转移概率分别为5%和16%,Ⅲ~Ⅳ期患者出现腹主动脉旁淋巴结转移的概率为20%~35%。盆腔淋巴结阴性时,仅1%的患者会出现PALN转移,但如果盆腔淋巴结阳性,则PALN转移的概率高达25%~32.7%。淋巴液经过淋巴循环后最终注入静脉,是肿瘤出现血行转移的病理学基础之一。

(二)宫颈癌外照射靶区勾画

宫颈癌EBRT的靶区勾画主要是基于上述淋巴结转移的特点来进行设计的,还要包括宫颈、宫体、宫旁组织及部分阴道或全阴道,需要结合妇科查体、盆腔MRI、CT以及其他影像学手段来共同确定。目前NCCN指南和RTOG指南对临床靶体积(clinical target volume,CTV)和大体肿瘤体积(gross target volume,GTV)的勾画进行了相关推荐。NCCN指南(2022年第1版)推荐EBRT范围应包括大体肿瘤、宫颈、宫体、宫旁、宫骶韧带、阴道(距大体肿瘤至少 3cm)和盆腔淋巴引流区。对于手术及影像学评估淋巴结阴性的患者,盆腔淋巴引流区应包括髂外、髂内、闭孔和部分骶前淋巴引流区。对于淋巴结转移风险高的患者(大肿瘤;可疑或确定的低位真骨盆区域淋巴结),盆腔淋巴引流区还需包括髂总淋巴引流区。RTOG 指南则建议无论淋巴结状态,CTV 均应包括髂总淋巴引流区。对于确定为髂总淋巴结和 / 或 PALN 转移的患者,建议行腹主动脉旁淋巴引流区照射,直到肾血管水平,或者根据累及的淋巴结范围向头侧扩展。对于阴道下 1/3 受侵的患者,CTV 需要包括双侧腹股沟淋巴引流区。由于宫颈大体肿瘤可以通过 BT 提高局部剂量,因此 GTV 不需要包括宫颈原发病灶,主要包括转移的淋巴结。本部分主要针对以下几个临床常见问题进行讨论。

1. 盆腔靶区勾画范围　2005 年 Taylor 等的研究纳入了 20 例妇科恶性肿瘤患者,根据患者增强 MRI 图像勾画盆腔淋巴结的 CTV,分别沿着血管旁边界 3mm、5mm、7mm、10mm 和 15mm 外扩,并根据解剖边界进行修回。该研究共勾画 1 216 枚淋巴结,CTV 中包含的淋巴结数量与围绕血管旁的边界大小成正比,即分别沿着血管旁边界 3mm、5mm、7mm、10mm 和 15mm 勾画 CTV 所包含的淋巴结比例分别为 56%、76%、88%、94% 和 99%。该研究还发现,沿着血管旁边界 7mm 进行勾画后,对于不同淋巴引流区分别进行适当调整可包含 99% 的盆腔淋巴结。2009 年 Dinniwell 等针对宫颈癌、子宫内膜癌、前列腺癌和膀胱癌盆腔淋巴引流区勾画范围进行研究,结果显示,腹主动脉旁三维外扩 12mm、髂总三维外扩 10mm、髂外三维外扩 9mm、髂内三维外扩 10mm、骶前外扩 12mm、宫旁向盆壁外扩 22mm 可包括大部分淋巴结。

2008 年 Small 等对宫颈癌、子宫内膜癌术后的 CTV 勾画共识推荐:CTV 应包括髂总、髂内、髂外和骶前淋巴引流区。即:髂总包括腹主动脉分叉至髂总动脉分叉水平,髂外包括髂总动脉分出髂外动脉至股骨头上方水平,髂内包括髂总动脉分出髂内动脉至阴道旁阴道残端上方水平,阴道上部包括阴道残端及残端下 3cm 水平,宫旁包括阴道残端至闭孔内肌中间 / 坐骨分支,骶前是指骶 1~ 骶 2 区域前水平。之后 2011 年 Lim 等对宫颈癌根治性放疗的 CTV 勾画共识推荐:CTV 包括宫颈、宫体、宫旁、部分阴道及盆腔淋巴引流区,其中盆腔淋巴引流区的勾画参考上述文献报道的方法。

2. 腹主动脉旁淋巴引流区预防性放疗　宫颈癌腹主动脉旁淋巴引流区放疗又称延伸野照射,是指照射野上界在腹主动脉分叉水平以上,主要用于存在 PALN 转移或预防 PALN 转移的患者,旨在控制腹主动脉旁淋巴引流区转移病灶、减少区域复发及远处转移、从而延长 OS。一般依据影像学或病理对 PALN 转移进行预测。目前局部晚期宫颈癌手术分期的证据尚不充分,影像学分期仍是主要手段。一项荟萃分析结果显示,CT、MRI 和 PET/CT 对 PALN 的预测敏感性分别为 68%、54% 和 71%~81%,特异性分别为 90%、94% 和 97%~98%。虽然 PET/CT 较 CT 和 MRI 有更高的敏感性和特异性,但 PET/CT 诊断的精确度仍不能完全满足临床需要。有研究显示,PET/CT 判断局部晚期宫颈癌淋巴结转移的假阴性率为 8.4%~13.6%。

PALN 转移是宫颈癌主要的预后不良因素之一,因此,如何预测 PALN 转移,并对高危患者进行腹主动脉旁淋巴引流区预防性照射或将成为改善宫颈癌预后的重要方法。目前,髂总淋巴结转移是比较公认的 PALN 转移的危险因素。此外,Huang 等的研究分析了 758 例宫颈癌患者接受盆腔照射的疗效,其中 80 例患者出现 PALN 复发,多因素分析提示肿瘤标志物鳞状细胞癌抗原(squamous cell cancinoma antigen,SCC)明显升高(>40ng/mL)、广泛宫旁受侵和盆腔淋巴结转移是 PALN 转移的独立预后因素。也有研究显示,非鳞癌和双侧盆腔淋巴结转移是 PALN 转移的独立预后因素。Wang 等回顾性分析了 ⅠB3~ⅢC1r 期宫颈癌患者 572 例,多因素分析结果显示,盆壁受累和盆腔转移淋巴结 ≥2 枚是 PALN 转移的独立危险因素。

在宫颈癌同步放化疗成为标准治疗之前,多项随机对照研究比较了盆腔放疗和预防性延伸野放疗的疗效和不良反应。RTOG 7920 研究纳入了 ⅠB~ⅡA 期(直径 ≥4cm)或 ⅡB 期宫颈癌患者 367 例,随机分为盆腔照射组和预防性延伸野照射组,放疗均采用传统二维放疗技术。结果显示,与盆腔照射组相比,预防性延伸野照射组取得了更好的长期生存,两组 10 年 OS 分别为 44% 和 55%(P=0.02),DFS 分别为 40% 和 42%(P=0.44),远处转移率分别为 16% 和 23%(P=0.053)。不良反应方面,预防性延伸野照射组 4~5 级不良反应发生率略高于盆腔照射组(8% vs 4%,P=0.06),但差异未达到统计学意义。一项荟萃分析结果显示,预防性延伸野照射可降低死亡风险(HR 0.67,95% CI 0.48~0.94)和 PALN 失败风险(RR 0.36,95% CI 0.18~0.70),但未能显著改善 PFS。

随着局部晚期宫颈癌同步放化疗的逐渐普及,越来越多的学者探索在同步放化疗基础上采用预防性延伸野照射与盆腔照射的优劣,但目前尚无大型的前瞻性随机对照研究结果。RTOG 9001 研究纳入了 ⅡB~ⅣA 期或合并高危因素(肿瘤直径 ≥5cm 或 PALN 阳性)的 ⅠB~ⅡA 期宫颈癌患者,结果显示,盆腔照射联合同步化疗优于单纯延伸野照射,可以降低 51% 的复发风险,尤其在 ⅠB~ⅡB 期患者中差异更明显,而严重晚期放疗不良反应的发生率两组相似。Asiri 等的一项前瞻性随机对照研究计划纳入 102 例 ⅡB~ⅣA 期、影像学评估 PALN 阴性的宫颈癌患者,随机分为预防性延伸野照射组和盆腔照射组,所有患者均接受同步化疗。实际有 74 例患者纳入分析,中位随访 60 个月,结果显示,预防性延伸野照射组的 PALN 控制率(97.1% vs 82.1%,P=0.02)、远处控制率(86.9% vs 74.7%,P=0.03)、DFS(80.3% vs 69.1%,P=0.03)和 OS(72.4% vs 60.4%,P=0.04)均显著高于盆腔照射组,且两组急性及晚期不良反应相似。Lee 等的研究回顾性分析了 ⅠB2~ⅣA 期、盆腔淋巴结阳性、PALN 阴性的宫颈癌患者 198 例,分析预防性延伸野照射的优劣。结果显示,预防性延伸野照射可提高髂总淋巴结转移或 ≥3 枚盆腔淋巴结转移患者的 5 年 PALN 无复发生存(100.0% vs 56.8%,P<0.001)和 5 年 OS(93.9% vs 56.5%,P<0.001)。Meng 等的研究回顾性分析了接受根治性放化疗的 ⅢB 期(2018 年 FIGO 分期)宫颈癌患者 133 例,发现延伸野照射可明显提高 ⅢB 期宫颈癌患者的 5 年 DFS(80.4% vs 57.2%,P=0.002)、OS(80.3% vs 66.3%,P=0.013)和无野外复发生存(90.8% vs 71.9%,P=0.073)。然而也有回顾性研究表明,预防性延伸野照射

可降低局部晚期宫颈癌患者的远处转移率和 PALN 转移率,但未能改善 PFS 和 OS。此外,还有一些研究得到了阴性的结论。Oh 等的研究纳入了 126 例 MRI 提示盆腔淋巴结转移且无 PALN 转移的ⅠB~ⅣA 期宫颈癌患者,结果显示,预防性延伸野较盆腔野未能降低 10 年 PALN 复发率(6.9% vs 10.1%,P=0.421),而且增加了急性胃肠道不良反应的发生率(40.4% vs 35.1%,P=0.046)。

关于腹主动脉旁淋巴引流区的靶区勾画方面,宫颈癌预防性延伸野照射的上界为左肾静脉水平,如合并 PALN 转移,靶区上界根据累及的淋巴结范围向头侧适当延伸。2013 年 Takiar 等的一项研究纳入了 72 例经 PET/CT 证实存在 PALN 转移的宫颈癌患者并评估了 PALN 分布位置,发现所有淋巴结至腹主动脉的平均距离为 8.3mm(3~17mm),至下腔静脉的平均距离为 5.6mm(2~10mm),60% 位于下 1/3 区域,36% 位于中 1/3 区域,4% 位于上 1/3 区域。2018 年 Keenan 等的一项前瞻性研究纳入 21 例经 PET/CT 证实存在 39 处 PALN 转移的宫颈癌患者并进行 CTV 勾画,结果显示,腹主动脉旁左右外扩 15mm、余周围外扩 10mm,下腔静脉向内外扩 8mm、向后侧外扩 6mm,可包括 97% 的 PALN。Chao 等的研究发现勾画腹主动脉旁淋巴引流区时,包括腹主动脉左侧 2cm、下腔静脉右侧 1cm 以及腹主动脉腹侧 5mm 的范围可包全 100% 的 PALN。

3. 腹股沟淋巴引流区放疗　NCCN 指南推荐,对于病变侵及阴道下 1/3 的宫颈癌,放疗靶区应包括双侧腹股沟淋巴引流区,这一推荐主要基于阴道下 1/3 受侵的阴道癌的治疗原则。研究表明,阴道下 1/3 受侵时易出现腹股沟淋巴结转移,因此建议选择性照射腹股沟淋巴引流区以减少局部复发。但国内也有研究认为,阴道下 1/3 受侵的宫颈癌患者中出现腹股沟淋巴结转移的概率仅 2%~8%,但预防性照射腹股沟淋巴引流区后发生放射性皮炎、下肢水肿等不良反应的风险近 24%,且预防性照射组和未照射组腹股沟淋巴结复发的概率并无显著性差异。因此,有学者提出阴道下 1/3 受侵的宫颈癌患者是否有必要进行预防性腹股沟淋巴引流区照射还有待商榷。

4. 宫旁 / 盆壁补量　对于肿瘤体积较大、侵及盆壁的患者,其疾病相关生存明显劣于无宫旁、盆壁受累的患者。NCCN 指南(2022 年第 1 版)推荐,对于有宫旁 / 盆壁侵犯的患者,可在完成初始 EBRT 后进行宫旁 / 盆壁补量 5~10Gy。

早期的宫旁 / 盆壁补量采用的是 EBRT 补量方式。Logsdon 等的研究建议,如果全盆腔 EBRT 可以使盆壁剂量达到 40~45Gy,推荐盆壁小范围补量至总剂量 60~62Gy(包含盆腔 EBRT+BT 的剂量),补量一般安排在两次 BT 之间,从而使总疗程按期完成。在补量剂量方面,既往研究大多选择 5.4Gy 以上的剂量。Huang 等的回顾性研究纳入了 191 例ⅠB~ⅣA 期宫颈癌患者,采用传统的四野箱式放疗,给予盆腔 EBRT(44~45Gy/22~25f)以及高剂量率 BT(A 点剂量 19.2~24Gy/5f),其中 127 例患者 EBRT 结束后根据具体情况进行双侧宫旁和盆腔补量(5.4~14.4Gy/3~8f),补量期间为了减轻肠道反应采用了中线遮挡的方式。所有患者按照 EBRT 剂量分为三组,未补量组(44~45Gy)、低补量组(50~54Gy)和高补量组(>54Gy)。结果发现,高补量组放射性直肠炎发生率高于低补量组和未补量组(51%、34% 和 12%,

$P<0.000\ 1$）。这一研究说明,即使采用了中线遮挡的方式,使用 EBRT 进行宫旁/盆壁补量仍有很大可能加重直肠的不良反应,其原因可能是中线遮挡很难保护上段直肠,从而造成直肠受量偏高。此外,多项研究着重探索了 EBRT 以外的宫旁/盆腔补量方式,有学者提出使用经阴道组织间插植 BT 的方式进行宫旁补量优于通过 EBRT 进行宫旁补量。研究对比了腔内 BT+组织间插植 BT 和腔内 BT+EBRT 宫旁补量的方式,结果显示前者不仅能更好地覆盖目标体积,还能更好地保护正常组织。随着放疗技术的不断进步,其他提高放疗精准度、更好地保护正常组织的方式还包括图像引导的宫旁补量等。

三、宫颈癌近距离放疗

(一) 近距离放疗是宫颈癌根治性放疗中不可缺少的一部分

早在 1970 年,BT 就已广泛用于治疗宫颈癌。1991 年,Lanciano 等对 1 558 例宫颈鳞癌患者治疗的数据进行分析,结果显示,与高盆腔控制率相关的唯一治疗因素是实施 BT（$P<0.002$）。对 A 点剂量进行评估,发现Ⅲ期患者的 A 点剂量 ≥85Gy 时预后较好（$P<0.001$）。该研究确立了 BT 在宫颈癌治疗中的重要地位。此后也有多项研究表明 BT 的实施与宫颈癌生存率提高显著相关。

随着 EBRT 技术的不断进步,BT 在宫颈癌治疗中的使用率曾出现下降。2013 年,Han 等的一项基于 SEER 数据库的研究纳入了 7 359 例ⅠB2~ⅣA 期宫颈癌患者,结果显示,BT 使用率由 1988 年的 83% 降至 2009 年的 58%,但接受 BT 的患者疾病特异性生存（$HR\ 0.64$,95% $CI\ 0.57\sim0.71$）和 OS（$HR\ 0.66$,95% $CI\ 0.60\sim0.74$）显著高于未接受 BT 者。Gill 等基于 NCDB 数据库的研究纳入 2004 年至 2011 年治疗的ⅡB~ⅣA 期宫颈癌 7 654 例患者进行分析,发现 BT 使用率由 2004 年的 96.7% 降至 2011 年的 86.1%。多因素分析显示,采用 EBRT 补量的患者 OS 显著低于采用 BT 的患者（$HR\ 1.86$,95% $CI\ 1.35\sim2.55$）。此外,未行 BT 较未行化疗对患者的预后影响更大（$HR\ 1.61$,95% $CI\ 1.27\sim2.04$）。Robin 等基于 NCDB 数据库的另一项研究分析了 15 194 例宫颈癌患者的疗效,也得出了相同的结论。

近期一项回顾性研究分析了Ⅰ～Ⅳ期宫颈癌患者 220 例,其中 134 例接受 EBRT 联合 BT（单次 6Gy,共 3~5 次）,86 例仅接受 EBRT（通过 EBRT 补量来替代 BT,使总剂量达到 64~72Gy）。结果再一次证实,接受 EBRT 联合 BT 患者的 5 年 OS 显著高于未行 BT 者（68.5% vs 35.4%,$P<0.000\ 1$）。美国近距离治疗协会在 2012 年局部晚期宫颈癌治疗规范指南中也强调了 BT 的重要性。NCCN 指南（2022 年第 1 版）也一贯强调,不能以任何 EBRT 技术,如 IMRT、容积调强放疗（volumetric modulated arc therapy,VMAT）或立体定向体部放疗（stereotactic body radiation therapy,SBRT）等技术,替代近距离放疗。

(二) 二维近距离放疗和图像引导近距离放疗

BT 的剂量学系统经历了 1914 年斯德哥尔摩系统（采用高强度源、分次照射）、1919 年巴黎系统(采用低强度源、连续照射)、1938 年曼彻斯特系统(根据容器大小不同组合、可计算 A 点剂量)的衍变,目前常用的 Fletcher 施源器也是由曼彻斯特系统施源器演变而来,在临床中仍有重要价值。

传统 BT 为二维腔内放疗,采用前后位和侧位 X 线片来评估施源器位置和 A 点剂量。传统的宫颈癌 BT 剂量学系统采用 1985 年国际放射单位和测量委员会(International Commission on Radiation Units and Measurements,ICRU)38 号报告推荐的点剂量方式进行评估,到目前为止,A 点作为宫旁参考点仍是应用最广泛的、有效的、可重复性的剂量参数。然而,A 点剂量系统对肿瘤的三维形状描述不完善,对肿瘤和正常组织的相对关系描述不够个体化。三维腔内放疗则采用 CT 或 MRI 图像引导进行影像定位、靶区和危及器官(organ at risk,OAR)勾画以及三维计划设计,能减少正常组织受量,提高宫颈局部剂量,从而提高局控率甚至改善生存。

由于 MRI 在软组织成像方面的优势,较 CT 能更清楚地勾画靶区,因此能达到更优的剂量分布。2000 年 GEC-ESTRO 成立工作组,开始研究 MRI 图像引导宫颈癌 BT,并提出三维 BT 概念,2005 年陆续颁布了 4 个专家共识,在 EBRT 中 GTV、CTV 的靶区概念的基础上形成 GTV、高危 CTV(high-risk CTV,HR-CTV)、中危 CTV(intermidiate-risk CTV,IR-CTV)和低危 CTV(low-risk CTV,LR-CTV)等概念,并分为诊断时 GTV(GTV-D)与每次后装治疗时 GTV(GTV-B1、GTV-B2)等,建立以"妇科查体 + 影像学检查"为基础的靶区勾画,考虑了宫颈肿瘤在诊断时、EBRT 过程中及每次 BT 过程中的变化,对观察肿瘤的消退速度及评估疗效更为准确。2016 年 ICRU 在 GEC-ESTRO 系列专家共识的基础上进行归纳总结,形成纲领性文件,即 89 号报告,在三维 BT 的基础上引入时间的概念,提出了图像引导的自适应 BT(image-guided adaptive brachytherapy,IGABT)的概念。

2006 年 Potter 等对 IGABT 的剂量评估提出建议,以 D90、D100 评估 GTV、HR-CTV 和 IR-CTV 的剂量,以 D0.1cc、D1cc、D2cc 或 D5cc、D10cc 等评估 OAR 受量。2009 年 Dimopoulos 的研究证实了 HR-CTV 的平均 D90 和 D100 是预测局部控制率最重要的参数。此外,有研究证实 D2cc 是预测膀胱、直肠不良反应的重要指标。2012 年 Dimopoulos 等完善了 MRI 引导下 BT 的实施规范,推荐通过多平面(横轴位、矢状位、冠状位和斜位)T2 加权图像作为肿瘤和重要器官靶区勾画的"金标准",放疗前及放疗过程中应行 MRI 检查作为参考。ICRU89 号报告对此进行了详细论述。

Shin 等的研究比较了宫颈癌 CT 图像引导下的二维 BT 计划和三维 BT 计划的剂量体积参数和危及器官的受照射体积。研究共纳入 30 例宫颈癌患者,分别进行二维计划和三维计划设计,所有患者均进行 CT 扫描,并在重建 CT 图像上获得相应的剂量和体积参数。根据二维计划的 A 点处方剂量的 100% 等剂量线能否包括三维计划的 CTV 分为两组,1 组为能够包括(20 例),2 组为不能包括(10 例)。结果显示,虽然两组治疗前 MRI 测得的肿瘤最大径差异未达到统计学意义(3.9cm vs 4.5cm,P=0.180),但 BT 计划时 1 组患者的平均残留 GTV 体积(11.6cm^3 vs 23.7cm^3,P=0.003)和 CTV 体积(24.9cm^3 vs 44.7cm^3,P=0.003)均显著低于 2 组。对于所有患者,二维计划的平均接受 100% 处方剂量的体积(reference volume receiving 100% of the prescribed dose,V_{ref})显著高于三维计划(129.6cm³ vs 97.0cm³,$P=0.003$),其中 1 组二维计划的平均 V_{ref} 也显著高于三维计划(129.7cm³ vs 67.9cm³,$P<0.001$),但 2 组却未观察到这一差异(129.4cm³ vs 155.0cm³,$P=0.120$)。其他剂量体积参数方面,对于所有患者,三维计划的靶区覆盖指数(coverage index,CI)(1.00 vs 0.98,$P=0.020$)、适形指数(conformal index,COIN)(0.34 vs 0.23,$P<0.001$)和靶外体积指数(external volume index,EI)(2.15 vs 3.86,$P<0.001$)均显著优于二维计划。三维计划在 1 组的 COIN(0.36 vs 0.19,$P<0.001$)和 EI(1.90 vs 4.70,$P<0.001$)的优势更为明显,但 CI(1.00 vs 1.00,$P=1.000$)与二维计划相比差异未达到统计学意义;而在 2 组则显示出 CI(0.94 vs 1.00,$P=0.010$)的优势,COIN(0.29 vs 0.30,$P=0.860$)和 EI(2.64 vs 2.19,$P=0.320$)的差异未达到统计学意义。危及器官受量方面,三维计划仅显著降低了 1 组膀胱和直肠的平均最大点剂量和受照体积,2 组并未显示出这一优势。根据上述结果,研究认为,残留病灶较小时,在保证病灶接受充足处方剂量的前提下,三维计划具有更好的适形性,并且能减少正常组织的受照体积,优于二维计划;残留病灶较大时,三维计划的照射范围反而大于二维计划,这是因为肿瘤体积已经超过了 A 点的评估范围,如仍将 A 点作为剂量参考点,可能导致靶区内欠量,而三维计划因具有图像引导,能更为精确的勾画靶区。因此,CT 引导的三维 BT 计划较二维 BT 计划具有更好的靶区覆盖率和减少正常组织受照射的优点。

Viswanathan 等的研究进一步对比了 MRI 和 CT 图像引导下三维 BT 计划的差异。该研究纳入 10 例宫颈癌患者,所有患者在置入施源器后均需接受 MRI 和 CT 扫描,并分别制作 MRI 和 CT 图像引导下的三维计划。CT 图像上 HR-CTV 的勾画方法由 GEC-ESTRO 针对 MRI 图像的勾画指南修改而来。研究结果显示,HR-CTV$_{CT}$ 的平均宽度(5.1cm vs 4.5cm,$P=0.05$)显著大于 HR-CTV$_{MRI}$,但两者的高度(4.4cm vs 4.6cm,$P=0.05$)和厚度(3.5cm vs 3.6cm,$P=0.05$)差异未达到统计学意义。靶区受量方面,HR-CTV$_{MRI}$ 的平均 V100(96% vs 86%,$P=0.01$)、D100(5.4Gy vs 3.4Gy,$P<0.01$)和 D90(8.7Gy vs 6.7Gy,$P<0.01$)均显著高于 HR-CTV$_{CT}$。此外,该研究还评估了危及器官受量,两种三维计划下膀胱和直肠的 D0.1cc、D1cc 和 D2cc 均相似。因此,该研究认为,基于 CT 图像和 MRI 图像勾画靶区对于危及器官受量影响较小,但由于未使用造影剂时 CT 图像上病灶和正常宫颈组织同样表现为等密度,因此病灶宽度可能被高估,靶区范围增大而靶区内剂量下降。该学者此后的另一项研究再次指出,MRI 相比 CT 在判断宫旁病灶的退缩情况更具优势。综上所述,MRI 图像仍是 CTV 勾画的最佳标准。

在临床疗效方面,也有多项研究显示出了 IGABT 的优势。在一项纳入了 13 项随机临床研究的荟萃分析(3 128 例,EBRT+ 传统 BT+ 同步化疗)和一项较大样本的回顾性研究(1 499 例,EBRT+ 传统 BT)中,采用传统二维 BT 的宫颈癌患者 3 年盆腔控制率均为 77%。英国一项来自 42 个中心的 1 243 例局部晚期宫颈癌患者的调查结果显示,采用传统二维 BT 的患者 5 年 OS 和肿瘤特异性生存(cancer-specific survival,CSS)分别为 55% 和 59%。

RetroEMBRACE 研究回顾性分析了 12 个中心 731 例接受 IGABT 的宫颈癌患者,其中 80.9% 接受了至少 1 次 MRI 图像引导,19.1% 仅接受 CT 图像引导。结果显示,总体 3 年和 5 年的局部控制率分别为 91% 和 89%,盆腔控制率分别为 87% 和 84%,OS 分别为 74% 和 65%,CSS 为 79% 和 73%。与既往研究数据相比,IGABT 较传统 BT 可提高约 10% 的局部控制率、10% 的 OS 和 14% 的 CSS。此外,该研究还指出,IGABT 较传统 BT 对局部控制率的提高幅度在分期较晚的患者中更大,而对 OS 和 CSS 的提高则在分期较早的患者中更为明显。STIC 研究是一项前瞻性非随机研究,共纳入了宫颈癌患者 705 例,比较了传统 BT 和 IGABT 的疗效,其中 81.8% 接受 CT 图像引导。结果显示,在接受根治性放化疗的 235 例患者中,IGABT 有改善 2 年局部无复发生存率(78.5% vs 73.9%)的趋势,且 3~4 级不良反应发生率更低(2.6% vs 22.7%)。EMBRACE-Ⅰ研究是一项前瞻性、观察性、多中心研究,目的是评估宫颈癌放化疗患者接受 MRI-IGABT 后肿瘤的局部控制率和不良反应,共纳入了 2008 年至 2015 年 24 个中心 1 416 例宫颈癌患者。2021 年公布的最新研究结果显示,5 年局部控制率达 92%,且ⅠB1~ⅣB 期(ⅣB 期仅纳入存在低于 L1~L2 间隙的腹主动脉旁淋巴结转移的患者)之间的局部控制率差异未达到统计学意义(89%~100%,$P=0.31$);5 年 3~5 级泌尿生殖道、胃肠道和阴道不良反应分别为 6.8%、8.5% 和 5.7%。

总之,IGABT 技术的优势毋庸置疑,但由于采用全程三维图像引导,特别是 MRI 图像引导的三维腔内放疗,耗时长,对设备和人员要求较高,在国内无法覆盖所有患者,难以广泛推广。因此,将 CT 图像引入传统的二维腔内放疗定位中也是一种选择。通过这种定位模式,可以发现施源器置入导致的子宫穿孔或位置不佳,及时调整施源器位置,宫颈和子宫过大或过小的患者也可以调整宫颈、子宫的剂量分布,避免肿瘤欠量或周围正常组织受量过高。这种通过三维 CT 图像来指导二维计划设计的方法耗时较短、方便快捷,而且对设备和人员要求不高,不失为对二维计划的补充和完善,较容易在临床得到推广。

(三) 近距离放疗剂量

根据 NCCN 指南(2022 年第 1 版)以及 2020 年近距离后装治疗中国专家共识的相关推荐,结合临床实践,BT 剂量相关内容推荐如下:

BT 剂量应与 EBRT 剂量统筹考虑,需要将 BT 剂量换算成相当于 2Gy 的等效剂量 (equivalent dose in 2Gy/f,EQD2),采用二维腔内放疗技术时,A 点的 EQD2 因分期不同有所差异。原则上,早期宫颈癌 EBRT 联合 BT 总剂量至少需要达到 75Gy,局部晚期宫颈癌至少达到 85Gy。ⅠA1 期合并 LVSI 和ⅠA2 期一般常规建议 EBRT 联合 BT,总剂量应达到 75~80Gy,但对于仔细选择的患者,单纯 BT(不联合 EBRT)也可作为一种选择。ⅠB1 期、ⅠB2 期和ⅡA1 期剂量达到 80~85Gy,ⅠB3 期、ⅡA2 期和ⅡB~ⅣA 期剂量应达到 85Gy 及以上。剂量分割模式推荐 6Gy×5 次或 7Gy×4 次,每周 1~2 次,BT 当天不进行 EBRT。此外,对于超出普通宫腔穹隆施源器覆盖范围之外的阴道下 1/2 受累患者,还需加用阴道中心单通道或多通道柱状施源器对该段阴道进行补量,并注意剂量重叠或欠量。对宫旁受累达盆壁者,除使用 EBRT 技术外,也可选择三维腔内联合插植 BT 进行宫旁 / 盆壁补量。此外,BT 对盆腔淋巴引流区也会有一定的剂量贡献,建议通过 Fletcher 梯形淋巴区定位法来评估,以尽量准确计算 EBRT+BT 的叠加剂量。

采用三维腔内放疗技术时,宫颈癌根治性放疗的 HR-CTV 剂量目标通常是 D90(EQD2)达到 80~85Gy,但对于大肿块或治疗反应不佳者,HR-CTV 剂量目标是 D90 ≥ 87Gy。研究表明,宫颈癌 BT 的剂量与局部控制率存在明显的剂量效应关系,局部晚期宫颈癌采用 EBRT 联合 IGABT 的 HR-CTV 总剂量 ≥ 87Gy 时局部控制率>95%。Schmid 等的研究分析了 1998 年至 2010 年采用 EBRT+IGABT ± 同步化疗的宫颈癌患者 265 例,发生局部复发患者的 HR-CTV 的平均 D90 和 D100 分别为 77Gy 和 61Gy,未复发患者平均 D90 和 D100 分别为 95Gy 和 71Gy($P<0.01$),且 85% 的局部复发患者的 HR-CTV 存在低剂量区(<87Gy)。一项关于 MRI 图像引导的宫颈癌 BT 的剂量效应关系的研究纳入了 141 例宫颈癌患者进行分析,EBRT 剂量为 45~50.4Gy,BT 剂量为 7Gy × 4 次。结果显示,HR-CTV 的 D100 和 D90 与局部控制率显著相关,肿瘤局部控制率>90% 需要 D100>67Gy 且 D90>86Gy。Mazeron 等的一项荟萃分析评估了 1 299 例宫颈癌患者接受 IGABT 的疗效,发现 D90 HR-CTV 波动于 70.9~93.1Gy,且随着 D90 的增加,局部控制率增加($P<0.000\ 1$),当 D90 达到 81.4Gy 时,局部控制率可达到 90%。

四、宫颈癌放疗总治疗时间对预后的影响

多项回顾性和前瞻性研究结果显示,及时完成 EBRT 和 BT 对宫颈癌的局部控制率和生存有着重要的意义。Perez 等的回顾性研究纳入 1 224 例宫颈癌患者,总治疗时间超过 7 周导致盆腔控制率每天下降 0.85%。Petereit 等的一项研究分析了 209 例宫颈癌患者,发现总治疗时间超过 55d 者,总治疗时间每增加 1d,盆腔控制率下降 0.7%,OS 下降 0.6%。NCCN 指南(2022 年第 1 版)推荐,宫颈癌从 EBRT 开始至 BT 结束的总治疗时间不应超过 8 周。

五、不良反应

宫颈癌放疗的不良反应主要包括骨髓抑制、放射性直肠炎、放射性膀胱炎、放射性阴道炎、输尿管狭窄等,其不良反应的发生率与 OAR 受照剂量和受照体积显著相关。在保证靶区剂量的前提下,应合理限制 OAR 受量以及精确使用 IGABT,尽可能降低不良反应发生率。

人体造血活性组织约 25% 分布在骨盆,20% 分布在胸椎,17% 分布在腰椎,而宫颈癌放疗靶区主要涉及盆腔,部分还涉及腹腔,因此骨髓抑制发生率高,且根治性放化疗较单纯放疗进一步加重了骨髓抑制。一些研究显示限制骨髓受量有可能减少骨髓抑制发生率和严重程度。李光等的一项前瞻性随机研究纳入ⅠB2~ⅢB 期宫颈癌患者 164 例,所有患者均接受同步放化疗,且放疗采用 IMRT 技术。试验组限量如下:腰骶部骨髓 V10<85%、平均剂

量<30Gy；骨盆骨髓 V10<80%、V20<70%、V40<30%、平均剂量<30Gy；对照组对骨盆受量不做限定。结果显示，对照组 2 级以上骨髓抑制发生率显著高于试验组(69.5% vs 51.3%，*P*=0.024)，且只有对照组患者发生了 4 级中性粒细胞减少及 4 级血小板减少。该研究提示限制骨髓受量能显著减少血液学毒性。Mell 等的 INTERTECC-2 研究是一项前瞻性、多中心、单臂、Ⅱ期研究，纳入ⅠB1~ⅣA 期宫颈癌患者 83 例，患者均接受采用 IMRT 技术的同步放化疗，其中 35 例患者采用图像引导的 IMRT(image-guided IMRT，IG-IMRT)技术，骨盆骨髓限量为 V10<90%、V20<75%。结果显示，与未接受 IG-IMRT 治疗的 48 例患者相比，IG-IMRT 技术可以进一步减少骨髓受量，并显著减少 ≥3 级急性中性粒细胞减少的发生率(8.6% vs 27.1%，*P*=0.035)。也有报道认为局部骨髓的 TD5/5 为 30Gy，但目前对于宫颈癌放疗的骨髓限制剂量尚无明确共识。

放射性肠炎也是宫颈癌放疗较常见的不良反应，包括急性放射性肠炎和晚期放射性肠炎。急性放射性肠炎最早在放疗开始后数小时或几天内即可出现，但大多数患者在放疗剂量累积达到 30~40Gy 时才会出现腹痛、腹泻、黏液便、血便等症状。晚期放射性肠炎多由急性放射性肠炎迁延而来，一般发生在放疗后 3~6 个月，主要表现为便血、慢性腹痛、便次增多，严重者可出现肠道狭窄、溃疡和瘘管形成。放射性肠炎的发生与放疗剂量显著相关。随着放疗技术的进步，放射性肠炎发生率逐渐降低。2010年 Kang 等回顾性分析了宫颈癌放疗患者 230 例，97 例采用 CT-IGABT，133 例采用二维 BT。结果发现，与二维 BT 相比，CT-IGABT 的严重晚期直肠出血发生率由 13% 降至 2%。此外，对于肿瘤>4cm 的患者，IGABT 在减轻晚期肠炎方面的优势更加明显。EMBRACE 研究显示，≥2 级直肠不良反应发生率为 10% 时，直肠 D2cc 为 69.5Gy。直肠 D2cc ≥75Gy 时，3 年瘘的发生率为 12.5%，显著高于其他低剂量组(<75Gy)的 0%~2.7% (*P*<0.000 1)。IGABT 技术能更好地评估并限制直肠受量，从而减少晚期直肠不良反应的发生。目前 NCCN 指南推荐直肠的剂量限制为 D2cc ≤ 65~75Gy，乙状结肠的剂量限制为 D2cc ≤ 70~75Gy。

放射性膀胱炎主要的病理表现为膀胱黏膜溃疡、血栓、出血及炎症反应等，发病迅速，可为持续性或反复性。临床发病时间差异性较大，急性型症状出现在放疗开始至放疗后 6 个月内，亚急性型出现在放疗后 6 个月~2 年，慢性型则出现在放疗后 2 年以上，甚至数十年。Mantana 等的研究显示，放射性膀胱炎的风险随着平均膀胱剂量的增加而增加，平均膀胱剂量 ≤50Gy 的患者放射性膀胱炎发生率为 3%，≥80.01Gy 的患者发生率为 12%。2011年 Potter 等的研究纳入了ⅠB~ⅣA 期的宫颈癌根治性放疗患者 156 例，膀胱的 D2cc 剂量为 86±17Gy，急性放射性膀胱炎发生率约为 90%~95%，而 50% 左右在放疗后数月甚至数年间逐渐演变为慢性放射性膀胱炎。EMBRACE 研究显示，膀胱 D2cc 从 75Gy 增加至 80Gy 时，4 年 ≥2 级膀胱炎的发生率从 8% 提高到 13%。此外，放疗前已有泌尿系不适症状和超重/肥胖也是 ≥2 级膀胱炎发生的相关因素。目前指南推荐的膀胱限量为 D2cc ≤ 80~90Gy。

放射性阴道炎是宫颈癌放疗导致的一组常见但经常被忽略的不良反应。EBRT 联合 BT、特别是 BT 时侵入性操作对阴道的影响,可能造成阴道黏膜破损和正常阴道菌群的破坏,进而引起阴道感染、粘连、纤维化,最终导致阴道干涩、出血、缩短和狭窄,并伴有阴道分泌具有润滑功能的体液减少,从而造成性交痛等影响患者生活质量的症状。一般急性放射性阴道炎常发生在放疗期间及放疗结束后 3 个月内,慢性的阴道并发症多发生于治疗后 2 年内,主要为阴道狭窄,严重的阴道并发症较为少见。EMBRACE 研究前瞻性评价了宫颈癌放化疗患者的性生活情况。结果显示,中位随访 36 个月,41.5% 的患者报告无性生活,12.3% 的患者报告偶尔有性生活,46.3% 的患者报告性生活较频繁。放疗前,患者性活动时阴道干涩、阴道缩短、阴道紧缩和疼痛分别占 7.1%、2.9%、4.8% 和 10.5%。放疗后这些性功能问题分别上升至 38.4%、36.4%、34.2% 和 33.5%。剂量学方面,直肠阴道参考点为 55Gy、65Gy、75Gy 和 85Gy 时,≥2 级阴道狭窄的发生率分别为 16%、20%、27% 和 34%。因此,EBRT 时注意限制阴道受量以及采用 IGABT 技术提高放疗精准度,对放射性阴道炎的预防和减轻非常重要,放疗后合理的阴道冲洗、阴道扩张和尽早恢复正常性生活也是重要的预防手段。

输尿管狭窄方面,我国有回顾性研究指出对于接受常规放疗的宫颈癌患者,盆腔放疗总剂量和是否为术后放疗显著影响输尿管狭窄的发生率。近年来,IMRT 和 IGABT 技术的应用降低了输尿管并发症的风险。一项纳入 1 860 例来自 RetroBMBRACE 和 EMBRACE 患者的研究中,32 例患者(1.7%)出现 3~4 级输尿管狭窄。Ⅰ期患者 3 年和 5 年 3~4 级输尿管狭窄的风险分别为 0.4% 和 1.0%;Ⅱ期患者 3 年和 5 年输尿管狭窄的风险均为 1.0%;Ⅲ～Ⅳ期如果没有肾积水,IGABT 后发生输尿管狭窄的风险在 3 年和 5 年时分别为 2.2% 和 4.8%;而对于诊断为伴有肾盂积水的Ⅲ～Ⅳ期患者,IGABT 后 3 年和 5 年发生输尿管狭窄的风险均为 11.5%。因此,对于接受 IGABT 的宫颈癌患者,即使是Ⅲ～Ⅳ期患者,如果在诊断时没有肾积水,其发生严重输尿管狭窄风险非常低,但对于诊断时合并肾积水的Ⅲ～Ⅳ期患者,输尿管狭窄发生的风险较大。

与三维适形放疗(3-dimensional conformal radiation therapy,3D-CRT)技术相比,IMRT 技术可以减轻患者放疗的急性和晚期不良反应。RTOG 1 203 研究是一项对比 IMRT 和 3D-CRT 后急性不良反应的前瞻性、随机对照、Ⅲ期临床研究,纳入了宫颈癌或子宫内膜癌术后患者 289 例。结果显示,与 3D-CRT 相比,IMRT 显著减轻放疗 5 周时患者的腹泻(51.9% vs 33.7%,$P=0.01$)、大便失禁(9.3% vs 1.1%,$P=0.01$)等急性肠道不良反应和泌尿系不良反应。PARCER 研究则对比了 IG-IMRT 和 3D-CRT 后晚期不良反应的发生率。该研究纳入 300 例宫颈癌术后患者,中位随访 46 个月,IG-IMRT 较 3D-CRT 显著减少了 3 年 ≥2 级晚期胃肠道不良反应(21.1% vs 42.4%,$P=0.001$)和任意晚期不良反应(28.1% vs 48.9%,$P=0.001$)。生存方面,两组 3 年无盆腔复发率(81.8% vs 84%,$P=0.55$)和 DFS(81.2% vs 71.9%,$P=0.894$)差异均未达到统计学意义。

第四节
晚期、复发转移性宫颈癌的治疗

一、晚期宫颈癌的放疗

对于初诊即出现远处转移的晚期宫颈癌患者,虽然一定程度上失去根治机会,但是仍可以根据具体病情,给予个体化的治疗,尽可能达到改善生活质量、延长生存的目的。

宫颈癌最常见的转移途径是按照淋巴引流规律发生淋巴结转移,因而,仅存在淋巴结转移的ⅣB期宫颈癌,仍有临床治愈的机会。2012年发表的一项回顾性研究纳入25例同时存在左锁骨上淋巴结转移和PALN转移的ⅣB期宫颈癌患者(第1组)和101例单纯PALN转移的宫颈癌患者(第2组)。除第1组还需要接受左锁骨上淋巴引流区放疗(59.4Gy)外,两组腹膜后、盆腔EBRT和BT方案相同,所有患者均接受含铂方案同步化疗。结果显示,第1组3年DFS显著低于第2组(33% vs 57%,$P<0.01$),3年OS虽然也低于第2组,但未达到统计学差异(49% vs 69%,$P=0.24$),且加上左锁骨上淋巴引流区照射并未明显增加3~4级不良反应。该临床研究虽然样本量较小,但也为临床决策提供了一定的参考依据。虽然左锁骨上淋巴结转移的ⅣB期宫颈癌患者预后不佳,但仍有部分能够从积极的根治性放化疗中获益,治疗不能等同于其他伴有肝、肺等器官转移的ⅣB期宫颈癌。除了左锁骨上淋巴结转移的ⅣB期宫颈癌,初诊即出现其他远处淋巴结转移的宫颈癌患者,例如腹股沟淋巴结转移、纵隔淋巴结转移等,在临床实践中也可以考虑给予个体化的根治性放疗联合全身系统性治疗,仍然可以获得临床治愈的机会。即使对于一些合并肺、肝、脑等寡转移病灶的晚期宫颈癌患者,也需要和全身广泛转移的晚期宫颈癌加以区别,可以在进行盆腔和/或延伸野放疗的同时,加强以含铂方案为基础的系统性治疗,并针对寡转移灶采用SBRT和/或立体定向放射外科(stereotactic radiosurgery,SRS)技术进行个体化治疗,以控制病情进展,改善生存质量,甚至可以取得临床治愈的效果。

此外,伴有其他部位广泛转移的晚期宫颈癌患者则以全身治疗为主,但由于宫颈本身位置的特殊性,原发灶直接蔓延带来的局部症状,如阴道持续或大量出血、溃烂感染、尿频甚至漏尿、便秘、疼痛等,严重影响患者生活质量,因而,即使是已经广泛转移的晚期宫颈癌患者,也可以进行局部放疗,以改善患者的生活质量。有研究结果提示放疗还可以提高这部分患者的生存。一项基于NCDB数据库的回顾性研究纳入了ⅣB期宫颈癌患者3 169例,结果显示,盆腔放疗的加入可显著改善2年OS(55% vs 23%,$P<0.001$),倾向评分匹配(propensity score matching,PSM)后仍能观察到生存获益。另一项基于SEER数据库的研究也得到了相同的结论。Perkins等的研究回顾性分析了126例ⅣB期宫颈癌患者联合或不联合盆腔放疗的疗效,其中35.8%接受了盆腔放疗,结果显示,盆腔放疗组中位PFS(13.0个月 vs 5.9个月,$P=0.000\ 6$)和OS均显著高于未放疗组(41.6个月 vs 17.6个月,$P=0.005\ 5$)。综上所述,即使伴有广泛远处转移的ⅣB期宫颈癌,也可以根据情况进行姑息性个体化放疗,

部分患者仍然能够从放疗中获益。

二、复发转移性宫颈癌的放疗

宫颈癌治疗后失败的模式包括局部区域复发和远处转移,并以远处转移为主。以 RetroEMBRACE 研究为例,30.4%(222/731)的患者共出现 325 处失败(单发或同时),其中 9.4% 出现局部失败(指宫颈、子宫、阴道上段和宫旁失败,其中 3.3% 为持续性宫颈癌,6.2% 为局部复发),5.6% 出现局部区域失败,13.1% 出现盆腔失败,24.1% 出现盆腔外失败(其中 20.8% 远处转移,8.6% 为 PALN 转移)。在 222 例治疗失败患者中,20.7% 仅有盆腔失败, 56.8% 仅出现盆腔外失败,22.5% 出现局部失败合并远处转移。2020 年复发宫颈癌近距离治疗专家共识将宫颈癌的复发模式归纳为盆腔中心型复发(central pelvic recurrence,CPR)、盆腔外周型复发(lateral pelvic recurrence,LPR)和盆腔外复发(extrapelvic recurrence,EPR)。不同的复发模式采取的挽救治疗手段也不尽相同。CPR 的宫颈癌患者预后差别较大,总体 5 年生存率 21%~73%,手术可切除率不到 20%,且术后并发症发生率高。一般来说,无盆腔放疗史的患者首选根治性同步放化疗,预后较好;放疗或放化疗后复发者可以选择盆腔廓清术,预后较差。对术后出现 CPR 的患者,推荐图像引导下的 IMRT 技术,可以提高放疗精准度并减少 OAR 受量。放疗方案及剂量:盆腔 EBRT 总剂量 45~50Gy,1.8~2.0Gy/次,5 次 / 周,局部病灶和 / 或淋巴结同步推量 10~20Gy,对局部复发灶更推荐通过高剂量率 BT 推量以提高局控率。对于无法耐受 EBRT 或小病灶的患者可以单独使用 BT,病灶浸润深度 <5mm 的患者可选择阴道腔内 BT,如果病灶浸润深度 ≥5mm 则建议组织间插植 BT。剂量及分割模式方面,推荐 EQD2 应达到 75~95Gy,联合外照射时多选择 7Gy×3 次、6Gy×5 次、5.5Gy×4 次等剂量分割模式。NCCN 指南(2022 年第 1 版)建议对盆腔放疗后的 CPR 患者,可考虑盆腔廓清术 ± 术中放疗,病灶直径 ≤2cm 的 CPR 患者,经仔细选择也可以考虑行根治性子宫切除术或 BT。如采取手术治疗,盆腔廓清术主要适用于无盆壁侵犯和远处转移的复发患者,但手术并发症发生率高,患者术后生活质量差。另外由于高剂量率 BT 局部剂量高,对周围正常组织损伤小,可以精确照射小范围靶区,因此对于盆腔放疗后 CPR 但不具备手术指征的患者,如不合并全身转移或全身转移灶已得到控制,无禁忌证可耐受组织间插植 BT,可考虑再程 BT,但目前治疗剂量和分割模式尚无定论。根据临床实际情况,可选择每次 3~10Gy 不等的照射剂量,EQD2>40Gy 者局控率高。

LPR 患者的预后相对 CPR 患者更差,5 年 OS<10%,中位 OS 时间仅为 7~9 个月。对于根治性手术后出现 LPR 的患者,由于复发肿瘤侵及盆壁难以完全切除,应首选同步放化疗,并注意提高盆壁剂量,可选择的技术包括箱式四野照射技术、宫旁序贯 / 同步推量技术、腔内联合组织间插植 BT/ 组织间插植 BT(阴道内插植和会阴部插植)等。LPR 患者同步放化疗的照射剂量和局部推量方案基本同 CPR 患者。NCCN 指南(2022 年第 1 版)对于放疗 / 同步放化疗后 LPR 患者的挽救治疗方案无明确推荐,可选择的方式包括:个体化外照射 ± 全身治疗、手术 ± 术中放疗或全身治疗。对于这部分患者,由于盆壁受侵,盆腔廓清术通常

无法根除复发灶,而再程放疗因为 OAR 的剂量限制也难以达到足够的靶区剂量。目前已经逐步开展的 CT 引导、CT 联合 3D 打印模板引导的放射性粒子植入技术,可能有望作为放疗后出现 LPR 患者的一种挽救治疗手段。

EPR 主要包括腹主动脉旁、锁骨上、腹股沟等区域淋巴结以及远处脏器转移。一般来说,孤立的盆腔外淋巴结复发建议给予该淋巴引流区放疗联合化疗,如果淋巴结转移灶可以推量至 60Gy 以上,预后相对较好,这部分患者放疗后主要失败模式仍为远处转移。对于远处脏器转移的患者,原则上首选全身治疗,对寡转移灶也可以根据情况选择 SBRT 或 SRS。

三、晚期、复发转移性宫颈癌的全身治疗

1980 年起,GOG 就针对晚期、复发转移性宫颈癌进行了一系列前瞻性 Ⅲ 期临床研究,以期找到最佳治疗方案。1981 年的 GOG 26C 研究证实了顺铂($50mg/m^2$)单药化疗的有效性,ORR 达 38%。1990 年后,GOG 开启一系列比较双药化疗方案和顺铂单药化疗的研究(表 2-4-1),其中 GOG169 研究显示 TP 方案化疗可延长晚期、复发转移性宫颈癌患者的中位 PFS,GOG179 研究显示托泊替康联合顺铂方案化疗能改善 OS。此外,GOG 204 研究比较了以顺铂为基础的 4 种双药化疗方案治疗 ⅣB 期宫颈癌的疗效,由于试验组的有效率、PFS 及 OS 均未能优于顺铂和紫杉醇方案,故研究提前终止。

JCOG 0505 研究是一项 Ⅲ 期开放性随机对照的非劣性研究,比较了 TC 方案与 TP 方案用于晚期或复发转移性宫颈癌的疗效。结果显示,TP 方案和 TC 方案的中位 OS 分别为 18.3 个月和 17.5 个月(HR 0.994,非劣性 P 值 0.032),说明 TC 方案不劣于 TP 方案。对于既往没有接受过顺铂化疗的患者,TC 方案的 OS 较短(13 个月 vs 23.2 个月,HR 1.571,95%CI 1.06~2.32)。据此研究者认为,对于晚期或复发转移性宫颈癌,TC 方案并不劣于 TP 方案,但对于从未接受过顺铂化疗的患者,顺铂仍然是非常关键的药物。

表 2-4-1 晚期宫颈癌化疗的前瞻性研究

研究	样本量(例)	化疗方案	客观缓解率	中位 PFS(月)	中位 OS(月)
GOG 169	280	顺铂 + 紫杉醇 顺铂	36% 19%(P=0.002)	4.8 2.8(P<0.001)	9.7 8.8
GOG 179	356	顺铂 + 托泊替康 顺铂	26.7% 13%(P=0.004)	4.6 2.9(P=0.014)	9.4 6.5(P=0.017)
GOG 204	513	顺铂 + 紫杉醇 顺铂 + 长春瑞滨 顺铂 + 吉西他滨 顺铂 + 托泊替康	29.1% 25.9% 22.3% 23.4%	5.82 3.98 4.70 4.57	12.87 9.99 10.28 10.25
JCOG 0505	253	顺铂 + 紫杉醇 卡铂 + 紫杉醇	58.8% 62.6%	6.9 6.2	18.3 17.5(非劣性, P=0.032)

注: PFS: progression-free survival,无进展生存; OS: overall survival,总生存。

GOG 240研究奠定了TP方案化疗联合贝伐珠单抗的靶向治疗在晚期、复发转移性宫颈癌中的一线地位。该Ⅲ期随机对照临床研究采用"2×2"设计方案,随机分为4组:TP、TP+贝伐珠单抗、托泊替康联合紫杉醇、托泊替康联合紫杉醇加贝伐珠单抗。研究共入组452例患者,结果显示,联合贝伐珠单抗组较单纯化疗组显著提高了中位OS(16.8个月 vs 13.3个月,$P=0.006\ 8$)和中位PFS(8.2个月 vs 5.9个月,$P=0.000\ 2$)。值得注意的是,瘘均发生在贝伐珠单抗治疗组(14.5%),且这些患者既往均接受过放疗。此外,另一项于2020年发表的Ⅱ期临床研究(CECILIA研究)也得到了相似的结果。该研究纳入150例晚期宫颈癌患者,给予TC+贝伐珠单抗治疗,中位随访27.8个月,ORR为61%(其中CR率为14%),中位PFS、OS分别为10.9个月和25个月。不良反应方面,17例患者(11.3%)出现瘘,其中16例有盆腔放疗史。因此,在使用贝伐珠单抗时,对于既往接受过盆腔放疗的患者,应警惕瘘的发生。由于宫颈癌目前尚未发现关键致病基因突变,靶向治疗进展缓慢,除贝伐珠单抗外,目前尚无其他靶向药物对宫颈癌有明确疗效。

由于宫颈癌肿瘤免疫微环境中PD-L1往往表现为高表达,且dMMR/MSI-H所占比例中等,因此,免疫治疗在晚期、复发转移性宫颈癌的治疗中发挥了越来越重要的作用,从二线治疗逐渐进入一线治疗。自2015年以来,先后开展了KEYNOTE 028、KEYNOTE 158、CheckMate 358、KEYNOTE 826等多项含宫颈癌或针对宫颈癌的免疫治疗临床研究。其中KEYNOTE 158研究是一项Ⅱ期篮子临床研究,探索了帕博利珠单抗单药用于二线及后线治疗进展期宫颈癌患者的疗效,纳入98例患者,2019年报道的疾病控制率和ORR分别为30.6%和12.2%(PD-L1阳性患者分别为32.9%和14.6%),中位PFS和OS分别为2.1个月和9.4个月(PD-L1阳性患者分别为2.1个月和11个月),2021年美国妇科肿瘤学会会议报道的更新结果显示ORR为14.3%(PD-L1阳性患者为17.1%),额外随访17个月结果显示帕博利珠单抗仍可为进展期宫颈癌患者带来持久的抗肿瘤活性,且安全性可控。NCCN指南从2018年开始推荐免疫治疗用于PD-L1阳性或dMMR/MSI-H晚期、复发转移性宫颈癌的二线治疗。

2021年,免疫治疗在晚期宫颈癌一线治疗中的临床研究也有了突破性进展。KEYNOTE 826研究入组了617例持续、复发或转移性宫颈癌患者,1∶1随机分为2组,一组接受帕博利珠单抗联合铂类为基础的化疗 ± 贝伐珠单抗,另一组接受安慰剂联合铂类为基础的化疗 ± 贝伐珠单抗,帕博利珠单抗或安慰剂每3周进行1次,共进行35周。最新研究结果显示,所有治疗患者中,免疫治疗组和安慰剂组中位PFS分别为10.4个月和8.2个月($P<0.001$)。其中,在548例PD-L1 CPS ≥ 1的患者中,中位PFS分别为10.4、8.2个月($P<0.001$),在317例PD-L1 CPS ≥ 10的患者中,中位PFS分别为10.4个月 vs 8.1个月($P<0.001$)。相应地,免疫治疗组和安慰剂组在整体人群、PD-L1 CPS ≥ 1、PD-L1 CPS ≥ 10的患者中2年OS分别为50.4%和40.4%($P<0.001$)、53.0%和41.7%($P<0.001$)和54.4%和44.6%($P=0.001$),提示无论PD-L1表达状态,帕博利珠单抗 + 化疗 ± 贝伐珠单抗均能显著提高患者的PFS和OS。但需要注意的是即使联合免疫治疗,PFS也仅延长了2个月左

右。因此,临床实践中需要综合评估患者情况选择合适的治疗方案,例如对于 PALN、锁骨上淋巴结等局部区域失败的患者,除全身治疗外,也应积极进行放疗。

综上所述,根据 NCCN 指南(2022 年第 1 版),持续、复发或转移性宫颈癌的一线治疗方案推荐如下:PD-L1 阳性的患者推荐帕博利珠单抗联合紫杉醇及铂类化疗 ± 贝伐珠单抗靶向治疗,或者紫杉醇联合铂类化疗 ± 贝伐珠单抗靶向治疗等。二线或后续治疗方案推荐如下:帕博利珠单抗用于 PD-L1 阳性或 MSI-H/dMMR 患者,纳武利尤单抗用于 PD-L1 阳性患者,其他药物包括贝伐珠单抗、白蛋白紫杉醇等。

第五节
宫颈小细胞神经内分泌肿瘤的治疗

1997 年,美国癌症研究会将宫颈神经内分泌癌分为典型类癌、非典型类癌、大细胞神经内分泌癌和小细胞神经内分泌癌(neuroendocrine carcinoma of the cervix,NECC)。2014 年,WHO 妇科肿瘤分类将宫颈神经内分泌癌分为低级别和高级别神经内分泌肿瘤,其中低级别肿瘤包括典型类癌和非典型类癌,而高级别肿瘤包括小细胞和大细胞神经内分泌癌。宫颈 NECC 约占宫颈肿瘤的 0.9%~1.5%,恶性程度较高,其妇科查体常表现为宫颈大病灶,有时呈桶状外观,常伴有淋巴结转移,易出现远处转移,预后较差。小细胞 NECC 通常也与 HPV 感染相关,HPV 18 和 HPV 16 感染最常见,其中 HPV 18 阳性占 13%~82%,HPV 16 阳性占 3%~30%。

NCCN 指南(2022 年第 1 版)针对宫颈小细胞神经内分泌癌提出了诊疗规范。小细胞 NECC 若局限于宫颈,且肿瘤直径 ≤4cm,推荐行根治性子宫切除术联合盆腔淋巴结清扫术 ± PALN 取样术或者选择同步放化疗,化疗方案建议依托泊苷 + 顺铂 / 卡铂。小细胞 NECC 的术后放化疗指征相对鳞癌和腺癌来说放得更宽,早期(ⅠA1~ⅡB2 期 / ⅡA1 期)患者术后亦推荐全身化疗或术后放疗。小细胞 NECC 若局限于宫颈,且肿瘤直径>4cm,则推荐同步放化疗或新辅助化疗后考虑手术,若接受了手术,则行同步放化疗,若未接受手术,也推荐行辅助放疗或辅助放化疗。

局部晚期宫颈 NECC,推荐同步放化疗联合辅助化疗或者新辅助化疗联合同步放化疗,化疗方案建议依托泊苷 + 顺铂 / 卡铂。

晚期宫颈 NECC 需要评估是否适合局部治疗,适合局部治疗者,可考虑局部治疗联合全身治疗,不适合局部治疗者,推荐全身治疗。

第六节
妇科肿瘤淋巴引流区定义

本节主要依据 2005 年、2007 年发表的盆腔淋巴引流区勾画共识和指南及 RTOG 2020 年发表的子宫内膜癌及宫颈癌术后放疗的靶区勾画共识,结合腹膜后淋巴引流区及腹股沟淋巴引流区勾画的相关研究和共识,列出了妇科肿瘤相关淋巴引流区的边界定义和各分区勾画示例(表 2-6-1)。淋巴引流区勾画示例见图 2-6-1~ 图 2-6-11。

勾画说明:

1. 腹主动脉旁淋巴引流区可分为上段(T12 上缘至 L1~L2 椎间隙)、中段(L2 上缘至 L3~L4 椎间隙)和下段(L4 上缘至 L5~S1 椎间隙)。由于腹主动脉旁淋巴引流区上段及下腔静脉右侧区域发生淋巴结转移的概率很低,L1~L2 椎间隙以上的靶区无需包括下腔静脉右侧的区域,甚至部分下腔静脉也可不在靶区范围内,随着靶区向下延伸,逐渐将下腔静脉完全包括在靶区内,并且沿下腔静脉周围外扩 3~5mm。对影像学提示淋巴结阴性的患者或考虑正常组织无法耐受放疗不良反应的患者,上段腹主动脉旁淋巴引流区也可不包括在靶区内。关于腹主动脉旁淋巴引流区的上界,NCCN 指南(2022 年第 1 版)推荐:子宫内膜癌腹主动脉旁淋巴引流区的上界至少应高于肾血管水平 1~2cm,宫颈癌腹主动脉旁淋巴引流区的上界应为肾血管水平,对上段淋巴结阳性的患者应将靶区上界适当向头侧延伸。

2. 在勾画腹主动脉和下腔静脉间的区域时,腹主动脉与下腔静脉之间的区域均应包括在靶区内,且不建议将中间区域的前界向后修回,应至少保持中间区域的前界与腹主动脉血管外扩后的前界、下腔静脉血管外扩后的前界在同一直线,或将中间区域再向腹侧外扩 5mm,不能为了躲避小肠等正常器官而缩小靶区体积。

3. 闭孔淋巴引流区的内侧界应平行盆壁,沿髂外淋巴引流区内侧界向后延伸至髂内淋巴引流区内侧界,引流区宽度一般为 15~18mm,根据盆腔内脏器位置确定内界,应注意勾画闭孔淋巴引流区时,不应包括闭孔内肌前外侧的闭膜管。

4. 一般认为髂内及髂外淋巴引流区(内组、中间组)的前、后、内界应沿血管均匀外扩 7mm,外侧界应沿腰大肌和盆壁边缘勾画;有研究指出髂外淋巴引流区的外侧组边界需外扩至血管外 7~10mm,Taylor 等的研究甚至认为,在勾画外侧组淋巴引流区时应将前界、外侧界外扩至血管外 17mm,以尽可能覆盖髂外外侧组淋巴引流区,即 S2~S3 椎间隙以下的髂外淋巴引流区;但有研究显示内组髂外淋巴结是主要的引流淋巴结,且外侧组淋巴结转移发生率很低,也有学者认为额外扩大靶区并非必要,沿血管均匀外扩 7mm 即可达到预防的要求。

5. 对于经病理证实的腹股沟区淋巴结转移的患者,靶区下界应根据累及的淋巴结向脚侧外放 2cm,如术后病理发现淋巴结转移合并包膜外侵,靶区应充分包括淋巴结切除术后的整个术区;如放疗靶区需要包括一侧的腹股沟淋巴引流区,则也应该包括对侧的淋巴引流区。由于股血管后及外侧几乎不会出现淋巴结转移,故该区域靶区可以沿血管鞘勾画,不再进行外扩。

表 2-6-1 妇科肿瘤淋巴引流区定义

淋巴引流区	边界					
	上界	下界	前界	后界	外界	内界
腹主动脉旁	左肾静脉层面	腹主动脉分为左、右髂总动脉层面	腹主动脉前10mm，下腔静脉前8mm	腹主动脉后10mm，下腔静脉后6mm（至椎体前缘）	上段部分的下腔静脉可不包括在靶区内，随着将下腔静脉区向下延伸，逐渐将下腔静脉完全包括在靶区内，左侧外界为腹主动脉左侧10~20mm，右侧外界为下腔静脉右侧3~5mm（适当调整至腰大肌边缘）	/
髂总	腹主动脉分为左、右髂总动脉层面	髂总动脉分为髂内、髂外动脉层面	髂总血管前7mm（在毗邻髂腰肌侧缘，髂总链中点的层面，CTV应向前扩至髂总血管前1cm）	L5椎体至骶岬，应包括腰大肌与椎体间的空隙	髂总血管外扩7mm（适当调整至腰大肌边缘）	/
髂外	髂总动脉分为髂内、髂外动脉层面	旋髂深动脉分出层面／髂外血管离开盆腔的层面（股骨头上缘）	髂外血管前7mm	髂外血管后7mm（连接闭孔淋巴引流区）	髂外血管外扩7mm（至髂腰肌或髂大肌边缘）	髂外血管向内7mm，以子宫、卵巢、小肠、膀胱等脏器边缘为界
髂内	髂总动脉分为髂内、髂外动脉层面	髂内血管向外侧走行即将离开盆腔的层面／尾骨肌、坐骨棘上缘或子宫动静脉层面上缘（连接宫旁静脉层面接宫旁区域）	髂内血管前7mm（连接髂外淋巴引流区或闭孔淋巴引流区）	上部：骶骨翼 中部-下部：梨状肌前缘或臀下动静脉前缘	上部：髂腰肌、髂肌内侧缘或骶髂关节侧面 中部：髂骨、腰大肌或髂肌内侧缘 下部：闭孔内肌或梨状肌内侧缘	髂内血管向内7mm，以小肠、子宫、卵巢等脏器边缘为界

淋巴引流区	边界					
	上界	下界	前界	后界	外界	内界
骶前	髂总动脉分为髂内、髂外动脉层面	梨状肌出现的层面	椎体(或骶骨)前缘 10~15mm	L5 椎体至骶骨前缘	至梨状肌内侧缘(连接髂内、髂外淋巴引流区)	/
闭孔	髂内、髂外血管分开层面	闭孔血管由闭孔离开盆腔的层面	上部-中部:连接髂外淋巴引流区;下部:耻骨后缘	上部-中部:连接髂内淋巴引流区;下部:闭孔内肌后缘	闭孔内肌内侧缘,髂肌、腰大肌或髂骨内侧缘	外侧界向内 15~18mm,以膀胱、子宫或小肠等脏器边缘为界
腹股沟	髂外动脉离开盆腔成为股动脉层面(接髂外淋巴引流区下界)	隐股点下 2cm 或股骨小转子水平	缝匠肌前缘	股内侧肌前缘	缝匠肌和股直肌内侧缘	股动静脉向内 25~30mm 或耻骨肌
宫旁	输卵管/阔韧带上缘	泌尿生殖膈	膀胱后壁或髂外血管后缘	直肠系膜筋膜和宫骶韧带前缘	盆侧壁或闭孔内肌内缘	/

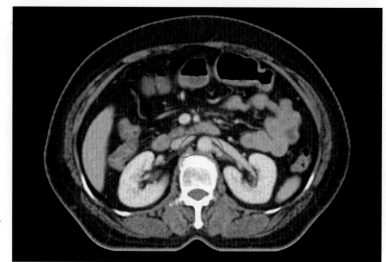

图 2-6-1
腹主动脉旁淋巴引流区上界
层面
▇ 腹主动脉旁淋巴引流区

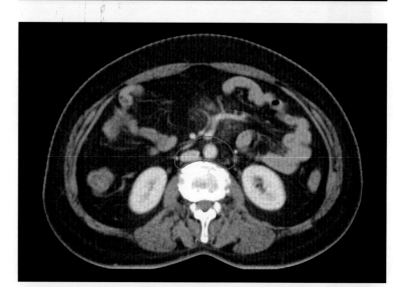

图 2-6-2
腰 2、腰 3 椎间隙层面
▇ 腹主动脉旁淋巴引流区

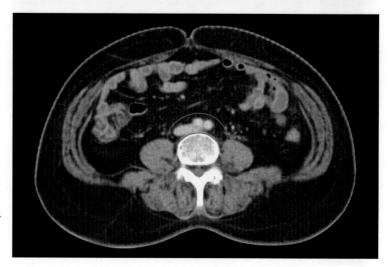

图 2-6-3
腹主动脉旁淋巴引流区下界
层面
▇ 腹主动脉旁淋巴引流区

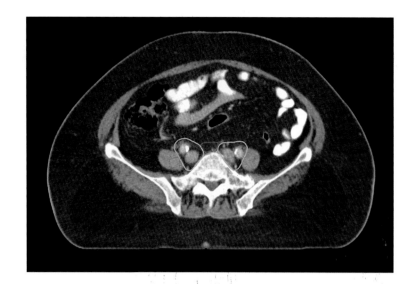

图 2-6-4
骶前淋巴引流区上界层面
▨ 髂总淋巴引流区
▨ 骶前淋巴引流区

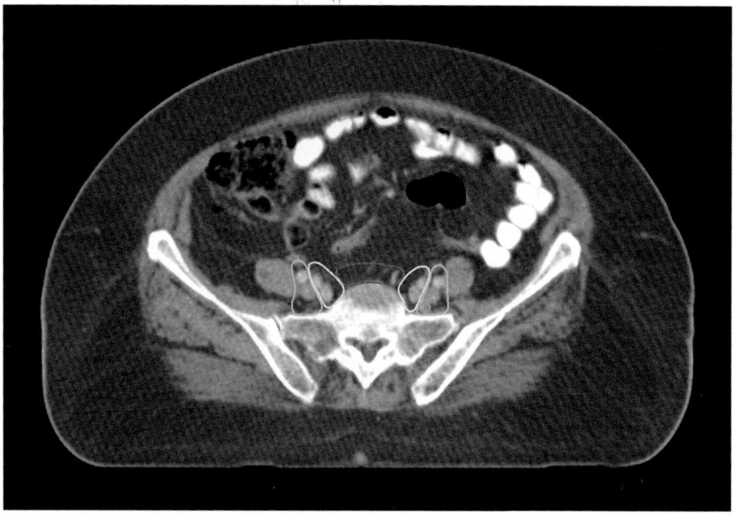

图 2-6-5
髂内、髂外淋巴引流区上界
层面
▨ 髂内淋巴引流区
▨ 髂外淋巴引流区
▨ 骶前淋巴引流区
▨ 淋巴结

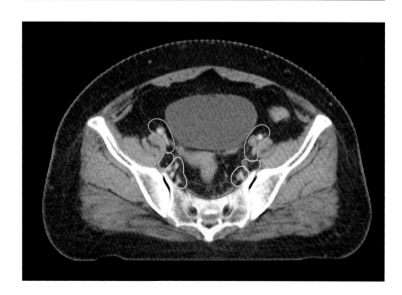

图 2-6-6
子宫出现层面
▨ 髂内淋巴引流区
▨ 髂外淋巴引流区
▨ 闭孔淋巴引流区
▨ 骶前淋巴引流区
▨ 淋巴结

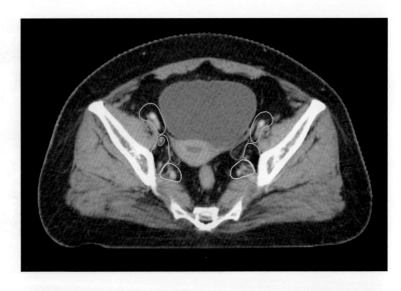

图 2-6-7

宫旁淋巴引流区上界层面

□ 髂内淋巴引流区
■ 髂外淋巴引流区
■ 闭孔淋巴引流区
▨ 宫旁淋巴引流区
■ 淋巴结

图 2-6-8

髂外淋巴引流区下界层面

□ 髂内淋巴引流区
■ 髂外淋巴引流区
■ 闭孔淋巴引流区
▨ 宫旁淋巴引流区

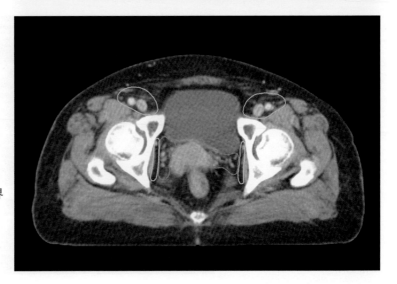

图 2-6-9

闭孔、宫旁淋巴引流区下界
层面

□ 闭孔淋巴引流区
▨ 宫旁淋巴引流区
■ 腹股沟淋巴引流区

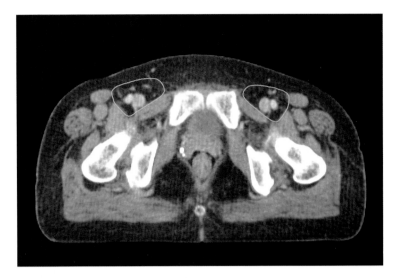

图 2-6-10
耻骨联合下缘层面
▇ 腹股沟淋巴引流区

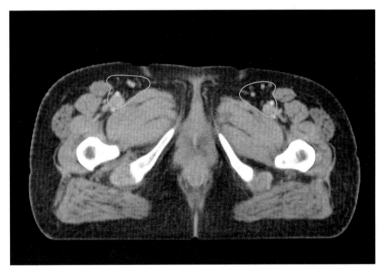

图 2-6-11
腹股沟淋巴引流区下界层面
▇ 腹股沟淋巴引流区

第七节
宫颈癌放疗流程及实践

一、宫颈癌放疗适应证推荐

各期宫颈癌均可选择放疗,参考 NCCN 指南(2022 年第 1 版)及 FIGO 指南(2021 年),现将宫颈癌放疗适应证总结如下。

（一）术后放疗

对于术后淋巴结转移、切缘阳性或宫旁浸润的宫颈癌患者,应行盆腔 EBRT+ 含铂方案

同步化疗 ±BT。对于淋巴结阴性、切缘阴性且宫旁阴性者,应参考 Sedlis 标准(表 2-2-1),决定是否行盆腔 EBRT。对于病理类型为 NECC 的患者,均推荐行术后化疗或放化疗。对于意外发现的宫颈癌,经病理复核确认的 ⅠA1 期无 LVSI 者,可随访观察。ⅠA1 期伴 LVSI 或 ⅠA2~ⅠB 期或切缘阳性或有病灶残留者均可以选择放疗,其中切缘及影像学检查均阴性者,可以选择盆腔 EBRT+BT± 含铂方案同步化疗;对肿瘤标本未达到 Sedlis 标准者也可以先行根治性手术,术后根据病理结果再决定下一步治疗。初次手术切缘为癌、存在肉眼残留病灶、影像学检查阳性或肿瘤特征符合 Sedlis 标准者,建议直接行盆腔 EBRT+ 含铂方案同步化疗,阴道切缘阳性者还需要行 BT。

（二）根治性放化疗

局部晚期(ⅠB3 期、ⅡA2 期、ⅡB~ⅣA 期)宫颈癌患者首选根治性同步放化疗,包括 EBRT+BT+ 含铂方案同步化疗。对于因心、肺、肾等全身疾病无法手术或拒绝手术的早期(ⅠA1 期伴 LVSI~ⅠB2 期、ⅡA1 期)宫颈癌患者,可以选择根治性放疗,包括 EBRT+BT± 含铂方案同步化疗,对仔细选择的极早期(ⅠA1 期和ⅠA2 期)宫颈癌,单纯 BT 也可以作为一种选择,总体来说,对于预计术后需要接受辅助放疗的早期患者,应首选同步放化疗。对于病理类型为 NECC 的患者,在同步放化疗的基础上可以考虑联合辅助化疗或新辅助化疗。

（三）姑息放疗

晚期宫颈癌患者可行姑息放疗,以改善症状并提高生存质量,延长生存期。

二、明确诊断和分期

（一）病理

组织学活检明确病理,包括宫颈活检、宫颈管搔刮术、宫颈锥切术等,必要时进行免疫组化辅助诊断,完善 HPV 检测。

（二）分期

妇科查体明确局部分期。妇科查体需要描述宫颈肿瘤的位置、形态、大小,阴道和穹隆受累情况,子宫的大小及位置,三合诊判断宫旁 / 盆壁情况(单 / 双侧、增厚情况及程度、子宫活动度),并在初治时及 BT 前进行记录。

（三）影像学检查

首选盆腔增强 MRI 评估宫颈病灶及对周围器官侵犯情况。首选 PET/CT 评估全身情况,也可选择腹盆腔增强 CT、胸部 CT 和浅表淋巴结超声。必要时需完善膀胱镜 / 肠镜评估膀胱 / 肠道受侵情况,肠道黏膜受侵者建议放疗前行造口手术。宫颈小细胞 NECC 还应完善头颅增强 MRI。

（四）实验室检查

疗前应完善血常规、血生化、凝血功能和感染筛查等常规检查。根据病理类型选择相关的肿瘤标志物,如鳞癌选择 SCC、细胞角蛋白 19 片段(cytokeratin fragment 19,

CYFRA21-1)、癌抗原 125（carbohydrate antigen 125，CA125）等，腺癌选择 CA125、癌抗原 199（carbohydrate antigen 199，CA199）、癌胚抗原（carcinoembryonic antigen，CEA）等。

三、外照射

（一）定位前准备

由于膀胱充盈和直肠排空的程度对宫颈癌患者放疗期间宫颈、宫体位置变化及肠道保护非常重要，需要患者提前练习憋尿和肠道排空。定位前 1h 排空膀胱和直肠后，口服含肠道显影剂的饮用水适量使小肠显影，各中心可根据经验安排患者饮水量和间隔时间。可利用超声检查观察膀胱充盈程度，如充盈不满意，则需要在医师指导下完成相应准备，适当调整饮水量和间隔时间。此后每次治疗时均采用同样方法饮水，以保证良好的重复性。便秘患者通过饮食、药物、辅助手段养成每日排便习惯。

术后患者自主练习憋尿排尿，建议在拔除尿管后进行放疗。拟行术后放疗患者在定位前完善妇科查体和影像学检查，以确定是否存在术后残留病灶及复发转移情况。

阴道可以放置显影标记物，但如果计划行 MRI 定位或能够分辨阴道黏膜则无需放置标记物。

（二）CT/MRI 定位

穿宽松内裤、薄上衣，根据情况选择合适体位和固定装置。一般选择仰卧位，双上肢上举抱肩或抱肘，双下肢并拢平放，使用热塑网膜或真空垫进行体位固定。若为术后患者，对小肠进入盆腔较多者也可考虑俯卧位加用 Belly 板，但重复性一般较差，临床应结合实际情况综合考虑。

CT 模拟机下增强扫描定位，扫描层厚 5mm，扫描范围包括 T10 椎体上缘至坐骨结节下5cm 水平。对造影剂过敏或肾功能不全者，采用平扫 CT 定位。建议有条件的中心尽量联合行 MRI 定位，与定位 CT 图像融合后帮助确定靶区位置。定位时需注意膀胱充盈程度及肠道位置，必要时需重新定位。

放疗期间进行常规的图像引导，如锥形束 CT（cone beam computed tomography，CBCT），判断内部器官活动和肿瘤退缩情况，必要时重新进行定位制订放疗计划，改野后再行放疗。

（三）根治性外照射靶区定义与处方剂量

GTV：为影像学上可见的大体肿瘤，因原发灶可以通过 BT 提高局部剂量，EBRT 的GTV 一般不需要勾画原发灶，GTV 主要包括转移淋巴结（nodal gross tumor volume，GTVnd）和其他转移病灶（metastasis gross tumor volume，GTVm）。

CTV：包括 CTV1、CTV2 和 CTV3。① CTV1：大体肿瘤与全部宫颈、宫体。② CTV2：包括宫旁 / 阴道旁组织、宫旁脂肪、卵巢和阴道（距大体肿瘤下缘至少 3cm），需包括闭孔内肌 /坐骨支内侧边缘的软组织。③ CTV3：盆腔 ± 腹主动脉旁 ± 腹股沟淋巴引流区。

盆腔淋巴引流区一般包括闭孔、髂内、髂外、髂总和部分骶前淋巴引流区。明确有髂总淋巴结和 / 或 PALN 转移的患者，应给予延伸野照射，即在原淋巴引流区基础上加上腹主动脉旁淋巴引流区,一般至肾血管水平,或者根据累及的淋巴结范围向头侧适当扩展(常向上扩 2cm 范围)。对于阴道下 1/3 受侵的患者,建议包括双侧腹股沟淋巴引流区。相应淋巴引流区勾画详见妇科肿瘤淋巴引流区定义部分。需要注意的是,在参考增强 CT 图像勾画靶区后,应在平扫 CT 图像上再进行适当调整。

CTV 处方剂量为 40~50Gy,单次 1.8~2.0Gy。GTVnd 推荐采用高度适形的 EBRT 技术(如 IMRT、VMAT 等)同步推量,增加 10~15Gy。但需要特别注意 BT 对靶区剂量的贡献,以及慎重考虑邻近 OAR 受量。明显宫旁受侵的患者建议 EBRT 结束后行宫旁补量 5~10Gy。

计划靶区(planning target volume,PTV):根据周围器官移动及各中心摆位误差和治疗机精度分别对 CTV 进行外扩。

(四)术后外照射靶区定义与处方剂量

GTVnd:为术后影像学检查发现的腹盆腔转移淋巴结,若无可疑转移淋巴结,则不进行勾画。

CTV:包括 CTV1、CTV2 和 CTV3。① CTV1:阴道残端,包括膀胱和直肠间阴道残端前后的脂肪和软组织。② CTV2:包括宫旁 / 阴道旁组织和近端阴道(距断端 3~4cm 的阴道)。③ CTV3:盆腔 ± 腹主动脉旁 ± 腹股沟淋巴引流区。

CTV 处方剂量为 45~50Gy。未切除的淋巴结应该用高度适形的 EBRT 技术(如 IMRT、VMAT 等)同步推量 10~20Gy。EBRT 给予更高剂量时,必须注意避开 OAR 或者严格限制其受量。

(五)靶区勾画注意事项

详细了解患者病史及相关病历资料,进行包括妇科查体之内的体格检查,结合影像学检查特别是盆腔 MRI、PET/CT 和妇科查体,了解局部病变和盆腔外受侵范围,靶区勾画需要以组织解剖结构和淋巴引流特点为基础。术后患者查体注意阴道残端有无异常,必要时活检病理明确是否残留或复发,勾画靶区时建议与术前影像学资料进行对比,以判断有无淋巴结残留或复发。

注意分辨淋巴结和其他容易混淆的正常组织结构,如膈肌脚、小血管、输尿管、韧带等,可以通过连续观察多层横断位图像及参考矢状位和冠状位图像来辅助判断。靶区内所有可疑转移的淋巴结在 OAR 剂量安全的前提下均建议勾画入 GTVnd。注意是否存在附件和韧带侵犯,需要把受侵犯的附件和韧带勾画入 CTV,必要时考虑同时或序贯推量。结合 MRI 图像和妇科查体判断阴道、宫旁、盆壁等受侵范围,阴道和盆壁受侵优先考虑妇科查体结果。如有阴道受侵,需要特别注意阴道口及外阴有无病灶,避免靶区遗漏。阴道靶区范围与阴道受侵长度相关,下界需包至阴道受累的层面下 3cm,一般为闭孔下缘或耻骨联合下缘水平,具体来说,如阴道无受侵或仅穹隆受侵,CTV 下界至阴道上 1/2~2/3,如阴道上 1/3 受累,CTV 至阴道上 2/3,如阴道受侵超过上 1/3,CTV 需包括全阴道。对术后患者还应该在需要时与手术医生沟通,了解手术情况,有邻近可疑的淋巴结及相关的手术标记银夹时 CTV 可适当外扩。

四、近距离放疗

BT 是宫颈癌根治性放疗的重要部分,开始时间应根据肿瘤具体情况确定,一般在 EBRT 后程甚至全部完成后才开始 BT。当肿瘤体积较小、分期较早时,在 EBRT 完成 27~30Gy 后开始 BT。当肿瘤体积大、宫旁浸润、周围器官受侵时,建议在 EBRT 完成 40~50Gy 后再开始 BT。有条件的患者建议在 BT 开始前复查盆腔 MRI 检查。EBRT 期间行 BT 时,每周 1 次,BT 当天不进行 EBRT。EBRT 结束后,可每周行 1~2 次 BT。建议全部放疗在 8 周内完成。

（一）施源器的选择

宫颈癌根治性放疗在 BT 时通常采用宫腔内和阴道施源器,即腔内 BT。对少数无法进行腔内 BT 的患者,可使用组织间插植 BT,对分期更晚的或肿瘤退缩不佳的患者,组织间插植 BT 可以提高靶区剂量并可能最大限度减少正常组织受量。SBRT 不能常规作为 BT 的替代治疗。对超出腔内施源器覆盖范围之外的阴道下 1/2 受累者还需加用阴道中心单通道或多通道柱状施源器。对宫旁受累达盆壁者,除 EBRT 外,也可选择三维近距离腔内联合插植 BT。

宫颈癌术后放疗在 BT 前进行妇科查体,了解阴道残端形态,术后阴道腔内放疗多采用单通道或多通道柱状施源器,但由于手术缝合方式的差异、伤口愈合个体化差异等原因,阴道残端的形状并不一致,多数是不规则的,导致阴道黏膜和施源器贴合不佳,影响 BT 的剂量分布,可以针对不同患者制定个体化的施源器,例如采用 3D 打印技术制作个体化施源器进行 IGABT,使阴道黏膜剂量分布更好,OAR 剂量更低。

（二）定位前准备

需要患者在定位前排空直肠,根据宫颈、宫体或阴道残端等与膀胱、直肠、乙状结肠、小肠等器官的位置关系酌情充盈膀胱。根据情况决定是否需要提前口服肠道显影剂使小肠显影。

（三）二维近距离放疗

1. 定位与计划设计　标准的二维 BT 定位使用常规模拟定位机拍等中心正交 X 线片,但由于常规二维定位图像难以发现无症状性子宫穿孔及其他施源器位置不佳等情况,而大多数中心均具备 CT 定位设备,目前多采用 CT 模拟机图像引导二维腔内放疗定位,根据 CT 图像指导施源器置入最佳位置,并调整二维计划。

2. 剂量与分割模式　采用高剂量率 BT,A 点剂量常用分割模式为 6Gy×5 次或 7Gy×4 次。对于一些术后患者(特别是阴道切缘阳性或者切缘靠近原发病灶的患者),阴道中心单通道或多通道柱状施源器可以作为 EBRT 的补量,由于 95% 的阴道淋巴管位于距阴道黏膜 3mm 以内,一般以阴道表面及黏膜下 5mm 作为参考点。常用分割方案包括阴道黏膜表面 6Gy×3 次或者黏膜下 5mm 处 5.5Gy×2 次。

3. 危及器官剂量　直肠和膀胱点剂量一般要求不超过 A 点剂量的 70%,最高不超过 80%,因宫底常与小肠相邻,需警惕宫底点剂量过高。

（四）三维近距离放疗

1. CT/MRI 定位　优先推荐使用 MRI 适配的施源器，进行 MRI 定位。没有条件使用 MRI 定位时，可进行 CT 定位，但需要在 BT 治疗前后完善盆腔 MRI 检查，并行妇科查体，对判断肿瘤体积、形状以及其变化非常重要，对选择施源器的类型、是否结合组织间插植 BT、是否需要三维打印技术设计个体化施源器具有重要指导意义。根据肿瘤体积、形状、位置，选择适宜的宫腔管、穹隆施源器及插植针，放置施源器并固定后，仰卧、双下肢伸直体位，进行 CT 或 MRI 定位扫描。需要行腔内联合组织间插植 BT 的患者，在治疗前 1d 需进行肠道准备。施源器置入前需要排空肠道，使直肠处于空虚状态。由于膀胱容积增加会显著改变膀胱与小肠的受量，应保持定位与治疗时膀胱充盈状态的一致。扫描上界为髂嵴（或子宫底上 3cm），扫描下界为坐骨结节，层厚 2~3mm。

2. 靶区勾画与处方剂量　三维腔内 BT 的靶区勾画主要参考 ICRU89 号报告和 2020 年宫颈癌图像引导三维近距离后装治疗中国专家共识。MRI 为基础的 IGABT 靶区勾画推荐如下：① GTV 为影像学及妇科查体的可见肿瘤，分为诊断时 GTV（GTV-D）、每次后装治疗时 GTV（GTV-B1、GTV-B2 等），GTV-res 是指可见残留病灶 ± 微小病灶。关于如何确定残留病灶和镜下残留病灶，影像学上尚无统一认识。为减少勾画差异，GEC-ESTRO 组织推荐 MRI 和妇科查体作为勾画 GTV 的标准。所以 GTV-res 指 MRI-T2 加权图像上确定的高信号区 + 妇科查体发现的残留病灶。② HR-CTV 包括整个宫颈、影像学及妇科查体可见的残留病灶及邻近残留的病变组织，即 MRI-T2 加权图像上高信号区及灰区（即原肿瘤放疗后出现纤维化的部分）。HR-CTV 是每次 BT 时认定的肿瘤扩展区，均要根据当时的妇科查体和 MRI 勾画，应注意甄别宫颈邻近结构（宫体、阴道、膀胱、直肠、宫旁）是否受侵犯，识别宫颈基本形状、宫颈上界的标志、宫旁组织界限等，该区域剂量低或分布不合理是局部复发的主要原因。③ IR-CTV 指镜下可见肿瘤区，初始 GTV 映射到腔内治疗的影像上的区域，即初始诊断时的 GTV 以及外放一定的安全边界。需要参考肿瘤大小、位置、潜在浸润范围和治疗后退缩情况及治疗策略确定。如 BT 前肿瘤完全退缩或者退缩超过 1cm，IR-CTV 需要外扩到诊断时的病变范围；如果肿瘤退缩不超过 1cm，IR-CTV 在 HR-CTV 的基础上，左右宫旁及头脚方向均外扩 1cm、前后方向外扩 0.5cm，如膀胱、直肠未受侵则仅外扩到膀胱、直肠壁外，如膀胱或直肠受侵则外扩至相应的器官壁，不包括相应的腔。此外，MRI 对正常组织边界的分辨准确性较高，正常组织低信号的浆膜层均应包括在勾画范围内。

由于 CT 图像对软组织边界分辨准确性较差，无法评价宫颈肿物边界、宫颈与宫体分界以及阴道受侵情况，宫旁受侵评估也不准确，而且带有施源器的 CT 图像更难以精确勾画 HR-CTV，因此仅有 CT 图像时更加需要参考妇科检查和经直肠超声等资料。如何在 CT 上勾画完整的宫颈？有研究认为，CT 上界位于 1/2 宫体处与 MRI 上界最接近，但如果未参考 MRI 图像，上界位于 2/3 宫体处时才能包全所有宫颈。ICRU89 号报告认为，对 Ⅰ B1 和 Ⅰ B2 期，HR-CTV 上界至少勾画 1/2 宫体；对 Ⅰ B3、Ⅱ A2、Ⅱ B~ Ⅳ A 期患者，HR-CTV 上界至少勾画 2/3 宫体、甚至整个子宫。IR-CTV 可以在 HR-CTV 的基础上向宫体和阴道方向上各外扩 2cm，其他方向外扩同 MRI 为基础的 IGABT。2021 年 GEC-ESTRO 在 ICRT89 号报告的基础上，对基于 CT、MRI 图像等各种情况的 IGABT 分别系统地进行了详细的归纳总结，按照 BT 时残留病灶的情况进行评估和再分期。如果完全无 MRI 图像参考，仅依靠 CT 图像勾画 HR-CTV 时，建议参考残留病灶的位置，如宫颈、宫旁、阴道、子宫和膀胱 / 直肠等，将 HR-CTV 的勾画范围分为 Ⅰ ~ Ⅳ类（表 2-7-1），并按照不同分类在 CT 图像上对 HR-CTV 进行相应勾画，一般上界至少勾画 2/3 宫体，前后界参考 BT 时的宫颈 / 子宫外界，如残留病灶仍侵及邻近器官，前后界需要相应外扩包括膀胱 / 直肠的壁 / 黏膜至少 2cm。侧界一般包括相应残留病灶并外扩 3~5mm，可以参考妇科检查和经直肠超声以确定宫旁 / 盆壁受侵最大距离，如果 BT 时为 Ⅰ类，宫旁无残留病灶，HR-CTV 仅需包括宫颈，无需外扩。下界根据残留病灶是否侵及阴道而定，如 BT 时为 Ⅰ类，下界包全阴道施源器即可，如阴道仍受侵，包括相应残留病灶并在纵轴仅需外扩数毫米、环周外扩不超过 2cm，最多外扩至诊断时的阴道受侵范围。

表 2-7-1　根据 BT 时残留病灶类型进行评估和再分期的 BT 靶区分类定义（以 CT 为基础的 HR-CTV）

类别	宫颈	宫旁	阴道	子宫	膀胱 / 直肠
Ⅰ	无残留病灶 / 残留病灶局限于宫颈	无残留病灶	无残留病灶 / 上段阴道残留病灶 <2cm	无残留病灶 / 残留病灶在子宫和宫颈交界的近端 1/3	无残留病灶
Ⅱ	明显的残留病灶	近端宫旁病灶	残留病灶局限于上 1/3	残留病灶不超过 1/2 子宫	无残留病灶
Ⅲ	明显的残留病灶	远端 / 侵及盆壁宫旁病灶	残留病灶位于中、下 1/3	残留病灶侵及远端子宫 / 至宫底	无残留病灶
Ⅳ	任何残留病灶	近端宫旁病灶	残留病灶局限于上 1/3	残留病灶不超过 1/2 子宫	残留病灶侵及邻近器官壁 / 黏膜（膀胱 / 直肠）
		远端 / 侵及盆壁宫旁病灶	残留病灶位于中、下 1/3	残留病灶侵及远端子宫 / 至宫底	残留病灶侵及邻近器官壁 / 黏膜（膀胱 / 直肠）

🛈 注：BT：brachytherapy，近距离放疗；HR-CTV：high-risk clinical target volume，高危临床靶体积。

HR-CTV 剂量按肿瘤体积、分期和治疗策略确定，以 MRI 定位为基础的 BT 可以根据 HR-CTV 体积的大小确定处方剂量，30cc 的 HR-CTV 推荐 D90 ≥ 75Gy；50cc 的 HR-CTV 推荐 D90 ≥ 85Gy；70cc 的 HR-CTV 推荐 D90 ≥ 95Gy，同时需考虑临床高危因素。对可疑残留病灶也应给予相当于 HR-CTV 的高剂量放疗。也可以参考初始分期给予 HR-CTV 不同的剂量，早期宫颈癌的 HR-CTV 推荐 D90>70~80Gy，局部晚期宫颈癌的 HR-CTV 推荐 D90>85Gy。对于以 CT 定位为基础的 BT，按照以上标准，或在 OAR 剂量满足限量要求的情况下个体化确定 HR-CTV 的 D90 剂量。IR-CTV 的处方剂量 D90>60~65Gy,D98 的期望剂量为 60Gy,不作为强制要求。

3. 不同分期宫颈癌近距离放疗靶区勾画特点

(1)Ⅰ B1 期、Ⅰ B2 期和Ⅰ B3 期:HR-CTV 包括整个宫颈 ± 受侵宫体的残留病灶;IR-CTV 至少包括诊断时的病变范围及与宫颈相连的宫体和阴道各 1cm,如宫体有残留病灶,需沿残留病灶上界扩 1cm,宫颈外扩 0.5~1cm。

(2)Ⅱ A1 期、Ⅱ A2 期和Ⅲ A 期:HR-CTV 包括整个宫颈 ± 受侵宫体的残留病灶,并向下延续将受侵阴道残留病灶包括在内;IR-CTV 至少包括诊断时的病变范围,宫体勾画同前,阴道勾画至残留病灶下 1cm,宫颈外扩 0.5~1cm。

(3)Ⅱ B 期和Ⅲ B 期:HR-CTV 包括整个宫颈 ± 受侵宫体、阴道、宫旁、盆壁等的残留病灶。对于Ⅲ B 期,应注意 IR-CTV 勾画,至少包括诊断时的病变范围,即需要达盆壁,如肿瘤退缩不理想,IR-CTV 在 HR-CTV 基础上外扩 1cm。

(4)Ⅳ A 期:HR-CTV 勾画包括整个宫颈 ± 受侵宫体、阴道、宫旁、盆壁、直肠或膀胱等的残留病变。为避免直肠或膀胱剂量过高,IR-CTV 无需按照初始肿瘤范围勾画 IR-CTV,直接在 HR-CTV 基础上外扩 1cm 即可。

4. 近距离放疗时肿瘤体积、形状、位置的评价及记录   妇科查体在靶区勾画中占据非常重要的地位,无论是 EBRT 还是 BT,均需要结合妇科查体来勾画靶区。如果 BT 采用 MRI 定位,需要遵循 GEC-ESTRO 工作指南,根据妇科查体及 MRI 图像记录肿瘤的最大左右径、前后径、阴道、宫体及宫旁受侵范围,在 EBRT 治疗前、每次 BT 前均要求测量并记录。如果 BT 时无法进行 MRI 定位而采用 CT 定位时,需要参考诊断时和 BT 前的 MRI 图像以及经阴道超声、妇科检查等资料,并强调使用 BT 开始前的 MRI、妇科检查来判断残留肿瘤大小和几何形状,将 MRI 的图像信息和妇科查体映射到定位 CT 图像上进行勾画。

5. 三维近距离放疗注意事项   放置适配的施源器后进行 CT 或 MRI 定位扫描,确定并勾画治疗靶区及 OAR,用治疗靶区及 OAR 所接受的体积剂量参数评价治疗计划。要求重视治疗过程中肿瘤及 OAR 体积及形态的变化。特别强调 EBRT 和同步化疗最大限度缩小肿瘤体积的重要性。

由于 EBRT 后肿瘤退缩程度不同,三维 BT 的靶区勾画具有不确定性和不一致性,特别是在宫旁、阴道和宫颈,且 CT 图像上勾画不确定性更为明显,会导致更大的靶区,所以尽量结合 MRI 图像和妇科查体更为准确地勾画靶区。

五、正常组织结构勾画及剂量限制

(一) 正常组织结构勾画(图 2-7-1~ 图 2-7-4)

1. 肝脏   勾画肝脏时不包括胆囊,包括肝实质和肝门部,肝门部包括肝动脉、门静脉、肝管、神经和淋巴管。门静脉左侧有肝尾状叶时,勾画区域包括门静脉。下腔静脉和肝脏独立分开时,勾画区域不包括下腔静脉。

2. 肾脏　分别勾画左侧、右侧肾脏,注意包括肾实质、肾盂和肾门。

3. 十二指肠　起于幽门远端,止于空肠。包括十二指肠球部、降段、水平段和升段。

4. 小肠　推荐口服造影剂使小肠显影,以此和结肠进行区别。

5. 结肠　起于回盲瓣,止于乙状结肠与直肠交界的腹膜转折处。包括盲肠、升结肠、横结肠、降结肠和乙状结肠。

6. 乙状结肠　通常与结肠分开勾画。上接降结肠,下连直肠。

7. 直肠　一般上界为直肠和乙状结肠过渡层面,下界为肛提肌汇合层面。

8. 膀胱　沿充盈后的膀胱壁外侧勾画。

9. 股骨头　勾画股骨头和股骨颈。注意在骨窗上勾画。

10. 脊髓和骨髓　脊髓应基于椎管的骨性结构进行勾画,包括脊髓软脊膜以内的区域。勾画范围需超出 PTV 上下各 3cm。骨髓应沿骨皮质内侧进行勾画,包括椎骨及骨盆。注意在骨窗上勾画。

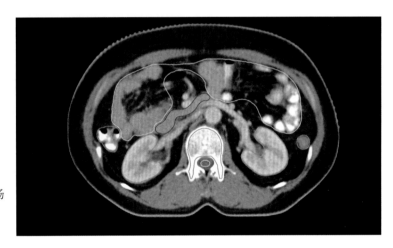

图 2-7-1
正常组织结构勾画示例(1)
▨ 左肾　▨ 右肾　■ 十二指肠
▨ 小肠　▨ 结肠　▨ 脊髓
▨ 骨髓

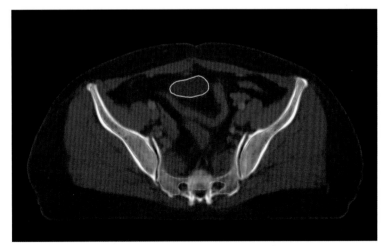

图 2-7-2
正常组织结构勾画示例(2)
▨ 膀胱　■ 乙状结肠　▨ 骨髓

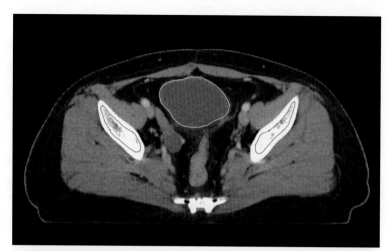

图 2-7-3
正常组织结构勾画示例(3)
■膀胱 ■乙状结肠 ■骨髓

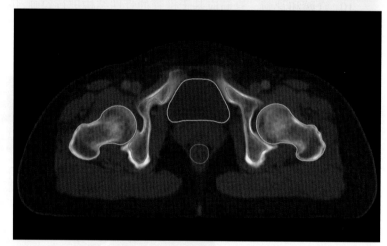

图 2-7-4
正常组织结构勾画示例(4)
■膀胱 ■直肠 ■股骨头
■骨髓

(二)危及器官限量(表 2-7-2)

表 2-7-2 妇科肿瘤危及器官限量

危及器官	参数
肝脏	平均剂量<30~32Gy
肾脏	平均剂量<15~18Gy,V20<32%,V28<20%
十二指肠	Dmax<54Gy
小肠	V15<120cc
结肠	V30<200cc,V35<150cc,V45<20cc
乙状结肠	EBRT:V30<200cc,V35<150cc,V45<20cc 总剂量:D2cc≤70~75Gy
直肠	EBRT:V30<50%,V40<40% 总剂量:D2cc≤65~75Gy
膀胱	EBRT:V35<50%;V40<35%;V50<5%; 总剂量:D2cc≤80~90Gy

危及器官	参数
股骨头	V30＜50%，V40＜35%，V50＜5%
脊髓	Dmax＜45Gy
骨髓	V10＜85%~90%，V20＜70%~75%，平均剂量＜30Gy

注：EBRT：external beam radiotherapy，外照射。

第八节
宫颈癌放疗靶区勾画实例

一、宫颈癌根治性放疗靶区勾画实例

【病史摘要】

患者，女性，53岁，因"阴道间断出血1年，加重3个月"就诊。

患者1年前无明显诱因出现阴道间断出血，量中，色鲜红，无心慌、乏力、腹痛等不适，未在意，3个月前出血量开始逐渐增多，约等同于月经量，不伴乏力、心慌、尿频、排便异常等不适。1个月前就诊于当地医院，超声示宫颈低回声团块，约48mm×39mm，TCT示高级别上皮内瘤变，HPV检测示16型阳性，宫颈活检病理：(宫颈1、3、6、9、11点)中分化鳞癌。为进一步诊治来我院，病理会诊示宫颈中分化鳞癌，妇科查体：外阴正常，阴道通畅，宫颈正常形态消失，被菜花样肿物取代，直径约45mm，质地糟脆，触之出血，穹隆消失，阴道上1/3增厚受累，子宫中位，常大，固定不活动，双附件未及明显异常，三合诊示双侧主骶韧带无增厚，FIGO分期：ⅡA2期。盆腔增强MRI：宫颈增大呈环周不规则增厚，可见软组织肿物，较大截面约51mm×46mm，累及长度约48mm，沿宫颈管累及接近宫颈内口水平，阴道前壁顶部中断，与膀胱、直肠脂肪间隙存在；双侧闭孔区、髂外血管旁可见散在淋巴结，较大者约10mm×7mm。完善分期检查，腹盆增强CT：宫颈占位，具体参考MRI报告；腹膜后未见肿大淋巴结，双侧闭孔区、髂血管旁可见多发小淋巴结，短径均小于10mm；余未见转移征象。胸部平扫CT：纵隔见多发淋巴结，较大约16mm×10mm；余未见转移征象。浅表淋巴结超声未见转移征象。因纵隔多发肿大淋巴结，进一步行PET/CT示：宫颈部软组织异常增厚，较大截面约51mm×45mm，放射性分布异常浓聚，最大SUV值12.7，可疑累及阴道；髂血管旁数枚小淋巴结，较大者位于左髂血管旁，大小约9mm×5mm，仅伴轻度摄取，最大SUV值1.7；纵隔多发淋巴结，较大约15mm×10mm，最大SUV值1.2，考虑老年性炎性淋巴结。肿瘤标志物：SCC 25.8ng/mL，CYFRA21-1 25.6ng/mL，CA125 78.66U/mL。

患者自发病以来，精神可，食欲可，大小便如常，体重无明显变化。

既往史、个人史无特殊。

【诊断思路】

宫颈癌初治患者需要结合妇科查体和影像学检查来明确分期，妇科查体宫颈肿瘤直径约 45mm，超过 4cm，累及阴道，未达下 1/3，宫旁无受侵，局部分期为ⅡA2 期。影像学检查，CT、MRI、PET/CT 均提示盆腔多发小淋巴结，短径小于 10mm，且 PET/CT 无高代谢，淋巴结转移诊断不明确，故诊断：宫颈中分化鳞癌ⅡA2 期（2018 年 FIGO 分期）。

【治疗思路】

患者为初治的宫颈鳞癌ⅡA2 期，为局部晚期，标准的治疗方案为同步放化疗，在放疗期间给予顺铂每周方案化疗增敏。

【诊疗计划】

根治性同步放化疗。① EBRT：VMAT，10MV-X 线，具体处方剂量：95%PTV1+95%PTV2+95%PTV3 45Gy/25f，95%PGTVnd 60Gy/25f，期间根据肿瘤退缩和器官移动情况必要时进行重新定位、勾画靶区和制订计划。② BT：EBRT 后半程开始 BT，妇科查体 + 复查 MRI 示宫颈和受侵阴道肿物明显缩退，采用高剂量率 BT，Ir192，在 CT 和 MRI 图像引导下进行 IGABT。每次 BT 时均应结合妇科查体和 MRI-T2 加权图像勾画靶区，分别勾画 HR-CTV 和 IR-CTV，HR-CTV 体积 13.34cc，D90 90.8Gy，IR-CTV D90 62.1Gy。③ 化疗：顺铂 $40mg/m^2$，每周 1 次。

【外照射靶区勾画说明】

1. GTVnd　包括影像学判断可疑转移的盆腔淋巴结。尽管该患者淋巴结短径<1cm，且 PET/CT 无高代谢，在影像学上淋巴结转移诊断并不明确，但淋巴结大小不是判断淋巴结转移的唯一标准。目前尚无有效的影像学手段能准确判断淋巴结性质，MRI 和 CT 如果以 1cm 为界对淋巴结诊断的特异性约 90%，而敏感性仅 50%~70%，PET/CT 的特异性较高，但阴性预测值较低。结合临床经验，淋巴结为转移的可能性较高。如果漏画淋巴结导致放疗后野内失败，患者预后极差，建议在保证 OAR 安全的前提下将靶区内所有可疑的淋巴结纳入 GTVnd。

2. CTV1　大体肿瘤与全部宫颈、宫体。

3. CTV2　宫旁/阴道旁组织、宫旁脂肪、卵巢和阴道（距大体肿瘤下缘至少 3cm），需包括闭孔内肌/坐骨支内侧边缘的软组织。

4. CTV3　双侧髂总、髂内、髂外、闭孔及部分骶前淋巴引流区。

5. PTV　根据周围器官移动及各中心摆位误差和治疗机精度分别对 CTV 进行外扩，临床上为方便也可以勾画一个整体的 CTV 后进行均匀外扩，但需要明确该 CTV 包含了由于器官移动引起的 CTV 外边界运动的范围，即内靶区（internal target volume，ITV）。

【外照射靶区示例】（图 2-8-1~ 图 2-8-9）

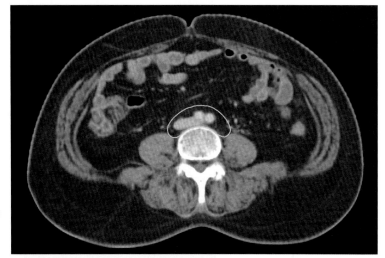

图 2-8-1
腹主动脉分为左、右髂总动脉
层面
▨ CTV3

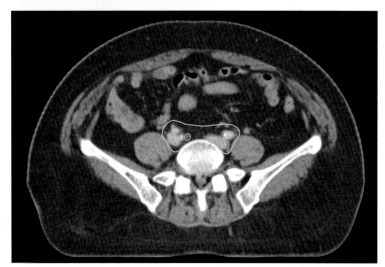

图 2-8-2
髂总动脉分为髂内、髂外动脉
层面
▨ CTV3　■ 可疑转移淋巴结

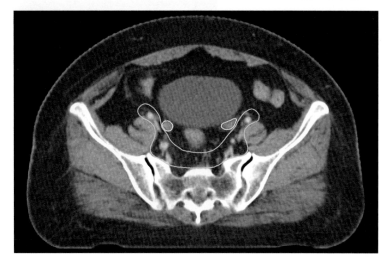

图 2-8-3
闭孔动脉出现层面
▨ CTV2　▨ CTV3

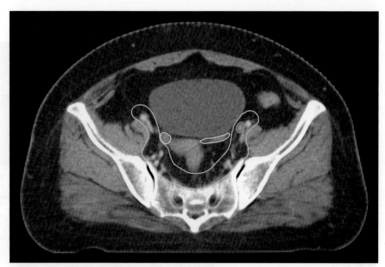

图 2-8-4
子宫出现层面
■ CTV1　■ CTV2　■ CTV3
■ 可疑转移淋巴结

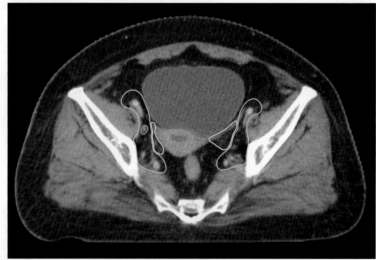

图 2-8-5
梨状肌出现层面
■ CTV1　■ CTV2　■ CTV3
■ 可疑转移淋巴结

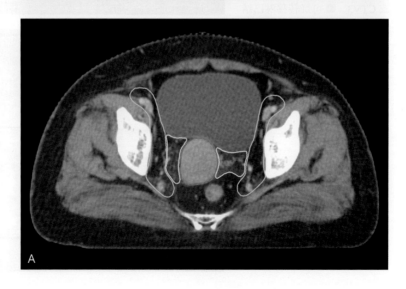

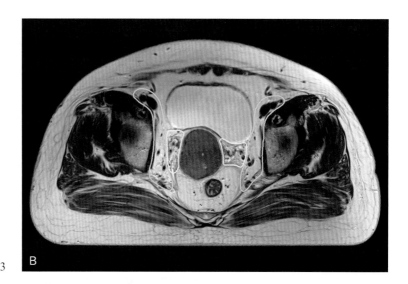

图 2-8-6
髂外动脉下界层面
A. CT；B. MRI。
■CTV1　■CTV2　■CTV3

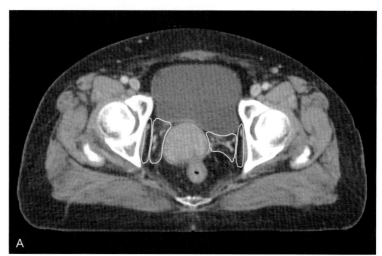

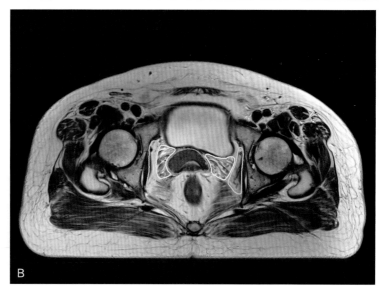

图 2-8-7
闭孔淋巴引流区下界、CTV1
下界层面
A. CT；B. MRI。
■CTV1　■CTV2　■CTV3

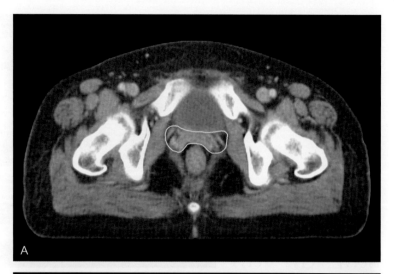

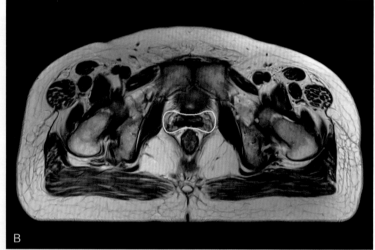

图 2-8-8
耻骨联合上缘层面
A. CT；B. MRI。
CTV2

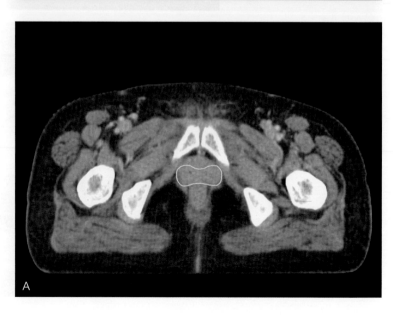

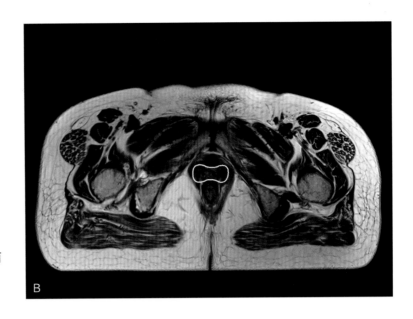

图 2-8-9
CTV2 下界（闭孔下缘）层面
A. CT；B. MRI。
■ CTV2

【MRI 引导的三维近距离放疗靶区勾画说明】

计划 HR-CTV 700cGy×4f，以本次 BT 为例。

1. GTV-res　MRI-T2 加权图像上确定的高信号区 + 妇科查体发现的残留病灶，患者局部病灶较大，EBRT39.6Gy/22f 后，发现宫颈肿物明显缩退，宫颈恢复部分形态，受侵阴道前壁及前穹窿肿物缩小，阴道壁较前变软，残留病灶主要位于宫颈前唇和阴道前壁上段，阴道受累长度<1cm，GTV-res 体积 0.86cc，GTV-res 本次剂量 958cGy，EQD2 总剂量 107.5Gy。

2. HR-CTV　整个宫颈、影像学及妇科查体可见的残留病灶及 MRI-T2 加权图像上高信号区及灰区。阴道壁的勾画参考本次 BT 时的妇科查体。HR-CTV 体积 13.34cc。HR-CTV 本次剂量 774cGy，EQD2 总剂量 90.8Gy。

3. IR-CTV　初始诊断时的 GTV 以及外放一定的安全边界。前边界至膀胱，后边界至直肠。该患者 BT 前肿瘤退缩超过 1cm，IR-CTV 外扩到诊断时的病变范围即可，注意阴道前壁的勾画需要包括至 EBRT 前阴道受侵的范围，特别强调要参考 EBRT 前的妇科查体（一般比 MRI 图像显示的受侵范围大）。体积 58.974cc。IR-CTV 本次剂量 374cGy，EQD2 总剂量 62.1Gy。

4. 正常组织勾画　一般单纯勾画器官外壁即可。注意与施源器邻近器官勾画的准确性，相差很小的距离就会对剂量产生明显影响。对小肠的勾画，需要勾画肠管及肠系膜，止于宫体上缘，与宫体毗邻的肠管均要勾画于乙状结肠，由于小肠肠管位置经常发生移动，需要注意与施源器邻近的肠管，避免低估肠管剂量。膀胱、直肠、乙状结肠等勾画同 EBRT 时。本次 BT 的 OAR 剂量：膀胱 D2cc 460cGy，直肠 D2cc 209.6cGy，乙状结肠 D2cc 299cGy，小肠 D2cc 136.8cGy。

【MRI 引导的三维近距离放疗靶区示例】(图 2-8-10~ 图 2-8-16)

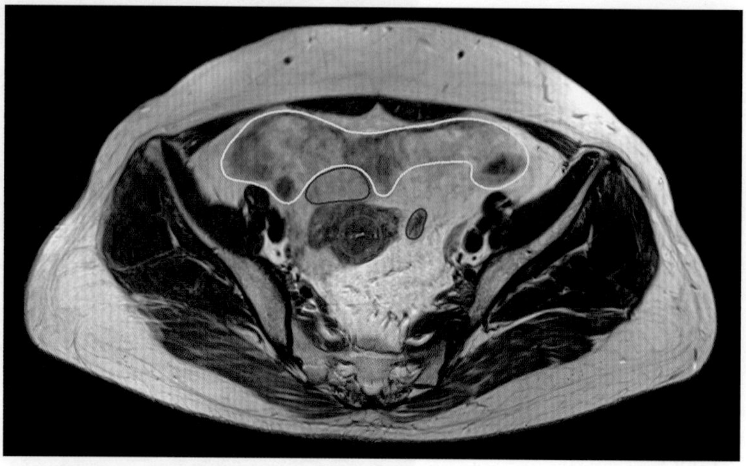

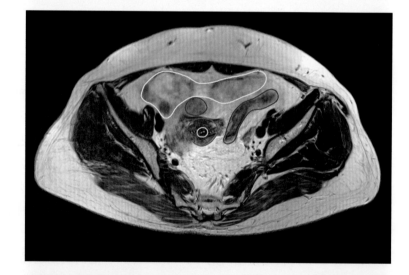

图 2-8-10
IR-CTV 上界
■ IR-CTV ■ 小肠
■ 乙状结肠

图 2-8-11
HR-CTV 上界
■ HR-CTV ■ IR-CTV
■ 小肠 ■ 乙状结肠

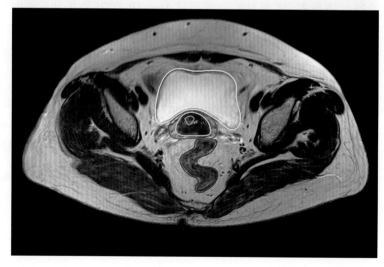

图 2-8-12
残留肿瘤最大层面
■ GTV-res ■ HR-CTV
■ IR-CTV ■ 膀胱
■ 乙状结肠

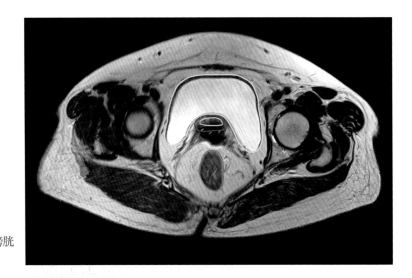

图 2-8-13
HR-CTV 下界
■ HR-CTV　■ IR-CTV　■ 膀胱
■ 直肠

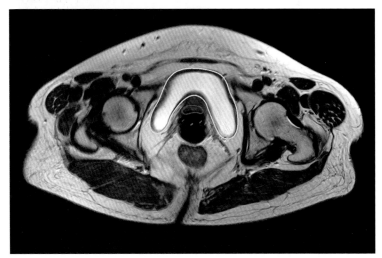

图 2-8-14
IR-CTV 下界
■ IR-CTV　■ 膀胱　■ 直肠

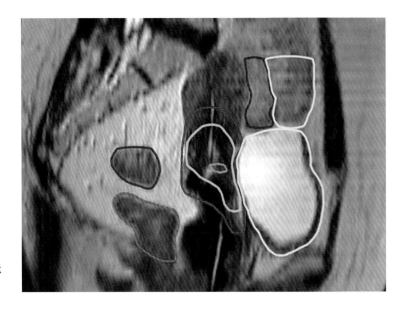

图 2-8-15
矢状位
■ GTV-res　■ HR-CTV
■ IR-CTV　■ 小肠　■ 膀胱
■ 乙状结肠　■ 直肠

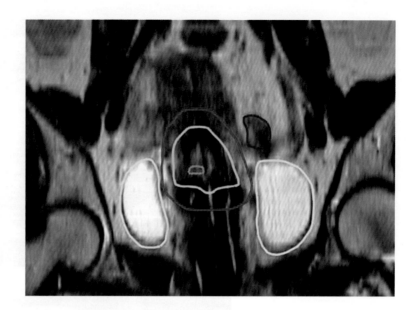

图 2-8-16
冠状位
■ GTV-res ■ HR-CTV
■ IR-CTV ■ 膀胱
■ 乙状结肠

【CT 引导的二维近距离放疗计划说明】

传统二维 BT 通常包括大部分宫体和上段阴道,但二维定位图像难以发现无症状性子宫穿孔及其他施源器位置不佳等情况,而 CT 图像引导下二维 BT 可以明确施源器处于最佳位置。参考诊断时以及 BT 前的 MRI 图像和妇科查体,还可以在 CT 定位图像上调整二维计划。该患者初始肿瘤较大,ⅡA2 期,计划给予 A 点单次剂量 7Gy,将 100% 剂量线尽可能包绕 2/3 宫体甚至整个子宫,整个宫颈及部分宫旁,并包绕阴道受侵区域,即阴道前壁上 1/3。注意尽量避开膀胱、直肠和乙状结肠,注意宫底旁边的小肠剂量。调整计划后评估 A 点剂量,该患者本次 A 点剂量 620cGy,EQD2 总剂量 78.5Gy/4f。由于该患者实际进行了 CT+MRI 图像引导的三维 BT,在三维 CT 图像和 MRI 图像引导下分别勾画靶区,完成计划后本次 BT 换算为 A 点剂量分别为 522Gy 和 490cGy(图 2-8-17~ 图 2-8-19)。

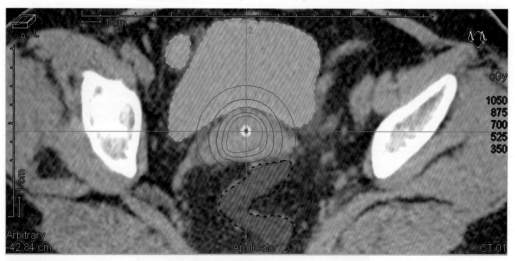

图 2-8-17
轴位

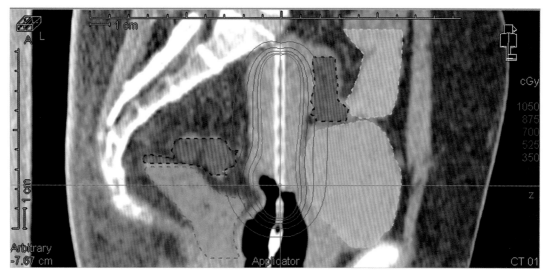

图 2-8-18
矢状位

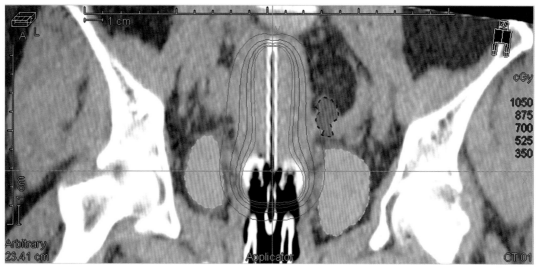

图 2-8-19
冠状位

二、宫颈癌术后放疗靶区勾画实例

【病史摘要】

患者,女性,45 岁,因"宫颈锥切术后 3 个月,宫颈癌术后 1 个月余"就诊。

患者 3 个月前因"体检发现 TCT 异常,HSIL,HPV 16 型阳性"在外院行阴道镜,病理示宫颈 CIN Ⅲ级,局部微浸润,遂行宫颈冷刀锥切术,术后病理示:宫颈鳞癌,最大浸润深度 3mm,浸润宽度 18mm,未见神经侵犯,内外切缘和基底切缘净。锥切术后完善 PET/

CT：术区呈条片状高代谢灶，首先考虑术后炎症；余未见转移征象。SCC 1.8ng/mL。1月余前在该院行腹腔镜下筋膜外全子宫＋双输卵管切除术，术后病理示宫颈高中分化鳞癌，17mm×12mm×6mm，侵犯宫颈深肌层，可见 LVSI，子宫内膜、双宫旁及阴道断端未见癌，病理分期：pT1b 期。为行术后放疗来我院，病理会诊：残余宫颈中分化鳞癌，侵犯深度约6mm，占据宫颈壁厚度＞1/2，可见 LVSI，未见神经侵犯，免疫组化：P40+，CK5/6+，P16+，P63弱 +，Ki-67 70%~80%。妇科查体：外阴正常，阴道通畅，残端术后改变。完善术后检查，盆腔增强 MRI、腹盆增强 CT、胸部平扫 CT 及浅表淋巴结超声未见转移征象。肿瘤标志物：SCC 1.1ng/mL，CYFRA21-1 1.6ng/mL，CA125 23.21U/mL。患者术后大小便恢复可，体重无明显变化。

既往史、个人史无特殊。

【诊断思路】

宫颈癌术后病理提示肿瘤浸润深度超过 5mm，FIGO 分期为ⅠB1 期，诊断：宫颈中分化鳞癌术后ⅠB1 期（2018 年 FIGO 分期）。

【治疗思路】

患者未绝经，因锥切术后病理提示间质浸润深度 ≤3mm，为ⅠA1 期，为微小浸润癌，所以进行了保留卵巢的手术治疗，且未行盆腔淋巴结切除术。术后病理发现深肌层浸润、LVSI 等中危因素，虽然不属于意外发现的浸润性宫颈癌，但患者手术范围不足，按照 NCCN 指南（2022 年第 1 版）中单纯筋膜外子宫切除术后意外发现的浸润性宫颈癌的治疗推荐，建议行盆腔 EBRT+BT ± 含铂方案同步化疗。

【诊疗计划】

术后同步放化疗。① EBRT：VMAT，10MV-X 线，具体处方剂量：95%PTV1+95%PTV2+95%PTV3 45Gy/25f。② BT：采用高剂量率 BT，Ir192，CT 图像引导下的二维计划，处方剂量：阴道黏膜下 5mm 处 5.5Gy×2f。③化疗：顺铂 40mg/m^2，每周 1 次。

【靶区勾画说明】

1. CTV1　阴道残端，包括膀胱和直肠间阴道残端前后的脂肪和软组织。

2. CTV2　宫旁 / 阴道旁组织和近端阴道（距断端 3~4cm 的阴道）。

3. CTV3　双侧髂总、髂内、髂外、闭孔及部分骶前淋巴引流区。

4. PTV　根据周围器官移动及各中心摆位误差和治疗机精度分别对 CTV 进行外扩，临床上为方便也可以勾画一个整体的 CTV 后进行均匀外扩，但需要明确该 CTV 包含了由于器官移动引起的 CTV 外边界运动的范围，即 ITV。

【外照射靶区示例】（图 2-8-20~ 图 2-8-28）

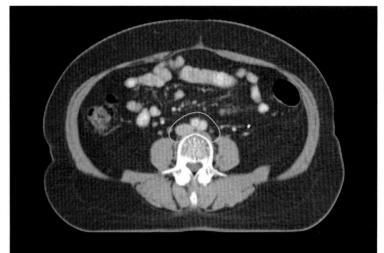

图 2-8-20
腹主动脉分为左、右髂总动脉
层面
■ CTV3

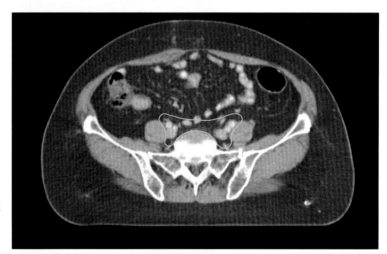

图 2-8-21
髂总动脉分为髂内、髂外动脉
层面
■ CTV3

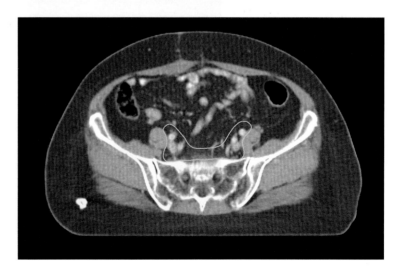

图 2-8-22
骶 1、骶 2 椎体交界层面
■ CTV3

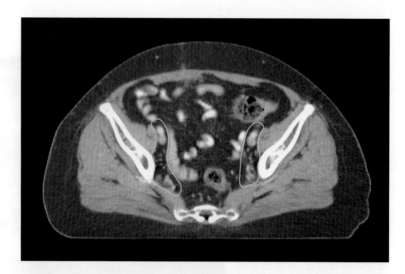

图 2-8-23
梨状肌出现层面
■ CTV3

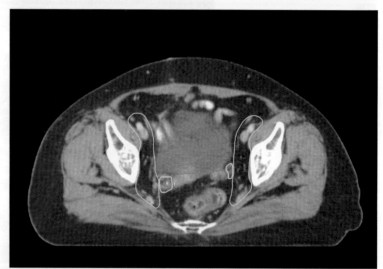

图 2-8-24
阴道残端上界层面
■ CTV1　■ CTV2　■ CTV3

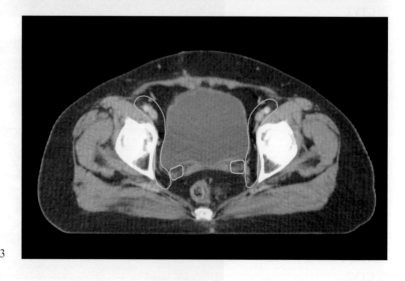

图 2-8-25
髂外淋巴引流区下界层面
■ CTV1　■ CTV2　■ CTV3

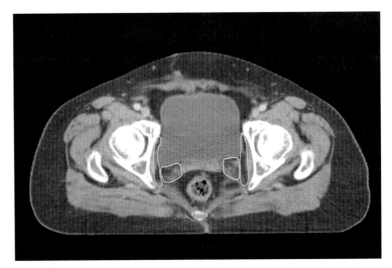

图 2-8-26
闭孔淋巴引流区下界层面
■CTV1 ■CTV2 ■CTV3

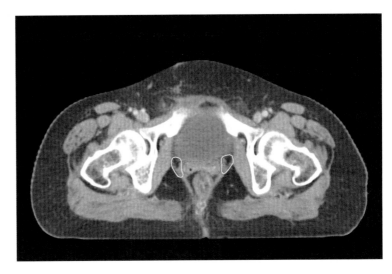

图 2-8-27
CTV1 下界层面
■CTV1 ■CTV2

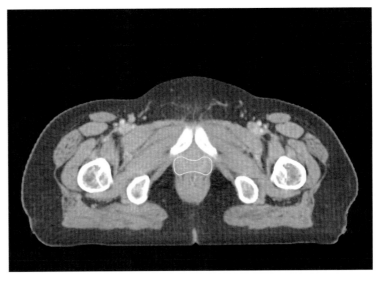

图 2-8-28
CTV2 下界（闭孔下缘）层面
■CTV2

参考文献

1. 黄留叶, 赵雪莲, 赵方辉. 宫颈癌的发病与死亡变化趋势及其预防策略进展. 肿瘤综合治疗电子杂志, 2021, 7 (2): 21-25.

2. Fabio L, Alessandro C, Rodolfo M, et al. Randomized study between radical surgery and radiotherapy for the treatment of stage IB-IIA cervical cancer: 20-year update. Journal of Gynecologic Oncology, 2017, 28 (3): e34.

3. Chen MF, Tseng CJ, Tseng CC, et al. Clinical outcome in post hysterectomy cervical cancer patients treated with concurrent Cisplatin and intensity-modulated pelvic radiotherapy: comparison with conventional radiotherapy. Int J Radiat Oncol Biol Phys, 2007, 67 (5): 1438-1444.

4. Matsuo K, Shimada M, Yamaguchi S, et al. Identifying a candidate population for ovarian conservation in young women with clinical stage IB-IIB cervical cancer. Int J Cancer, 2018, 142 (5): 1022-1032.

5. Morice P, Juncker L, EI-Hassan J, et al. Ovarian transposition for patients with cervical carcinoma treated by radiosurgical combination. Fertil Steril, 2000, 74 (4): 743-748.

6. Peters WA 3rd, Liu PY, Barrett RJ 2nd, et al. Concurrent chemotherapy and pelvic radiation therapy compared with pelvic radiation therapy alone as adjuvant therapy after radical surgery in high-risk early-stage cancer of the cervix. J Clin Oncol, 2000, 18 (8): 1606-1613.

7. Trifiletti DM, Swisher-McClure S, Showalter TN, et al. Postoperative chemoradiation therapy in high-risk cervical cancer: re-evaluating the findings of Gynecologic Oncology Group study 109 in a large, population-based cohort. Int J Radiat Oncol Biol Phys, 2015, 93 (5): 1032-1044.

8. Sedlis A, Bundy BN, Rotman MZ, et al. A randomized trial of pelvic radiation therapy versus no further therapy in selected patients with stage IB carcinoma of the cervix after radical hysterectomy and pelvic lymphadenectomy: A Gynecologic Oncology Group Study. Gynecol Oncol, 1999, 73 (2): 177-183.

9. Ryu SY, Kim MH, Nam BH, et al. Intermediate-risk grouping of cervical cancer patients treated with radical hysterectomy: a Korean Gynecologic Oncology Group study. Br J Cancer, 2014, 110 (2): 278-285.

10. Huang H, Feng YL, Wan T, et al. Effectiveness of sequential chemoradiation vs concurrent chemoradiation or radiation alone in adjuvant treatment after hysterectomy for cervical cancer: the STARS phase 3 randomized clinical trial. JAMA Oncol, 2021, 7 (3): 361-369.

11. Morris M, Eifel PJ, Lu J, et al. Pelvic radiation with concurrent chemotherapy compared with pelvic and para-aortic radiation for high-risk cervical cancer. N Engl J Med, 1999, 340 (15): 1137-1143.

12. Rose PG, Bundy BN, Watkins EB, et al. Concurrent cisplatin-based radiotherapy and chemotherapy for locally advanced cervical cancer. N Engl J Med, 1999, 340 (15): 1144-1153.

13. Whitney CW, Sause W, Bundy BN, et al. Randomized comparison of fluorouracil plus cisplatin versus hydroxyurea as an adjunct to radiation therapy in stage IIB-IVA carcinoma of the cervix with negative para-aortic lymph nodes: a Gynecologic Oncology Group and Southwest Oncology Group study. J Clin Oncol, 1999, 17 (5): 1339-1348.

14. Rose PG, Ali S, Watkins E, et al. Long-term follow-up of a randomized trial comparing concurrent single agent cisplatin, cisplatin-based combination chemotherapy, or hydroxyurea during pelvic irradiation for locally advanced cervical cancer: a Gynecologic Oncology Group Study. J Clin Oncol, 2007, 25 (19): 2804-2810.

15. Eifel PJ, Winter K, Morris M, et al. Pelvic irradiation with concurrent chemotherapy versus pelvic and para-aortic irradiation for high-risk cervical cancer: an update of radiation therapy oncology group trial (RTOG) 90-01. J Clin Oncol, 2004, 22 (5): 872-880.

16. Keys HM, Bundy BN, Stehman FB, et al. Cisplatin, radiation, and adjuvant hysterectomy compared with radi-

ation and adjuvant hysterectomy for bulky stage ⅠB cervical carcinoma. N Engl J Med, 1999, 340 (15): 1154-1161.

17. Shrivastava S, Mahantshetty U, Engineer R, et al. Cisplatin chemoradiotherapy vs radiotherapy in FIGO stage ⅢB squamous cell carcinoma of the uterine cervix: a randomized clinical trial. JAMA Oncol, 2018, 4 (4): 506-513.

18. Lorvidhaya V, Chitapanarux I, Sangruchi S, et al. Concurrent mitomycin C, 5-fluorouracil, and radiotherapy in the treatment of locally advanced carcinoma of the cervix: a randomized trial. Int J Radiat Oncol Biol Phys, 2003, 55 (5): 1226-1232.

19. Dueñas-González A, Zarbá JJ, Patel F, et al. Phase Ⅲ, open-label, randomized study comparing concurrent gemcitabine plus cisplatin and radiation followed by adjuvant gemcitabine and cisplatin versus concurrent cisplatin and radiation in patients with stage ⅡB to ⅣA carcinoma of the cervix. Journal of Clinical Oncology, 2011, 29 (13): 1678-1685.

20. Tangjitgamol S, Tharavichitkul E, Tovanabutra C, et al. A randomized controlled trial comparing concurrent chemoradiation versus concurrent chemoradiation followed by adjuvant chemotherapy in locally advanced cervical cancer patients: ACTLACC trial. Journal of Gynecologic Oncology, 2019, 30 (4): e82.

21. Da Costa SCS, Bonadio RC, Gabrielli FCG, et al. Neoadjuvant chemotherapy with cisplatin and gemcitabine followed by chemoradiation versus chemoradiation for locally advanced cervical cancer: a randomized phase Ⅱ trial. J Clin Oncol, 2019, 37 (33): 3124-3131.

22. Gupta S, Maheshwari A, Parab P, et al. Neoadjuvant chemotherapy followed by radical surgery versus concomitant chemotherapy and radiotherapy in patients with stage ⅠB2, ⅡA, or ⅡB squamous cervical cancer: a randomized controlled trial. J Clin Oncol, 2018, 36 (16): 1548-1555.

23. Ferrandina G, Palluzzi E, Gallotta V, et al. Neo-adjuvant platinum-based chemotherapy followed by chemo-radiation and radical surgery in locally advanced cervical cancer (Lacc) patients: a phase Ⅱ study. Eur J Surg Oncol, 2018, 44 (7): 1062-1068.

24. Taylor A, Rockall AG, Reznek RH, et al. Mapping pelvic lymph nodes: guidelines for delineation in intensity-modulated radiotherapy. Int J Radiat Oncol Biol Phys, 2005, 63 (5): 1604-1612.

25. Dinniwell R, Chan P, Czarnota G, et al. Pelvic lymph node topography for radiotherapy treatment planning from ferumoxtran-10 contrast-enhanced magnetic resonance imaging. Int J Radiat Oncol Biol Phys, 2009, 74 (3): 844-851.

26. Liu B, Gao S, Li SA. Comprehensive comparison of CT, MRI, positron emission tomography or positron emission tomography/CT, and diffusion weighted imaging-MRI for detecting the lymph nodes metastases in patients with cervical cancer: a meta-analysis based on 67 studies. Gynecol Obstet Invest, 2017, 82 (3): 209-222.

27. Huang EY, Wang CJ, Chen HC, et al. Multivariate analysis of para-aortic lymph node recurrence after definitive radiotherapy for stage ⅠB-ⅣA squamous cell carcinoma of uterine cervix. Int J Radiat Oncol Biol Phys, 2008, 72 (3): 834-842.

28. Rotman M, Pajak TF, Choi K, et al. Prophylactic extended-field irradiation of para-aortic lymph nodes in stages ⅡB and bulky ⅠB and ⅡA cervical carcinomas. Ten-year treatment results of RTOG 79-20. Jama, 1995, 274 (5): 387-393.

29. Lee J, Lin JB, Chang CL, et al. Impact of para-aortic recurrence risk-guided intensity-modulated radiotherapy in locally advanced cervical cancer with positive pelvic lymph nodes. Gynecol Oncol, 2018, 148 (2): 291-298.

30. Meng Q, Wang W, Liu X, et al. Escalated radiation and prophylactic extended field nodal irradiation are beneficial for FIGO ⅢB cervical cancer patients'prognosis. Radiat Oncol, 2018, 13 (1): 223.

31. Oh J, Seol KH, Lee HJ, et al. Prophylactic extended-field irradiation with concurrent chemotherapy for pelvic lymph node-positive cervical cancer. Radiat Oncol J, 2017, 35 (4): 349-358.

32. Takiar V, Fontanilla HP, Eifel PJ, et al. Anatomic distribution of fluorodeoxyglucose-avid para-aortic lymph nodes in patients with cervical cancer. Int J Radiat Oncol Biol Phys, 2013, 85 (4): 1045-1050.

33. Chao KS, Lin M. Lymphangiogram-assisted lymph node target delineation for patients with gynecologic malignancies. Int J Radiat Oncol Biol Phys, 2002, 54 (4): 1147-1152.

34. Han K, Milosevic M, Fyles A, et al. Trends in the utilization of brachytherapy in cervical cancer in the United States. Int J Radiat Oncol Biol Phys, 2013, 87 (1): 111-119.

35. Gill BS, Lin JF, Krivak TC, et al. National Cancer Data Base analysis of radiation therapy consolidation modality for cervical cancer: the impact of new technological advancements. Int J Radiat Oncol Biol Phys, 2014, 90 (5): 1083-1090.

36. Pötter R, Haie-Meder C, Van Limbergen E, et al. Recommendations from gynaecological (GYN) GEC ESTRO working group (II): concepts and terms in 3D image-based treatment planning in cervix cancer brachytherapy-3D dose volume parameters and aspects of 3D image-based anatomy, radiation physics, radiobiology. Radiother Oncol, 2006, 78 (1): 67-77.

37. Spampinato S, Fokdal LU, Pötter R, et al. Risk factors and dose-effects for bladder fistula, bleeding and cystitis after radiotherapy with imaged-guided adaptive brachytherapy for cervical cancer: an EMBRACE analysis. Radiother Oncol, 2021, 158: 312-320.

38. Sturdza A, Pötter R, Fokdal LU, et al. Image guided brachytherapy in locally advanced cervical cancer: improved pelvic control and survival in RetroEMBRACE, a multicenter cohort study. Radiother Oncol, 2016, 120 (3): 428-433.

39. Charra-Brunaud C, Harter V, Delannes M, et al. Impact of 3D image-based PDR brachytherapy on outcome of patients treated for cervix carcinoma in France: results of the French STIC prospective study. Radiother Oncol, 2012, 103 (3): 305-313.

40. Mazeron R, Fokdal LU, Kirchheiner K, et al. Dose-volume effect relationships for late rectal morbidity in patients treated with chemoradiation and MRI-guided adaptive brachytherapy for locally advanced cervical cancer: results from the prospective multicenter EMBRACE study. Radiother Oncol, 2016, 120 (3): 412-419.

41. Petereit DG, Sarkaria JN, Chappell R, et al. The adverse effect of treatment prolongation in cervical carcinoma. Int J Radiat Oncol Biol Phys, 1995, 32 (5): 1301-1307.

42. Yeung AR, Pugh SL, Klopp AH, et al. Improvement in patient-reported outcomes with intensity-modulated radiotherapy (RT) compared with standard RT: a report from the NRG oncology RTOG 1203 study. J Clin Oncol, 2020, 38 (15): 1685-1692.

43. Kim JY, Kim JH, Yoon MS, et al. Curative chemoradiotherapy in patients with stage IVB cervical cancer presenting with paraortic and left supraclavicular lymph node metastases. Int J Radiat Oncol Biol Phys, 2012, 84 (3): 741-747.

44. Huang K, Jia M, Li P, et al. Radiotherapy improves the survival of patients with metastatic cervical cancer: a propensity-matched analysis of SEER database. Int J Gynecol Cancer, 2018, 28 (7): 1360-1368.

45. Perkins V, Moore K, Vesely S, et al. Incorporation of whole pelvic radiation into treatment of stage IV B cervical cancer: a novel treatment strategy. Gynecol Oncol, 2020, 156 (1): 100-106.

46. Monk BJ, Sill MW, McMeekin DS, et al. Phase III trial of four cisplatin-containing doublet combinations in stage IV B, recurrent, or persistent cervical carcinoma: a Gynecologic Oncology Group study. J Clin Oncol, 2009, 27 (28): 4649-4655.

47. Kitagawa R, Katsumata N, Shibata T, et al. Paclitaxel plus carboplatin versus paclitaxel plus cisplatin

in metastatic or recurrent cervical cancer: the open-label randomized phase III trial JCOG0505. J Clin Oncol, 2015, 33 (19): 2129-2135.

48. Tewari KS, Sill MW, Penson RT, et al. Bevacizumab for advanced cervical cancer: final overall survival and adverse event analysis of a randomised, controlled, open-label, phase 3 trial (Gynecologic Oncology Group 240). Lancet, 2017, 390: 1654-1663.

49. Colombo N, Dubot C, Lorusso D, et al. Pembrolizumab for persistent, recurrent, or metastatic cervical cancer. N Engl J Med, 2021, 385 (20): 1856-1867.

50. Lee Nancy Y, Lu Jiade J. Target volume delineation and field setup: a practical guide for conformal and intensity-modulated radiation therapy. Berlin, Heidelberg: Springer, 2013.

子宫内膜癌是我国女性生殖系统第二常见恶性肿瘤,仅次于宫颈癌,发达国家发病率更高。近年来,我国子宫内膜癌的发病率持续上升,且呈年轻化趋势。2020 年全球女性新发子宫内膜癌 42 万例,我国新发 8 万例。子宫内膜癌发病的主要危险因素包括肥胖、糖尿病、高血压、不育、初潮早、绝经晚、Lynch 综合征、使用他莫昔芬等。

1983 年,Bokhman 将子宫内膜癌分为两大类:雌激素依赖型(Ⅰ型,预后较好)和非雌激素依赖型(Ⅱ型,预后较差)。2014 年世界卫生组织(World Health Organization,WHO)按病理学将子宫内膜癌分为子宫内膜样癌、浆液性癌、透明细胞癌等。随着靶向测序技术的发展,根据临床预后将子宫内膜癌分为 4 种分子亚型:POLE 突变型、高度微卫星不稳定 / 错配修复缺陷(microsatellite instability-high/deficient mismatch repair,MSI-H/dMMR)型、无特异突变(no specific molecular profile,NSMP)型和 p53 突变型。2020 年 WHO 在整合子宫内膜癌分子分型的基础上对病理学类型进行了修订。

子宫内膜癌以手术和放化疗为主,75% 的子宫内膜癌患者初诊时为Ⅰ期和Ⅱ期,预后较好。部分患者失去根治性治疗机会,影响预后。

第三章
子宫内膜癌

第一节
子宫内膜癌的手术治疗

手术是子宫内膜癌最主要的治疗手段。由于子宫内膜癌的术后放疗与手术治疗关系密切,采用什么方式的手术、手术方式是否合理、淋巴结切除是否必要及其范围、是否需要保留卵巢等问题都需要放疗专业医生熟练掌握,才能在制订术后放疗方案时做到胸有成竹有的放矢。

子宫内膜癌的手术方式分为三种:①基本手术:全子宫、双附件切除术;②分期手术:全子宫、双附件切除 + 系统的盆腔及腹主动脉旁淋巴结切除术;③其他手术:特殊病理类型的子宫内膜癌,如浆液性癌、癌肉瘤等需行大网膜切除或活检;有宫体外播散但仍局限于盆腹腔的晚期患者可行减瘤术。

与宫颈癌推荐开腹手术不同,子宫内膜癌经过多项前瞻性随机对照Ⅲ期研究的验证,明确推荐首选微创手术。美国妇科肿瘤组(Gynecologic Oncology Group,GOG)LAP2 研究结果发现,国际妇产科联盟(International Federation of Gynecology and Obstetrics,FIGO)分期为Ⅰ~ⅡA 期(1988 年与 2009 年 FIGO 分期对比见表 3-1-1)子宫内膜癌患者,包括高级别子宫内膜癌(G3、浆液性癌、透明细胞癌和癌肉瘤),腹腔镜和开腹手术的疗效相当,但腹腔镜术后并发症发生率低,住院时间短。LACE 研究结果一致。

子宫内膜癌最主要的转移途径是淋巴结转移,淋巴结切除术是分期手术的重要组成部分,但淋巴结切除范围以及临床意义一直备受争议。支持者认为,淋巴结切除可以明确分期,判断预后,指导后续辅助治疗,对晚期患者还能提高生存率。反对者认为,早期子宫内膜癌的淋巴结转移率低,预后好。欧洲两项前瞻性Ⅲ期随机对照临床研究表明,系统性淋巴结切除并无治疗价值,未能提高早期患者的生存,而且还会增加手术并发症,延长住院时间。MRC ASTEC 研究共纳入 4 个国家 85 个中心的 1 408 例Ⅰ~Ⅳ期(1988 年 FIGO 分期)子宫内膜癌患者,随机分为标准手术组(全子宫 + 双侧附件切除术 + 腹水细胞学检查 + 可疑淋巴结活检)与标准手术 + 盆腔淋巴结切除组,结果并未显示盆腔淋巴结切除术具有生存优势,两组患者 5 年总生存(overall survival,OS)(81% vs 80%)和无复发生存(recurrence-free survival,RFS)(79% vs 73%)差异无统计学意义,两组患者的复发也以远处转移为主(均约 60%)。该研究中早期患者比例较高(81.8%),术后部分高危因素的患者接受了术后辅助放疗,可能基于以上两个原因,两种手术并未显示出生存差异。意大利一项类似的随机对照研究只纳入临床Ⅰ期子宫内膜癌患者共 514 例,结果显示标准手术组和联合盆腔淋巴结切除组的 5 年 OS 和 5 年无病生存(disease-free survival,DFS)均无明显差异(90% vs 85.9%,$P=0.50$;81.7% vs 81%,$P=0.68$),认为早期患者接受盆腔淋巴结切除虽然能发现更多的转移淋巴结(13.3% vs 3.2%,$P<0.001$),但只有助于明确分期并不能改善生存。虽然这两项随机临床研究显示盆腔淋巴结切除对早期子宫内膜癌患者并无生存获益,但并未阐明包括腹主

动脉旁在内的系统淋巴结切除是否可以提高具有高危因素的早期患者的生存。

表 3-1-1　1988 年与 2009 年 FIGO 分期对比

	1988 年 FIGO 分期	2009 年 FIGO 分期
Ⅰ期	ⅠA 肿瘤局限在内膜	ⅠA 浸润深度<1/2 肌层
	ⅠB 浸润深度<1/2 肌层	
	ⅠC 浸润深度≥1/2 肌层	ⅠB 浸润深度≥1/2 肌层
Ⅱ期	ⅡA 肿瘤仅侵犯宫颈腺体	Ⅱ肿瘤侵犯宫颈间质,但无宫体外蔓延
	ⅡB 肿瘤侵犯宫颈间质	
Ⅲ期	ⅢA 肿瘤累及子宫浆膜层和/或附件,和/或腹水细胞学阳性	ⅢA 肿瘤累及子宫浆膜层和/或附件
	ⅢB 盆腔和/或腹主动脉旁淋巴结转移	ⅢB 阴道和/或宫旁受累
		ⅢC 盆腔和/或腹主动脉旁淋巴结转移
		ⅢC1 盆腔淋巴结转移
		ⅢC2 腹主动脉旁淋巴结转移,伴或不伴盆腔淋巴结转移
Ⅳ期	ⅣA 肿瘤侵及膀胱和/或直肠黏膜	ⅣA 肿瘤侵及膀胱和/或直肠黏膜
	ⅣB 远处转移,包括腹腔转移和/或腹股沟淋巴结转移	ⅣB 远处转移,包括腹腔转移和/或腹股沟淋巴结转移

注: FIGO: International Federation of Gynecology and Obstetrics,国际妇产科联盟。

Mariani 等基于梅奥医学中心数据的一项回顾性研究结果显示,在子宫内膜样癌 G1~G2、<1/2 肌层浸润且肿瘤直径<2cm 的患者中未发现盆腔淋巴结转移,并将满足以上条件的患者定义为低风险组,也称为"梅奥标准"。Michael 等对 GOG LAP2 研究中的子宫内膜样癌患者进行回顾分析,发现 40% 的患者符合以上低风险组的标准,这部分患者的淋巴结转移率仅为 0.8%,而分化差(G3 或特殊类型)、≥1/2 肌层浸润、肿瘤直径≥2cm 的患者淋巴结转移风险是低风险组的 6.3 倍。另有研究发现,当存在宫颈受侵时淋巴结转移风险增加 15%。基于美国国家癌症研究所(National Cancer Institute,NCI)监测、流行病学和最终结果(Surveillance、Epidemiology and End Results,SEER)数据库的一项回顾性研究共纳入 12 333 例子宫内膜癌患者,结果显示低风险(病变局限于内膜或<1/2 肌层浸润且 G1~G2)患者不能从淋巴结切除术中获益,但中或高风险(低风险之外)患者淋巴结切除个数和生存获益呈正相关。Cargun 等的回顾性研究显示对于 G3、浆液性癌、透明细胞癌或外 1/3 肌层受侵的早期子宫内膜癌患者,淋巴结清扫数目>11 枚能显著改善 5 年 OS(82% vs 64%, P=0.001)。

基于以上研究,美国国立综合癌症网络(National Comprehensive Cancer Network,NCCN)子宫肿瘤指南(2022 年第 1 版)及 2021 年欧洲妇科肿瘤学会(the European Society of Gynaecological

Oncology,ESGO)/欧洲放射治疗和肿瘤学会(the European Society for Radiotherapy Oncology,ESTRO)/欧洲病理学会(the European Society of Pathology,ESP)子宫内膜癌指南均不推荐对Ⅰ期低风险患者行系统性淋巴结切除术,但都明确建议对可疑淋巴结行活检评估;当肿瘤直径>2cm、G3、≥1/2肌层浸润、淋巴脉管间隙浸润(lymphovascular space invasion,LVSI)、宫颈间质受侵或附件转移等的情况下,盆腔及腹主动脉旁淋巴结转移风险增加,建议行淋巴结清扫。

由于淋巴结转移情况术前影像学检查难以准确判断,只能通过术后病理明确,对所有患者行淋巴结清扫术可能会造成早期患者的过度治疗、加重手术损伤(如淋巴水肿、淋巴囊肿或生殖神经损伤等)或在过度肥胖的患者中实施难度很大,因此前哨淋巴结(sentinel lymph node,SLN)活检被逐渐应用于对淋巴结转移状态的评估。FIRES是一项多中心、前瞻性队列研究,对临床Ⅰ期的子宫内膜癌行SLN活检与淋巴结切除术,主要研究终点是SLN标本发现转移病灶的敏感性和这项技术的阴性预测值。研究共入组385例,所有患者接受盆腔淋巴结切除术 ± 腹主动脉旁淋巴结切除术。340例患者进行了淋巴结切除,结果显示,SLN发现淋巴结阳性的灵敏度为97.2%,阴性预测值为99.6%,SLN标本比非SLN标本更容易包含转移病灶(58/1 098［5%］vs 63/5 416［1%］,P=0.000 1),并且17%的阳性SLN位于传统淋巴结切除区域外,传统手术方法可能会错过这一类淋巴结。此外SLN活检结合病理学超分期可以更准确判断是否存在转移,有研究显示结合病理学超分期的SLN活检可使5%~15%的患者临床分期上升。但FIRES研究的目的只是确定SLN技术诊断的准确性,这些结果不能指导如何处理阳性SLN,该研究建议术后对SLN阳性的患者行影像学检查,以确定无肉眼可见的残留淋巴结转移灶,并认为这些患者会从减瘤术或适当调整放疗剂量和靶区中获益。2021年ESGO/ESTRO/ESP指南建议临床Ⅰ~Ⅱ期子宫内膜癌可以选择SLN活检结合病理学超分期来替代系统性淋巴结切除,但认为SLN活检更适合低中风险患者。而NCCN指南(2022年第1版)将SLN活检列为Ⅰ~Ⅱ期子宫内膜癌首选推荐,并指出SLN也可以用于高危组织类型(浆液性癌、透明细胞癌、癌肉瘤),但需严格掌握适应证并遵守前哨淋巴结检测流程。此外,对无法显像的SLN需对该侧行系统性淋巴结切除术。无论SLN检出状况如何,都需切除任何可疑或明显增大的淋巴结。

关于子宫内膜癌分期手术患者是否需要常规行腹主动脉旁淋巴结切除术,目前仍无一致的观点,Creasman等回顾了GOG 33研究中621例临床Ⅰ期子宫内膜癌患者的手术病理资料,结果显示,盆腔和腹主动脉旁淋巴结转移率分别为9%和6%,淋巴结转移与组织分化程度及肌层浸润深度显著相关,其中G1的淋巴结转移率分别为3%和2%,如病灶局限于内膜层的淋巴结转移率仅为1%,G3合并外1/3肌层浸润时,盆腔和腹主动脉旁淋巴结转移率明显增加,分别为34%和23%。亚组分析还发现,子宫内膜样癌的腹主动脉旁淋巴结转移率仅为5%,而其他病理类型为18%。日本的SEPAL研究根据与复发相关的危险因素(肌层浸润深度、病理类型、肿瘤分级和LVSI),将ⅠA期G1~G2且无LVSI定义为低风险，Ⅲ期、Ⅳ期为高风险，其余均为中风险（包括非子宫内膜样癌）。结果显示，在盆腔淋巴结切除的基础上，增加腹主动脉旁淋巴结切除能显著改善中风险和高风险患者的OS（$P=0.000\ 5$），但不能改善低风险患者的OS。NCCN指南（2022年第1版）指出，深肌层浸润、高级别以及特殊病理类型如浆液性癌、透明细胞癌和癌肉瘤需行腹主动脉旁淋巴结切除术，并要求切除范围达肠系膜下动脉和肾血管水平。

除了这些因素之外，还有多项研究表明，盆腔淋巴结转移对腹主动脉旁淋巴结转移有重要提示作用。Mariani的研究显示，腹主动脉旁淋巴结转移率在无盆腔淋巴结转移时仅为2%，而存在盆腔淋巴结转移时高达47%。Sari等发现LVSI和盆腔淋巴结转移是腹主动脉旁淋巴结转移的独立危险因素，当两者均阴性时，腹主动脉旁淋巴结转移率仅为0.2%，仅存在LVSI时为13.3%，仅存在盆腔淋巴结转移时33.3%，两者均阳性时，腹主动脉旁淋巴结转移率高达66.6%。2021年ESGO/ESTRO/ESP指南建议，如果SLN或术后病理发现盆腔淋巴结转移，则应通过影像学或手术分期对腹主动脉旁淋巴结进行评估。术中发现盆腔淋巴结转移时，不需要再行系统性盆腔淋巴结切除，但可以切除肿大的淋巴结并行系统性腹主动脉旁淋巴结切除。

多项研究对于绝经前早期子宫内膜样癌患者是否能够保留卵巢进行了探索。Matsuo等基于SEER数据库的一项大样本回顾性研究显示年龄<50岁、G1、肿瘤直径≤2cm患者更适合保留卵巢，该研究中保留卵巢与卵巢切除组的肿瘤特异生存（cancer specific survival，CSS）相当，保留卵巢组患者10年OS（95.6% vs 93.7%，$P=0.011$）及20年OS（88.8% vs 82.0%，$P=0.011$）均高于卵巢切除组，但保留卵巢组患者更年轻，小肿瘤比例更高。Gu等针对Ⅰ～Ⅱ期子宫内膜癌患者的一项荟萃分析共纳入7项回顾性研究，结果显示保留卵巢和卵巢切除两组患者OS和DFS均无显著差异，值得注意的是这些研究中患者绝大多数≤45岁。Wright等回顾性研究发现，45岁以下的ⅠA期子宫内膜癌患者卵巢保留与否不影响5年OS和CSS。NCCN指南（2022年第1版）认为，卵巢外观正常、无乳腺癌/卵巢癌或Lynch综合征家族史的早期子宫内膜样癌患者，可以保留卵巢。2021年ESGO/ESTRO/ESP指南认为，年龄<45岁、低级别子宫内膜样癌、肌层浸润深度<50%且无卵巢及其他子宫外病灶的绝经前患者，可以考虑保留卵巢。FIGO指南（2021年）认为，低级别早期子宫内膜癌的绝经前妇女，可考虑卵巢保留。

关于Ⅱ期（宫颈可疑/明确受侵）子宫内膜癌手术的争议主要是子宫切除范围，是行全子宫切除还是广泛性子宫切除。2009年Wright等基于SEER数据库的一项回顾性研究（1 577例）发现，与全子宫切除术（1 198例）相比，Ⅱ期子宫内膜癌患者行广泛性子宫切除术（379例）并不能改善OS（$HR\ 0.86$）。2010年韩国的一项回顾性研究也显示，Ⅱ期子宫内膜癌患者行全子宫切除术或广泛性子宫切除术，DFS差异未达到统计学意义。2020年Nasioudis等基于美国国家癌症数据库（National Cancer Database，NCDB）进行了一项针对Ⅱ期子宫内膜癌的多中心回顾性研究（7 552例），结果显示广泛性子宫切除组（802例）和全子宫切除组（6 750例）患者5年OS差异未达到统计学意义（77.4% vs 76.9%，

P=0.62),提示广泛性子宫切除术并不能改善生存。总之,目前尚无证据显示广泛性子宫切除术较全子宫切除术能改善Ⅱ期子宫内膜癌患者的预后。此外,Ⅱ期子宫内膜癌患者术后还需要辅助放疗,全子宫切除术联合术后放疗并不影响复发和生存,且更利于术后恢复。NCCN指南(2021年第3版)建议,应以术前检查结果为基础选择全子宫切除术或广泛性子宫切除术,以达到阴性手术切缘。NCCN指南(2022年第1版)进一步明确提出,Ⅱ期子宫内膜癌患者的标准手术方式是全子宫切除术,广泛性子宫切除术仅用于需要达到阴性手术切缘时。

第二节
子宫内膜癌术后辅助治疗

子宫内膜癌术后一般依据预后危险因素(如分期、病理类型、肌层浸润深度、组织学分级和LVSI等)进行分层,以确定是否需要辅助治疗及其方案。危险分层的界定大多源于前瞻性随机对照研究结果,但由于各临床研究的危险级别定义不完全一致,采用的分期标准不一致,因此各大指南依据不同的临床研究也有不同的标准。

NCCN指南首先根据术后分期来选择辅助治疗。对Ⅰ期患者需要结合危险因素来决定是否需要术后放疗以及放疗的方式,危险因素主要包括年龄 ≥ 60 岁、深肌层浸润、G3 和LVSI。2021 年 ESGO/ESTRO/ESP 指南对低、中、高危患者有比较明确的分层标准,自 2020年开始还结合分子分型进行了危险分层(表 3-2-1)。FIGO 指南(2021 年)参考多项临床研究将高危患者定义为: G3,LVSI,非内膜样癌(浆液性癌、透明细胞癌、未分化癌、小细胞癌等)或宫颈间质受侵。总体来说,指南均推荐根据高危因素来确定术后辅助治疗,高危因素的判断标准虽然略有不同,但基本都是以"深肌层浸润、G3、LVSI、高危组织类型"为主。

表 3-2-1　2020 年 ESGO/ESTRO/ESP 危险分层

风险分组	分子分型未知	分子分型已知 *
低风险	ⅠA 期内膜样癌 + 低级别 ^{f} + 无或局灶 LVSI	Ⅰ~Ⅱ期,POLE 突变型,无残存病灶; ⅠA 期 dMMR/NSMP 型内膜样癌 + 低级别 ^{f} + 无或局灶 LVSI
中风险	ⅠB 期内膜样癌 + 低级别 ^{f} + 无或局灶 LVSI; ⅠA 期内膜样癌 + 高级别 ^{f} + 无或局灶 LVSI; Ⅰ期非内膜样癌(浆液性癌、透明细胞癌、未分化癌、癌肉瘤、混合性癌)且无肌层浸润	ⅠB 期 dMMR/NSMP 型内膜样癌 + 低级别 ^{f} + 无或局灶 LVSI; ⅠA 期 dMMR/NSMP 型内膜样癌 + 高级别 ^{f} + 无或局灶 LVSI; Ⅰ期 p53 突变型和 / 或非内膜样癌(浆液性癌、透明细胞癌、未分化癌、癌肉瘤、混合性癌)且无肌层浸润

风险分组	分子分型未知	分子分型已知*
高中风险	Ⅰ期内膜样癌+广泛 LVSI,无论分级与浸润深度; ⅠB 期内膜样癌+高级别 [f],无论 LVSI 状态; Ⅱ期内膜样癌	Ⅰ期 dMMR/NSMP 型内膜样癌+广泛 LVSI,无论分级与浸润深度; ⅠB 期 dMMR/NSMP 型内膜样癌+高级别 [f],无论 LVSI 状态; Ⅱ期 dMMR/NSMP 型内膜样癌
高风险	Ⅲ~ⅣA 期,且无残存病灶; Ⅰ~ⅣA 期非内膜样癌(浆液性癌、透明细胞癌、未分化癌、癌肉瘤、混合性癌),存在肌层浸润,无残存病灶	Ⅲ~ⅣA 期 dMMR/NSMP 型内膜样癌,无残存病灶; Ⅰ~ⅣA 期 p53 突变型内膜样癌,存在肌层浸润,无残存病灶; Ⅰ~ⅣA 期 dMMR/NSMP 型浆液性癌、未分化癌或癌肉瘤) [**],存在肌层浸润,无残存病灶
晚期或转移性	Ⅲ~ⅣA 期,合并残存病灶; ⅣB 期	Ⅲ~ⅣA 期,合并残存病灶,任何分子分型; ⅣB 期,任何分子分型

注:*:Ⅲ~ⅣA 期 POLE 突变型的划分证据不足;同时存在 POLE 突变型和 p53 突变型的按 POLE 型处理;
**:Ⅰ~ⅣA 期透明细胞癌合并肌层浸润的 dMMR/NSMP 型,划分证据不足;
[f]:G1~G2 为低级别,G3 为高级别;LVSI: lymphovascular space invasion,淋巴脉管间隙浸润;dMMR/NSMP: deficiency of mismatch repair/no specific molecular profile,错配修复缺陷 / 无特异突变。

针对早期子宫内膜样癌的研究显示,深肌层浸润与 G3 是重要的预后危险因素,肌层浸润越深患者 RFS 越低,组织学分级越差 RFS 也越低。不存在这两项危险因素(即ⅠA 期 G1~G2)的患者预后普遍较好,5 年 OS 为 96.1%,5 年 CCS 为 98.4%,5 年复发率为 4%,5 年远处转移率为 1.4%;仅存在一项的患者局部复发风险相似,G3 合并浅肌层浸润的患者与 G1/2 合并深肌层浸润的患者复发率均为 10%,但前者远处转移风险更高(14%),后者远处转移风险仅为 1% 和 5%;存在两项因素(即ⅠB 期 G3)的患者局部复发和远处转移分别为 14% 和 31%,5 年 OS(58%)显著低于 G3 合并浅肌层浸润(74%)和 G1~G2 无论浸润情况的患者(83%~86%,P<0.001)。

LVSI 也是一项重要的预后危险因素。Mariani 等的研究发现与无 LVSI 相比,存在 LVSI 显著降低子宫内膜癌患者术后 5 年肿瘤相关生存(77% vs 98%,P<0.000 1)和 5 年 RFS(70% vs 97%,P<0.000 1)。PORTEC-1 研究显示存在 LVSI 显著增加患者远处转移风险(32% vs 8%,P<0.001),降低 5 年 OS(57% vs 82%,P=0.03)。2015 年 Bosse 等回顾了 PORTEC-1 和 PORTEC-2 研究中患者的 LVSI 状态,结果显示与无 LVSI 或局灶 LVSI 相比,广泛 LVSI 是盆腔区域复发、远处转移和降低 OS 的独立预后因素,存在广泛 LVSI 的患者盆腔区域复发率为 15.3%,而无 LVSI 或局灶 LVSI 的患者盆腔复发率仅为 1.7% 和 2.5%。对于伴有广泛 LVSI 的患者,术后行阴道近距离放疗(vaginal brachytherapy,VBT)和术后观察的患者盆腔复发率分别为 27.1% 和 30.7%,而术后行盆腔外照射(external beam radiotherapy,EBRT)的患者盆腔区域复发率仅为 4.3%。PORTEC-3 研究中,术后放化疗

较单纯放疗显著改善存在 LVSI 患者的 5 年 RFS（74% vs 63%，*P*=0.012）。此外，子宫内膜样癌中还有一种特殊的浸润方式，伴微囊性、伸长及碎片状（microcystic elongated and fragmented，MELF）浸润，发生率约为 10%~20%，这部分患者更易出现深肌层浸润、宫颈间质受侵、LVSI 及淋巴结转移，可能提示预后较差。

高危组织类型子宫内膜癌主要包括浆液性癌、透明细胞癌、未分化/去分化癌和癌肉瘤等，一般更具侵袭性，预后也更差。如浆液性癌容易出现肌层浸润、淋巴结转移、LVSI 和宫体外播散，早期患者 5 年 OS 约为 35%~50%，Ⅲ~Ⅳ期患者 5 年 OS 仅为 0%~15%，复发率约为 20%~60%。近年透明细胞癌的占比有所增加，一般发现时临床分期偏晚，容易出现远处转移，容易存在深肌层浸润、LVSI 等危险因素，其中分期为Ⅱ期及以上的患者 5 年 OS 不足 50%。未分化癌/去分化癌在病理上没有明确分化，由未分化癌和子宫内膜样癌（G1 或 G2）构成，具有高度侵袭性，容易复发转移，预后差，患者的 5 年 OS 为 57%。癌肉瘤近年占比从 1.7% 增加至 5.6%，比其他类型的非内膜样癌预后更差，5 年 OS 只有 33.4%，中位生存时间仅为 23 个月，Ⅰ期、Ⅱ期、Ⅲ期和Ⅳ期的 5 年 OS 分别为 54.8%、36.9%、24.9% 和 9.2%。

上述四项高危因素主要针对早期子宫内膜癌，合并的因素越多，预后越差。但对预后影响更大的是分期，分期越晚，预后越差。当肿瘤侵及宫颈间质时，淋巴结转移率增加至 15%；合并高危因素时，复发率可高达 20%。如果分期上升到Ⅲ~ⅣA 期，复发转移风险明显增加，危险分层即被归入高风险。术后辅助治疗方案自然随之变化。

此外，子宫内膜癌分子分型的重要性也日趋明显，2013 年，癌症基因组图谱（the cancer genome atlas，TCGA）根据全基因组测序基因特征将子宫内膜癌分为 4 种分子亚型，并写入了 NCCN 指南（2020 年第 1 版），以更好地预测预后，指导治疗。2016 年 Stelloo 等对 PORTEC-1 及 PORTEC-2 研究中共 947 例患者的基因检测结果与生存情况进行了分析，并结合分子分型进行了分层：50% 预后良好，包括 POLE 突变、无特异突变（no specific molecular profile，NSMP）/微卫星稳定（microsatellite stable，MSS）和 CTNNB1 野生；35% 预后中等（MSI 或 CTNNB1 突变）；15% 预后不良（广泛 LVSI、*p53* 突变，和/或 L1CAM 表达>10%）。该研究还对其他常见基因的热点区域突变进行了检测，将患者分为 4 种亚型：POLE 突变型（6%）、NSMP 型（59%，多为 CN-L/MSS 型）、MSI 型（26%）和 *p53* 突变型（9%，多为 CN-H 型）。PORTEC-2 研究后期单独对 344 例Ⅰ期患者进行分子分型检测，发现分子分型和预后关系密切，POLE 突变型、NSMP/MSS 型、MSI 型和 *p53* 突变型患者 10 年肿瘤相关生存率分别为 100%、96.2%、84.8% 和 62.3%。PORTEC-3 研究中 410 例患者分子分型检测的分析显示，POLE 突变型 5 年 RFS 最好，为 98%；NSMP 型和 MSI-H/dMMR 型次之，分别为 74% 和 72%；*p53* 突变型最差，为 48%。目前采用分子分型指导早期子宫内膜癌术后辅助治疗的前瞻性随机对照临床研究包括 PORTEC-4a 和 TAPER 也正在开展，PORTEC-4a 研究是第一项根据分子分型来确定术后辅助治疗方式的多中心随机对照研究。该研究旨在为不同预后风险的患者提供个体化精准治疗方案，对比高中风险子宫内膜癌患者术后在分子分型指导下接受不同辅助治疗手段的阴道复发率,其中高中风险定义为:ⅠA期G3;ⅠB期G1~G2,同时合并≥60岁和/或LVSI;ⅠB期G3且无LVSI;Ⅱ期(镜下)G1。该研究选择上述术后病理为高中风险的患者,2∶1随机分配到试验组和标准治疗组,标准治疗组统一进行VBT,对试验组根据Stelloo等的分子分型预后分层来选择不同的辅助治疗方式,对预后良好的患者进行观察,对预后中等的患者进行VBT,对预后不良的患者进行EBRT。2021年《子宫内膜癌分子检测中国专家共识》已明确推荐对所有确诊的子宫内膜癌患者进行林奇综合征筛查和分子分型。在传统组织病理学的基础上结合分子分型能够更充分评估患者复发风险,更好地预测预后甚至指导术后辅助治疗,避免过度治疗或治疗不足。

另外,术后间隔多久开始放疗合适?一般认为在手术切口愈合的前提下,放疗开始越早越好,NCCN指南(2022年第1版)明确推荐子宫内膜癌患者术后阴道断端愈合后即应开始VBT,首选术后6~8周,一般VBT开始时间不超过术后12周。部分研究显示8周内开始放疗还有一定生存获益。Ghanem等对NCDB数据库中Ⅰ~Ⅱ期子宫内膜癌术后仅接受了辅助放疗的患者进行分组研究,放疗开始时间≤8周的患者5年和10年OS均显著高于>8周者(88% vs 73%,P=0.048;86% vs 70%,P=0.002)。2020年美国放射肿瘤学会(American Society for Radiation Oncology,ASTRO)会议也有相关报道,Zhu等回顾性分析了Ⅰ~Ⅱ期子宫内膜癌术后仅接受辅助放疗的患者460例,术后放疗开始时间≤8周的患者复发率更低,5年RFS更高。同年ASTRO会议还报道了Ghanem等对NCDB数据库中137例Ⅲ期子宫内膜癌患者术后辅助放疗开始时间的比较分析,结果亦显示放疗开始时间≤8周的患者5年RFS明显高于>8周者(71% vs 49%,P=0.01)。总之,无论是否进行辅助化疗,都建议子宫内膜癌患者术后辅助放疗在切口愈合的前提下尽早开始。

一、Ⅰ~Ⅱ期子宫内膜癌术后辅助治疗

(一)低风险

各指南对于低风险的定义较为统一,即ⅠA期G1~G2子宫内膜样癌且无LVSI或仅伴局灶LVSI的患者,对术后低风险患者的治疗也都推荐以观察为主。目前NCCN指南(2022年第1版)建议对低风险患者首选观察,对于存在LVSI和/或≥60岁的患者可考虑VBT,尤其当两个因素同时存在时,强烈建议VBT。FIGO指南(2021年)建议无论是否切除淋巴结,低风险或仅有单一危险因素的患者均不建议术后辅助治疗。2021年ESGO/ESTRO/ESP指南也不建议对低风险患者进行术后辅助治疗。

但对这些低风险患者术后不需要辅助治疗的认知,经历了一个漫长过程,相关研究(表3-2-2)围绕术后辅助放疗的方式也在发生变化,从EBRT+VBT调整为EBRT,再调整为VBT,最后发现即使术后单纯VBT也不能降低复发、改善生存。1980年挪威的一项随机对照研究发现,Ⅰ期子宫内膜癌患者术后EBRT+VBT与单纯VBT相比并不能改善OS。随后

的 PORTEC-1 与 GOG 99 两项前瞻性随机对照研究(具体内容见下文中风险部分)的结果表明,低风险患者术后行 EBRT 并未改善 OS。两项荟萃分析也显示低风险子宫内膜癌患者术后进行 EBRT 不能改善患者生存,Kong 等还发现术后 EBRT 反而会增加低风险患者的肿瘤相关死亡风险。Sorbe 的多中心前瞻性随机对照研究共纳入 645 例ⅠA～ⅠB期(1988 分期)G1~G2 的患者,术后 1∶1 随机分为 VBT 组和观察组,中位随访时间 68 个月。VBT 组阴道黏膜下 0.5cm 处方剂量的 2Gy 等效剂量(2Gy equivalent doses,EQD2)19.5~36Gy 或阴道表面剂量 29.3~54Gy。结果显示,整体入组患者 5 年 CSS 为 98.4%,5 年 OS 为 96.1%,VBT 组和观察组 OS 无差异(P=0.862),复发率也相当(3.8% vs 4.3%);不良反应方面,VBT 组患者的 1 级阴道不良反应发生率显著高于观察组(7.5% vs 0.6%,P=0.000 04)。研究证明,子宫内膜癌ⅠA 期 G1~G2 患者预后较好,术后增加 EBRT 和 / 或 VBT 均未显著降低复发、改善生存,还增加了治疗相关不良反应。

表 3-2-2　子宫内膜癌术后低风险组患者术后辅助治疗的研究

研究名称 / 作者,发表年份	研究类型	样本量(例)	中位随访时间(月)	术后治疗方式	结果
Sorbe,2009	RCT	645	68	观察 vs VBT	OS 无差异(P=0.862);复发率:3.8% vs 4.3%
GOG 99/Keys,2004	RCT	392	69	观察 vs EBRT (50.4Gy/28f)	4 年 OS:86% vs 92%(P=0.557)
PORTEC-1/Creutzberg,2000	RCT	714	52	观察 vs EBRT (46Gy/23f)	5 年 OS:85% vs 81%(P=0.31);5 年局部区域(阴道和 / 或盆腔)复发率:14% vs 4%(P<0.001)
Aalders,1980	RCT	540	36~120	VBT vs VBT+EBRT (40Gy)	5 年 OS:91% vs 89%
Kong,2012	荟萃分析	3 628	/	EBRT vs no EBRT (观察或 VBT)	OS 无差异(P=0.95)

🈩:RCT:randomized controlled trial,随机对照临床研究;EBRT:external beam radiotherapy,外照射;VBT:vaginal brachytherapy,阴道近距离放疗;OS:overall survival,总生存;CSS:cancer specific survival,肿瘤特异性生存。

　　分子分型方面,POLE 突变型患者预后最好。PORTEC 系列研究中 POLE 突变型早期子宫内膜癌患者中均未出现局部复发,仅 2 例出现远处转移。Church 等的荟萃分析显示,与 POLE 野生型相比,POLE 突变型患者复发率更低(6.2% vs 14.1%),肿瘤相关死亡率也更低(2.3% vs 9.7%)。所以 2021 年 ESGO/ESTRO/ESP 指南将无残存病灶的Ⅰ～Ⅱ期 POLE 突变型患者纳入低风险组,不建议对这类患者进行术后辅助治疗。

（二）中风险

大多数临床研究关于中风险的定义并不完全一致。基于多项随机对照研究（表 3-2-3），2021 年 ESGO/ESTRO/ESP 指南建议对于分期术后无广泛 LVSI、但存在 G3 或深肌层浸润（即ⅠA 期 G3、ⅠB 期 G1~G2）的子宫内膜样癌患者首选 VBT；某些患者，特别是<60 岁且复发风险较低的患者可考虑观察，对于无肌层浸润的 *p53* 突变型患者也不推荐术后辅助治疗。NCCN 指南（2021 年第 3 版）依据 GOG 99 和 GOG 249 研究的结果定义了子宫内膜样癌的高中危组（表 3-2-4），建议对ⅠA 期 G3、ⅠB 期 G1~G2 的患者首选 VBT；高中风险组可以考虑 EBRT（具体见下文高中风险部分）。NCCN 指南（2022 年第 1 版）则简化了高中风险的概念，ⅠA 期 G3、ⅠB 期 G1~G2 的患者仍推荐 VBT，但对存在 LVSI 或ⅠA 期 G3 中≥70 岁及ⅠB 期 G2 中≥60 岁的患者可考虑 EBRT。

表 3-2-3　子宫内膜癌术后中风险组患者术后辅助治疗的随机对照研究

研究名称/作者,发表年份	样本量（例）	中位随访时间（月）	治疗方式	生存情况	复发情况
PORTEC-2/Wortman,2018	427	116	EBRT vs VBT	10 年 OS：67.6% vs 69.5%（$P=0.72$）； 10 年 DFS：68% vs 66.7%（$P=0.87$）；	10 年阴道复发率：2.4% vs 3.4%（$P=0.55$）； 10 年孤立盆腔复发率：0.5% vs 2.5%（$P=0.1$）； 10 年局部区域复发率：0.9% vs 6.3%（$P=0.004$）； 盆腔+远处转移率：0.5% vs 3.6%（$P=0.03$） 高中危患者的盆腔复发率：1.2% vs 7.4%（$P=0.01$）；
Sorbe,2012	527	62	EBRT+VBT vs VBT	5 年 OS：89% vs 90%（$P=0.548$）	5 年局部区域复发率：1.5% vs 5%（$P=0.013$）
PORTEC-1/Creutzberg,2011	714	159.6	观察 vs EBRT	15 年 OS：60% vs 52%（$P=0.14$）； 高中危患者 15 年 OS：48% vs 41%（$P=0.51$）；	15 年局部区域（阴道和/或盆腔）复发率：15.5% vs 5.8%（$P<0.0001$）； 高中风险患者 15 年局部区域复发率：20% vs 5%；
PORTEC-2/Nout,2010	427	45	EBRT vs VBT	5 年 OS：79.6% vs 84.8%（$P=0.57$）； 5 年 DFS：78.1% vs 82.7%（$P=0.74$）；	5 年阴道复发率：1.6% vs 1.8%（$P=0.74$）； 5 年孤立盆腔复发率：0.5% vs 3.8%（$P=0.02$）； 5 年局部区域复发率：2.1% vs 5.1%（$P=0.17$）；

研究名称/作者,发表年份	样本量(例)	中位随访时间(月)	治疗方式	生存情况	复发情况
ASTEC/EN.5/Blake,2009	905	58	观察 vs EBRT	5 年 OS:84% vs 84%(P=0.77); 5 年疾病特异性生存:90% vs 89%; 5 年 RFS:84.7% vs 85.3%;	5 年累积复发率:6.1% vs 3.2%
GOG 99/Keys,2004	392	69	观察 vs EBRT	4 年 OS:86% vs 92%(P=0.557)	2 年累积复发率:12% vs 3%(P=0.007); 高中风险患者 2 年累积复发率:26% vs 6%

注:RCT:randomized controlled trial,随机对照临床研究;EBRT:external beam radiotherapy,外照射;VBT:vaginal brachytherapy,阴道近距离放疗;OS:overall survival,总生存;RFS:recurrence-free survival,无复发生存;DFS:disease-free survival,无病生存。

表 3-2-4　部分研究的风险分层划分标准

研究,发表时间	分期	危险因素	低风险	低中风险	中风险	高中风险	高风险
GOG 99,2004	ⅠB~ⅠC 期[*]、隐匿性Ⅱ期[*]	G2~G3,LVSI,外 1/3 肌层浸润,高龄	/	除高中风险外	/	≥70 岁且 ≥1 个危险因素;50~69 岁且 ≥2 个危险因素;无论年龄,存在 3 个危险因素;	/
ASTEC/EN.5,2009	Ⅰ~ⅡA 期[*]	/	ⅠB 期[*]G2	/	ⅠA~ⅠB 期[*]G3,ⅠC~ⅡA 期[*]G1~G2	/	ⅠC 期[*]G3、ⅡA 期[*]G3、ⅡB 期[*],各期浆液性癌和透明细胞癌
PORTEC-2,2010	Ⅰ~ⅡA 期[*]	/	/	/	/	≥60 岁的ⅠC 期[*]G1~G2 或ⅠB 期[*]G3;ⅡA 期[*](除外 G3 合并 ≥1/2 肌层浸润)	/
PORTEC-1,2011	Ⅰ期[*]	G3,≥1/2 肌层浸润,≥60 岁	/	除高中风险外	/	存在 ≥2 个危险因素	/

研究,发表时间	分期	危险因素	低风险	低中风险	中风险	高中风险	高风险
PORTEC-3, 2018	Ⅰ~Ⅲ期	/	/	/	/	/	内膜样癌:ⅠA期G3合并LVSI、ⅠB期G3、Ⅱ期、Ⅲ期;非内膜样癌
GOG 249, 2019	Ⅰ~Ⅱ期	G2~G3, LVSI, ≥1/2 肌层浸润	/	/	/	≥70岁且存在≥1个危险因素;50~69岁且存在≥2个危险因素;18~49岁,存在3个危险因素	Ⅱ期,浆液性癌,透明细胞癌

注: *: 1988 年 FIGO 分期;

G: grade,分级; LVSI: lymphovascular space invasion,淋巴脉管间隙浸润。

PORTEC-1 和 GOG 99 这两项前瞻性随机对照研究结果表明,盆腔 EBRT 可显著降低中风险患者的局部复发率,高中危患者获益最大,但 OS 并无获益,且会显著增加放疗不良反应。PORTEC-1 研究共纳入术后 Ⅰ 期(1988 年 FIGO 分期)子宫内膜样癌患者 714 例,组织分化和肌层浸润情况如下: G1 合并 ≥1/2 肌层浸润,G2 无论肌层浸润情况,G3 合并<1/2 肌层浸润。随机分为术后 EBRT 组(354 例)和观察组(360 例),中位随访时间 52 个月,EBRT 上界为 L5~S1,剂量 46Gy/23f。结果显示,两组患者 5 年 OS(81% vs 85%,P=0.31)和远处转移率(8% vs 7%)差异均未达到统计学意义,EBRT 组 OS 略低可能与该组内膜癌相关死亡率偏高有关(9% vs 6%,P=0.37),但 EBRT 组和观察组的局部区域复发(locoregional recurrence,LRR)率分别为 4% 和 14%(P<0.001)。此外,<60 岁的患者 LRR 和肿瘤相关死亡率显著低于 ≥60 岁者(4% vs 10%,P=0.02; 4% vs 9%)。此外,两组治疗相关不良反应发生率分别为 25% 和 6%(P<0.000 1),3~4 级不良反应基本都在 EBRT 组。2011 年 PORTEC-1 研究 15 年的随访结果显示,EBRT 组 15 年 LRR 仍显著低于观察组(5.8% vs 15.5%,P<0.000 1),但两组 15 年 OS(52% vs 60%,P=0.14)、无失败生存(failure-free survival,FFS)(50% vs 54%,P=0.94)、肿瘤相关死亡率(14% vs 13%)和远处转移率差异均未达到统计学意义(9.3% vs 7.1%,P=0.25)。EBRT 组 15 年 OS 反较观察组低 8%,可能原因在于非肿瘤相关死亡较高(38% vs 31%)。GOG 99 研究共纳入 ⅠB~ⅡB 期(1988 年 FIGO 分期)子宫内膜样癌患者 392 例(ⅠB 期 229 例,ⅠC 期 126 例),分期手术后随机分为 EBRT 组(190 例)和观察组(202 例),中位随访时间 69 个月,EBRT 组术后 8 周内开始放疗,

处方剂量50.4Gy/28f,靶区上界为L4~L5间隙。结果显示,两组预估4年OS(92% vs 86%, *P*=0.557)和远处转移率(5.3% vs 6.4%)差异均未达到统计学意义,但EBRT组2年累积复发(cumulative incidence of recurrence,CIR)显著低于观察组(3% vs 12%,*P*=0.007)。EBRT组治疗相关不良反应发生率及严重程度显著高于观察组。此外,这两项研究显示局部复发主要位于阴道,尤其是阴道穹窿,而阴道复发患者治疗后生存显著优于盆腔或远处转移的患者。PORTEC-1研究显示既往没有接受过放疗的观察组复发后3年OS显著优于EBRT组(69% vs 13%,*P*<0.001)。总之,这两项研究认为,对于<60岁的Ⅰ期中风险患者术后可以选择观察,但对年龄相对较大、肿瘤分级较高、浸润较深、存在LVSI的Ⅰ期子宫内膜癌患者术后如果不进行辅助放疗,复发风险明显增加,但是,EBRT虽然可以降低中风险患者、特别是高中风险患者的复发率,却并不能改善OS,并且会明显增加不良反应,所以选择合适的放疗方式就显得尤为重要。后续的前瞻性临床研究主要围绕不同的放疗方式来开展。

ASTEC/EN.5研究设计与PORTEC-1和GOG 99研究类似,纳入Ⅰ~ⅡA期(1988年FIGO分期)子宫内膜癌术后中风险和高风险患者905例,随机分为EBRT组和观察组,但两组分别有54%和52%的患者进行了VBT。结果显示,术后EBRT并未改善患者生存,还明显增加了不良反应。EBRT组和观察组5年CIR分别为3.2%和6.1%,该研究观察组复发率明显低于PORTEC-1和GOG 99研究中观察组复发率,可能与VBT的应用有关。由于该研究存在一定局限性,如该研究包含了部分高中风险及高风险患者,且并未进行相关亚组分析;两组中均有半数以上患者进行了VBT,而又未设计单纯VBT组等,该研究结果的解读较为困难。基于此,Sorbe等围绕单纯VBT与EBRT+VBT孰优孰劣对中风险子宫内膜癌患者展开了前瞻性随机对照研究。

Sorbe等纳入ⅠA~ⅠC期(1988年FIGO分期)子宫内膜样癌患者527例,术后随机分为EBRT+VBT组和单纯VBT组,中位随访时间62个月。EBRT上界为L5~S1,中位剂量46Gy,VBT组EQD2剂量为阴道黏膜下0.5cm 19.5~23.5Gy或阴道表面29.3~35.3Gy。该研究定义中风险为:①临床Ⅰ期;②子宫内膜样癌;③存在以下任意一项因素:G3、≥1/2肌层浸润、DNA非整倍体;④细胞核分级1~2级;⑤无淋巴结转移;⑥腹水细胞学阴性(5、6两项非必选)。结果显示,两组5年OS相似(88.9% vs 88.8%,*P*=0.548),远处转移率相似(4.6% vs 6.5%,*P*=0.334)。两组总复发率为8%,EBRT+VBT组的5年LRR(2.3% vs 6.8%,*P*=0.012)、特别是盆腔(不包括阴道)复发(0.4% vs 5.3%,*P*=0.000 6)显著低于单纯VBT组,但单纯阴道复发(0.01% vs 0.007%)和远处转移(4.6% vs 6.5%,*P*=0.334)无显著差异。不良反应方面,EBRT+VBT组与单纯VBT组1~3级不良反应发生率分别为14.5%和2.7%,并且EBRT+VBT组的肠道(14.5% vs 2.7%,*P*<0.000 1)、尿道(35.2% vs 23.7%,*P*<0.05)及阴道(13.4% vs 5.7%,*P*<0.01)晚期损伤发生率均显著高于单纯VBT组。生活质量评分方面放疗前两组相似,放疗结束后EBRT+VBT组显著低于单纯VBT组(*P*=0.002),但在放疗结束后6~12个月评分差异逐渐消失。总之,EBRT+VBT的放疗模式虽然对局部区域控制更优,但并不改善中风险患者的总生存,且肠道、膀胱和阴道的晚期损伤过高,需要寻找更适合的单一放疗模式。

EBRT 和 VBT 哪种放疗模式更适合中风险患者？既往研究表明，中风险患者如果不进行术后辅助治疗，主要复发部位是阴道残端，理论上更适合 VBT，为了明确 VBT 是否也能达到不劣于 EBRT 的效果，开展了一项非劣性多中心随机对照研究——PORTEC-2 研究。该研究纳入 I 期（1988 年 FIGO 分期）子宫内膜样癌术后合并高中风险的患者 427 例，该研究定义高中风险为 >60 岁的 I C 期 G1~G2 和 I B 期 G3、任何年龄的 II A 期（除外 G3 合并深肌层浸润）。按 1:1 随机分为 VBT 组和 EBRT 组，中位随访时间 45 个月。VBT 组剂量为阴道黏膜下 0.5cm 高剂量率 21Gy/3f 或低剂量率 30Gy，EBRT 组剂量 46Gy/23f。结果显示，VBT 组与 EBRT 组 5 年 OS（84.8% vs 79.6%，P=0.57）和 DFS（82.7% vs 78.1%，P=0.74）差异均未达到统计学意义。虽然阴道外盆腔复发率 VBT 组显著高于 EBRT 组（3.8% vs 0.5%，P=0.02），但两组 5 年 LRR 无显著差异（5.1% vs 2.1%，P=0.17），单纯阴道复发率（1.8% vs 1.6%，P=0.74）和远处转移率差异也都未达到统计学意义（8.3% vs 5.7%，P=0.46）。不良反应方面，VBT 组 1~2 级胃肠道不良反应发生率显著低于 EBRT 组（12.6% vs 53.8%），但阴道黏膜萎缩率 VBT 组显著高于 EBRT 组，这可能与 VBT 组阴道黏膜表面的剂量更高有关。PORTEC-2 研究 10 年随访结果显示，VBT 组与 EBRT 组 10 年 OS（69.5% vs 67.6%，P=0.72）、DFS（66.7% vs 68%，P=0.87）、CSS（88.2% vs 90.9%，P=0.42）差异均未达到统计学意义。虽然两组阴道复发率（3.4% vs 2.4%，P=0.55）、单纯盆腔复发率（2.5% vs 0.5%，P=0.1）和远处转移率（10.4% vs 8.9%，P=0.45）均无显著差异，但 VBT 组 LRR（6.3% vs 0.9%，P=0.004）与盆腔 + 远处转移率（3.6% vs 0.5%，P=0.03）都显著高于 EBRT 组。尽管 VBT 组局部区域复发风险更高，但这可能与多数患者同时存在远处转移相关。PORTEC-2 研究显示仅使用 VBT 阴道控制率就已经超过 96%，并且孤立盆腔复发风险很小，同时 VBT 组的胃肠道不良反应更小、生活质量更好。2021 年 ESGO/ESTRO/ESP 指南指出中风险组患者可以考虑 VBT 作为术后辅助治疗选择。

非内膜样癌是高危组织类型，侵袭性高，预后普遍较差，较内膜样癌更容易出现复发转移，既往所有指南都将其归为高风险，近年来 NCCN 指南对其不断细化区分，以避免一刀切模式的过度治疗。NCCN 指南（2021 年第 3 版）推荐多种治疗模式相结合，I A 期非内膜样癌术后首选全身治疗 +VBT，也可考虑 EBRT ± VBT，术后标本无浆液性癌或透明细胞癌残留可以选择观察。但 2021 年 ESGO/ESTRO/ESP 指南基于下列多个回顾性研究结果（表 3-2-5），单独将无肌层浸润的 I A 期非内膜样癌的危险分层调整为中风险，认为该类患者预后相对较好，术后 VBT 即可降低复发和死亡风险，EBRT 并不优于 VBT，术后化疗对其没有显著获益，但由于这些人群较少，缺乏前瞻性研究证实，证据级别并不充分。NCCN 指南（2022 年第 1 版）进一步把浆液性癌、透明细胞癌、癌肉瘤与去分化 / 未分化癌的治疗策略进行了区分，认为癌肉瘤与去分化 / 未分化癌预后更差，早期患者治疗应更积极：I A 期癌肉瘤术后推荐全身治疗 +VBT ± EBRT，尤其当高级别上皮成分和肉瘤成分占比 >50% 时建议 EBRT，全身治疗建议术后 3~6 周内尽早开始，VBT 建议术后 6 周内开始；去分化 / 未分化癌患者术后无论分期，均建议全身治疗 ± EBRT ± VBT。浆液性癌或透明细胞癌术后标本如未发现残留病灶时可以选择观察，I A 期如无肌层浸润需要参考腹水细胞学状态，如果阴性首选 VBT,也可考虑观察,腹水细胞学阳性时建议全身治疗 +VBT。

表 3-2-5　子宫内膜癌术后中风险组患者术后辅助治疗的回顾性研究

作者,发表年份	病理类型	样本量（例）	治疗方式	结论
Shined,2018	浆液性癌、透明细胞癌、癌肉瘤	5 711	VBT ± EBRT,EBRT	3 年 OS: 87% vs 78%(P<0.001)
Qu,2018	浆液性癌、透明细胞癌、混合性癌	414	观察,放化疗,放疗,化疗	5 年局部控制率(VBT vs 无 VBT): 96% vs 86%(P=0.007),5 年 DFS: 79% vs 71%(P=0.03)
Cham,2017	浆液性癌	7 325	VBT、EBRT、化疗(37.9%)	VBT 与降低死亡率相关(HR 0.67,95% CI 0.57~0.78),EBRT 不能改善生存
Mahdi,2015	浆液性癌	103	观察、VBT、化疗、化疗 +VBT	接受 VBT(± 化疗)患者的阴道复发率显著低于未接受 VBT 患者(P=0.035)
Barney,2013	浆液性癌和透明细胞癌	103	VBT	5 年 OS: 84%;5 年阴道复发率 4%,盆腔及阴道复发率 7%,盆腔外复发率 10%

注: EBRT: external beam radiotherapy,外照射; VBT: vaginal brachytherapy,阴道近距离放疗; OS: overall survival,总生存; RFS: recurrence-free survival,无复发生存; DFS: disease-free survival,无病生存; CI: confidence interval,置信区间。

Cham 等的研究纳入 Ⅰ~Ⅱ期子宫内膜浆液性癌患者 7 325 例,结果显示,术后 VBT 能降低患者死亡率,但术后 EBRT 不能降低死亡率;该研究还显示,虽然术后化疗不能改善ⅠA 期患者的生存,但可以降低ⅠB 期及Ⅱ期患者的死亡率。Shined 的回顾性研究纳入 5 711 例ⅠA 期浆液性癌、透明细胞癌或癌肉瘤患者,依据术后治疗方式分为 VBT 组(1 686 例)和无 VBT 组(4 025 例),两组接受 EBRT(处方剂量至少 45Gy)的比例分别为 10.7% 和 8.8%(P=0.024),行化疗的比例分别为 72.1% 和 34.9%(P<0.001),中位随访时间 3.3 年。结果显示 VBT 组患者的 3 年 OS 显著高于无 VBT 组(87% vs 78%,P<0.001);亚组分析也显示对于无肌层浸润的Ⅰ期患者,VBT 组 3 年 OS 显著优于无 VBT 组(93.1% vs 81.5%,P<0.001),但由于两组存在 EBRT 和化疗的偏倚,VBT 的优势并不能完全确定。Qu 等的回顾性研究纳入 414 例浆液性癌、透明细胞癌或混合性癌患者,结果显示单纯行 VBT 的患者 5 年局部控制率高达 96%,VBT+EBRT 为 98%,单纯行 EBRT 仅为 86%,而不接受辅助放疗的为 83%;根据有无接受 VBT 进行分析发现,接受 VBT 的患者 5 年局部控制率(96% vs 86%,P=0.007)和 5 年 DFS(79% vs 71%,P=0.03)均显著优于未接受 VBT 的患者。Mahdi 等的研究中纳入无肌层浸润的Ⅰ期子宫内膜浆液性癌患者 103 例,发现术后行 VBT(± 化疗)患者的阴道复发率显著低于术后未行 VBT(观察或化疗)的患者(2.6% vs 10.9%,P=0.035),但观察与化疗患者的阴道复发率无显著差别(9.3% vs 14.3%,P=0.27)。Barney

等共纳入无肌层浸润的Ⅰ期浆液性癌和透明细胞癌患者 103 例,分期手术后给予 VBT(21Gy/3f),34% 的患者接受了术后化疗。结果显示,5 年 OS 约为 84%,增加术后化疗并没有进一步改善患者生存。Mahdi 等的一项回顾性研究共纳入 115 例无肌层浸润的ⅠA 期子宫内膜浆液性癌患者,术后行 EBRT 或术后化疗。结果显示,对于未行淋巴结切除的患者,这两种方式都能显著改善患者 RFS($P=0.04$)和 OS($P=0.025$),但对于淋巴结切除术后的患者这两种方式都不能改善生存。但也有一些回顾性研究显示,无肌层浸润的ⅠA 期非内膜样癌患者可能从术后化疗中获益,复发率约 0%~17%(术后观察者约为 10%~30%)。51 例患者的小样本回顾性研究显示术后化疗相比于术后放疗能显著降低复发率(7.4% vs 20%)。

对已知分子分型的患者,可以参考 PORTEC 系列研究回顾性分析结果。2021 年 ESGO/ESTRO/ESP 指南将分子分型为 MSI-H/dMMR 型或 NSMP 型的ⅠB 期 G1~G2 或ⅠA 期 G3 且不伴广泛 LVSI 的患者列为中风险。但对 p53 突变型的Ⅰ期不伴肌层浸润患者的治疗证据比较少,2021 年 ESGO/ESTRO/ESP 指南不建议这类患者行术后辅助治疗。

(三)高中风险

2021 年 ESGO/ESTRO/ESP 指南将术后Ⅰ期合并广泛 LVSI、ⅠB 期 G3 和Ⅱ期子宫内膜样癌列为高中风险,并按照是否行淋巴结切除术选择不同的术后辅助放疗方式。对分期术后 pN0 的患者推荐行 VBT 以减少阴道复发,如果患者为Ⅰ期伴广泛 LVSI 或Ⅱ期更推荐术后 EBRT。但如果患者未行淋巴结切除(cN0)或淋巴结转移情况不明(pNx)时,则首选 EBRT,特别是Ⅰ期伴广泛 LVSI 或Ⅱ期的患者更适合 EBRT,Ⅰ期 G3/ 无 LVSI 或Ⅱ期 G1 的患者,也可以考虑术后单纯 VBT。对于术后病理发现宫颈受侵的隐匿性Ⅱ期患者(组织分级为 G1 或 G2,肌层浸润深度 ≤50%,LVSI 阴性且宫颈部位为微小浸润的病变)也可以选择单纯 VBT。无论是否行淋巴结切除术,对 G3 和 / 或伴广泛 LVSI 患者都可以考虑术后辅助化疗。NCCN 指南(2021 年第 3 版)指出,年龄 >60 岁、深肌层浸润或广泛 LVSI 会增加患者复发风险,危险因素越多复发风险越高,建议对高中风险组患者(GOG 249 研究)考虑行 EBRT,对ⅠB 期 G3 和Ⅱ期患者建议 EBRT,如果存在其他危险因素时可以联合全身治疗。

PORTEC-1 研究 15 年长期随访发现,G3、≥60 岁、≥1/2 肌层浸润是预后不良因素,该研究将具有至少以上两项因素定义为高中风险。在高中风险患者中,EBRT 组 5 年 LRR 仅为 5%,但在观察组高达 20%,但两组的 15 年 OS 无显著差异(41% vs 48%,$P=0.51$),说明 EBRT 可明显降低高中风险患者的 LRR,但 OS 没有获益。GOG 99 研究根据年龄、组织学分级、肌层浸润程度及 LVSI 将患者分为高中风险和低中危(low-intermediate risk,LIR,见表 3-2-3),其中高中风险患者 132 例,EBRT 组 2 年 CIR 率显著低于观察组(6% vs 26%,HR 0.42,90% CI 0.19~1.11)。生存方面,高中风险患者中,EBRT 组 2 年总死亡率略低于观察组(HR 0.73,90% CI 0.43~1.26)。这两项研究都显示,虽然 OS 并无确切获益,但高中风险患者术后行 EBRT 可以显著减少局部区域复发。

GOG 249 研究针对Ⅰ~Ⅱ期高中风险(即 2021 年第 3 版 NCCN 指南引用的高中风险组)和高风险(Ⅰ~Ⅱ期腹水细胞学阴性的浆液性及透明细胞癌)子宫内膜癌患者,开展了一项Ⅲ期随机对照研究,共纳入 601 例患者,术后 1∶1 随机分为 EBRT ± VBT 组(Ⅱ期或浆液性、透明细胞癌患者可给予 VBT 加量)和 VBT+ 化疗组(3 周期 TC 方案),盆腔 EBRT 剂量 45~50.4Gy/25~28f,VBT 组可采用的剂量分割模式如下:①高剂量率:阴道黏膜下 0.5cm 剂量每次 6~7Gy,共 3 次;阴道黏膜表面剂量每次 10~10.5Gy,共 3 次,或每次 6Gy,共 5 次;②低剂量率:阴道黏膜表面 65~70Gy,4~10Gy/h。VBT 照射阴道长度一般 3~5cm。患者术后 12 周内开始放疗,VBT 开始 3 周内进行化疗。主要研究终点为 RFS。89.4% 的患者接受了淋巴结切除术且均无淋巴结转移。EBRT ± VBT 组和 VBT+ 化疗组的患者治疗完成率分别为 91% 和 87%。两组 5 年 RFS 均为 76%,5 年 OS 分别为 87% 和 85%,5 年阴道复发率(2.5%)和远处转移率(18%)两组相似,但 VBT+ 化疗组盆腔或腹主动脉旁淋巴结转移率显著高于 EBRT ± VBT 组(9% vs 4%,*HR* 0.47,95% *CI* 0.24~0.94),显示未行术后盆腔 EBRT 可能会增加淋巴结转移风险。不良反应方面,尽管两组晚期不良反应差异较小,但 VBT+ 化疗组急性不良反应显著高于 EBRT ± VBT 组,放疗后 6 个月的 ≥2 级不良反应发生率以及疗后 24 个月的 ≥2 级神经系统不良反应发生率均明显较高(94% vs 44%;10% vs 1%)。该研究认为,VBT 联合化疗在早期高中风险子宫内膜癌患者术后辅助治疗中并无优势,EBRT 仍是合适的治疗手段。

总体来说,虽然前瞻性研究(表 3-2-6)结果显示术后放疗未能改善 OS,但可以减少高中风险患者的局部复发风险,EBRT 还可以减少区域淋巴结转移风险。也有回顾性研究显示术后放疗能提高 ⅠB 期 G3 和Ⅱ期患者的 OS。Chino 等回顾性研究显示,与术后观察组相比,ⅠB 期 G3 患者行分期术后放疗能提高 5 年 OS(*P*=0.001),且与放疗方式无关。Lee 等的回顾性研究也显示术后放疗能显著改善 ⅠB 期 G3 患者的 OS(*P*<0.001)。

表 3-2-6 子宫内膜癌高中风险和高风险组患者术后辅助治疗的随机对照研究

研究名称,作者,发表年份	样本量(例)	中位随访时间(月)	治疗方式	生存情况	复发转移
GOG 258/Matei,2019	736	47	放化疗 vs 化疗	5 年 RFS：59% vs 58%	阴道复发率：2% vs 7%；淋巴结复发率：11% vs 20%；远处转移率：27% vs 21%
PORTEC-3/Boer,2019	660	72.6	放化疗 vs 放疗	5 年 OS：81.4% vs 76.1%(*P*=0.034)；Ⅰ~Ⅱ期：83.8% vs 82%(*P*=0.45)；Ⅲ期：78.5% vs 68.5%(*P*=0.043)；5 年 FFS：76.5% vs 69.1%(*P*=0.016)；Ⅰ~Ⅱ期：81.3% vs 77.3%(*P*=0.51)；Ⅲ期：70.9% vs 58.4%(*P*=0.011)	阴道复发率均为 2.1%；远处转移率：21.4% vs 29.1%(*P*=0.047)

研究名称,作者,发表年份	样本量(例)	中位随访时间(月)	治疗方式	生存情况	复发转移
GOG 249/Randall,2019	601	53	EBRT ± VBT vs VBT+化疗	5 年 OS:87% vs 85%; 5 年 RFS 均为 76%;	盆腔或腹主动脉旁淋巴结复发率:4% vs 9%;远处转移率均为 18%
PORTEC-3/Boer,2018	660	60.2	放化疗 vs 放疗	5 年 OS:81.8% vs 76.7%(P=0.11); 5 年 FFS:75.5% vs 68.6%(P=0.022)	/
Susumu,2007	385	近 60	放疗组 vs 化疗组	5 年 OS:85.3% vs 86.7%(P=0.268) 高中风险:73.6% vs 89.7%(P=0.006)	/
Maggi,2006	345	95.5	EBRT vs 化疗组	5 年 OS:69% vs 66%; 5 年 PFS 均为 63%	/

注:EBRT:external beam radiotherapy,外照射;VBT:vaginal brachytherapy,阴道近距离放疗;OS:overall survival,总生存;FFS:failure-free survival,无失败生存;RFS:recurrence-free survival,无复发生存;PFS:progression-free survival,无进展生存。

NCCN 指南(2022 年第 1 版)指出,对于 Ⅱ 期子宫内膜样癌术后的患者,无论组织分化程度,都首选 EBRT ± VBT;在无"LVSI、G3 和深肌层浸润"这些危险因素的情况下,宫颈病变为微小浸润的 Ⅱ 期患者也可以选择单纯 VBT,但缺乏前瞻性随机研究证据。若手术方式为广泛性切除术,术后切缘阴性,也可以考虑观察。2018 年 Wojcieszynski 等共纳入 NCDB 数据库中 8 140 例 Ⅱ 期子宫内膜癌患者,全部患者接受全子宫双附件切除术,其中 2 479 例接受了淋巴结切除术。术后 3 235 例患者选择观察,1 178 例行 EBRT,1 895 例行 VBT,1 832 例行 EBRT+VBT。单因素和多因素分析均显示,与观察相比,术后放疗能改善 Ⅱ 期患者的 OS。倾向评分匹配后,放疗仍然能显著提高 OS,而与放疗方式无关。Narasimhulu 等荟萃分析共纳入 1 070 例 Ⅱ 期子宫内膜癌患者,其中 848 例行术后辅助放疗,EBRT ± VBT 与单纯 VBT 相比虽然未能改善 OS(*OR* 0.78,95% *CI* 0.34~1.8),但显著降低区域复发率(*OR* 0.33,95% *CI* 0.16~0.68)。多项回顾性研究显示 Ⅱ 期子宫内膜癌患者术后单纯放疗就能取得良好的局部控制和预后,是否需要加入化疗还有待商榷,但比较明确的是,术后单纯化疗无法替代放疗。

Lester-Coll 等共纳入 NCDB 数据库中 Ⅱ 期子宫内膜样癌患者 6 102 例,排除 3 313 例未行术后辅助治疗者,对术后行放疗(RT 组,1 906 例)、放化疗(CRT 组,525 例)和化疗(CT 组,358 例)三组患者进行分析。结果显示,三组患者 3 年 OS 分别为 92%、93% 和 83%,CT 组 OS 显著较差(*P*<0.001),RT 组和 CRT 组的 OS 相似(*P*=0.781)。多因素分析显示,术后单纯化疗、LVSI、G2~G3 以及高龄都是不良预后因素(*P*<0.05)。该研究还对 985 例存

在 LVSI 的患者进行多因素分析,CT 组比 RT 组 OS 更差(79% vs 88%,P=0.004),CRT 组与 RT 组相似(91% vs 88%,P=0.619)。该研究显示,Ⅱ期子宫内膜样癌术后单纯化疗影响患者预后,而术后放疗预后一般较好,在放疗基础上增加化疗并不能显著改善患者生存。目前 NCCN 指南(2022 年第 1 版)也仅建议对 ⅠB 期 G3 和 Ⅱ 期合并危险因素(如>60 岁、广泛 LVSI 等)的患者考虑在术后放疗基础上增加化疗,并且为 2B 类证据。术后 EBRT 和 / 或 VBT 目前仍是早期高中风险子宫内膜癌患者的有效治疗手段,术后化疗的作用有待前瞻性研究进一步探索。

(四) 高风险

2021 年 ESGO/ESTRO/ESP 指南将Ⅲ~ⅣA 期子宫内膜样癌和Ⅰ~ⅣA 期存在肌层浸润的非内膜样癌(术后均无残存病灶)的患者归为高风险;本小节主要探讨非内膜样癌患者的辅助治疗,Ⅲ~ⅣA 期子宫内膜样癌术后辅助治疗将于下文详细介绍。由于Ⅰ~ⅣA 期非内膜样癌患者治疗原则大致相同,不再按分期分别阐述,而参照 NCCN 指南(2022 年第 1 版),根据组织学分类按相应的诊治流程进行细化规范,建议子宫内膜浆液性癌和透明细胞癌存在肌层浸润的 ⅠA~Ⅳ 期患者选择系统治疗 ±EBRT±VBT,浸润性 ⅠA 期、ⅠB 期及Ⅱ期患者也可以选择 EBRT±VBT;ⅠB~Ⅳ 期癌肉瘤患者建议系统治疗 ±EBRT±VBT;去分化 / 未分化癌患者术后无论分期,均建议全身治疗 ±EBRT±VBT。但由于缺乏专门针对这部分患者开展的前瞻性临床研究,拟通过以下几项包含这部分高风险患者的临床研究展开讨论。

这些高风险患者术后辅助治疗主要模式为放化疗联合治疗,而 RTOG 9708 研究开创了术后放化疗治疗模式,放疗采用盆腔 EBRT(45Gy/25f),并给予阴道 VBT 补量(高剂量率 18Gy/3f 或低剂量率 20Gy),放疗期间同步顺铂化疗(50mg/m^2,d1 和 d28),放疗后进行 4 周期 TP 方案(紫杉醇 175mg/m^2+ 顺铂 50mg/m^2)4 周方案化疗,后续开展的关于子宫内膜癌术后放化疗联合治疗的Ⅲ期随机对照临床研究如 PORTEC-3、GOG 258 等几乎都参照了该治疗方案,只是将放疗后的化疗方案中顺铂替换为卡铂,4 周方案改为 3 周方案。

PORTEC-3 研究是一项Ⅲ期国际多中心随机对照临床研究,共纳入高中风险和高风险患者 660 例,包括 ⅠA 期 G3 合并 LVSI、ⅠB 期 G3、Ⅱ~Ⅲ期子宫内膜样癌及 Ⅰ~Ⅲ期浆液性或透明细胞癌患者。术后按 1:1 随机分为放化疗组和放疗组,两组均有 58% 患者进行了淋巴结切除术。放疗采用 EBRT±VBT(宫颈受累者对阴道穹隆行 VBT 补量),EBRT 处方剂量 45~48.6Gy,1.8Gy/f,范围包括盆腔 ± 腹主动脉旁淋巴引流区,根据淋巴结受累情况确定 EBRT 上界,如腹主动脉旁受累,需要包括较高的主动脉旁区域(上界为最高受累淋巴结上方至少 2cm)。47% 的患者接受了 VBT 补量(放化疗组 46%,放疗组 48%)。放化疗组沿袭了 RTOG 9708 研究,同步化疗完全一致,放疗后的化疗将 TP 方案替换为 TC(紫杉醇 175mg/m^2+ 卡铂 AUC=5)3 周方案化疗 4 周期。放化疗组和放疗组的放疗完成率分别为 100% 和 99%,71% 患者完成了全部 4 周期化疗。主要终点是 OS 和 FFS。2018 年报告了中位随访 60.2 个月的结果,显示与术后单纯放疗相比,放化疗改善了患者 7% 的 5 年 FFS,并提高了 5% 的 5 年 OS($P=0.11$),特别是显著提高了 ≥70 岁患者的 5 年 OS(76% vs 58%,$P=0.004$)和 5 年 FFS(75% vs 53%,$P<0.001$)。Ⅰ~Ⅲ期浆液性或透明细胞癌患者更容易从化疗中获益,放化疗较单纯放疗显著提高了这些非内膜样癌患者的 5 年 FFS(69% vs 59%,$P=0.036$)。2019 年再次报告了中位随访 72.6 个月的更新数据,并增加了患者复发模式和事后生存分析。结果显示,与单纯放疗相比,放化疗的 5 年 OS(81.4% vs 76.1%,$P=0.034$)和 5 年 FFS(76.5% vs 69.1%,$P=0.016$)均有显著改善。亚组分析显示,组织类型方面,浆液性癌患者的 OS 和 FFS 显著低于其他组织学类型患者,而且不同分期的生存差异更为显著,在校正了分层因素之后,对比单纯放疗,放化疗可取得更好的 5 年 OS(71.4% vs 52.8%,$P=0.037$)和 FFS(59.7% vs 47.9%,$P=0.008$)。复发模式方面,大多数首次复发为远处转移,放化疗组 5 年远处转移率显著低于放疗组(21.4% vs 29.1%,$P=0.047$),但仍有超过 20% 患者出现远处转移,提示还需要新的全身治疗方案来进一步改善预后。两组阴道和盆腔复发率均较低,首次复发率<1%,阴道总复发率两组均为 2.1%,盆腔总复发率放化疗组略低(5.5% vs 8.5%,$P=0.11$)。不良反应方面,放化疗组和放疗组出现 ≥2 级不良反应率分别为 38% 和 23%($P=0.002$),但 ≥3 级不良反应发生率两组相近(8% vs 5%,$P=0.24$),4 级不良反应仅有 1 例(肠梗阻),出现在放化疗组;放化疗组和放疗组的 ≥2 级神经毒性发生率分别为 6% 和 0%($P<0.0001$)。总之,对Ⅰ~Ⅱ期子宫内膜样癌患者来说,联合化疗并无明确的生存获益,但对浆液性癌或透明细胞癌患者联合化疗获益更为显著。

Alicia 等对 PORTEC-3 研究中 410 例患者进行分子分型检测并对比了不同分子分型患者术后采用放化疗与单纯放疗的 5 年 RFS,发现 POLE 突变型两组患者的 5 年 RFS 相似,分别为 100% 和 97%($P=0.637$),dMMR 型单纯放疗组略高(76% vs 68%,$P=0.428$),NSMP 型放化疗组略高(80% vs 68%,$P=0.243$),$p53$ 突变型放化疗组的 5 年 RFS 显著优于单纯放疗组(59% vs 36%,$P=0.019$)。该研究显示,分子分型在子宫内膜癌患者的术后治疗中具有重要指导意义,POLE 突变型预后最好,无论何种术后治疗方式都能获得很好的生存;NSMP 型和 dMMR 型预后中等,并且 NSMP 型 5 年 RFS 和 OS 都稍高于 dMMR 型,并且两种类型的术后放化疗和术后放疗疗效存在一定差异,有待进一步研究;$p53$ 突变型预后最差,增加术后化疗能显著改善患者生存。2021 年 ESGO/ESTRO/ESP 指南将无残留病灶的 $p53$ 突变型内膜样癌伴肌层浸润和 dMMR/NSMP 型非内膜样癌(浆液性癌、未分化癌和癌肉瘤)患者均列为高风险,而并没有参考分期,也是基于上述结果。

总体来说,这些关于子宫内膜癌术后危险分层的定义和相关术后辅助治疗策略并非一成不变,随着临床研究结果更新在过去几十年中不断演变,而随着放疗技术的进步、全身治疗方案的改进以及在分子分型层面探索的深入,还会继续演变。

二、Ⅲ～Ⅳ期子宫内膜癌术后辅助治疗

(一) Ⅲ～ⅣA期无残留病灶的子宫内膜癌术后治疗

前文已述,Ⅲ～ⅣA期无残留病灶的子宫内膜癌患者为高风险,NCCN指南(2022年第1版)建议,分期术后评估局部复发和远处转移风险选择联合治疗,推荐行系统性治疗 ± EBRT ± VBT,对Ⅲ期患者首选化疗联合放疗。2021年ESGO/ESTRO/ESP指南推荐首选EBRT+同步化疗,或者序贯放化疗,其次也可以考虑单纯化疗。

GOG 258研究是一项多中心Ⅲ期随机临床研究,纳入Ⅲ～ⅣA期子宫内膜样癌和腹水细胞学阳性的Ⅰ～Ⅱ期浆液性癌及透明细胞癌患者共736例,研究开始8周内行子宫切除术和双侧输卵管-卵巢切除术,超过94%的患者进行了淋巴结切除术,盆腔淋巴结和腹主动脉旁淋巴结中位切除个数分别为13个和3个。术后按1∶1随机分为放化疗组和单纯化疗组,放疗采用EBRT ± VBT(58%行VBT),EBRT为盆腔 ± 腹主动脉旁淋巴引流区放疗,放化疗组采用的化疗方案与PORTEC-3研究相同,均在放疗期间接受顺铂同步化疗2周期($50mg/m^2$,第1d和第29d),放疗后序贯TC(卡铂AUC=5或6)3周方案,共4周期;化疗组仅接受TC方案化疗6周期,剂量和周期间隔同序贯化疗。中位随访时间47个月,结果显示,生存方面,放化疗组和单纯化疗组5年RFS相似,分别为59%和58%。对患者的年龄、组织学亚型、分期、BMI以及有无残留病灶进行分层分析,也没有发现放化疗组的生存获益更大。局部控制方面,对于Ⅲ～ⅣA期子宫内膜癌患者,在术后化疗的基础上增加放疗能降低阴道复发率(2% vs 7%,*HR* 0.36,95% *CI* 0.16~0.82)、盆腔及腹主动脉旁淋巴结转移复发率(11% vs 20%,*HR* 0.43,95% *CI* 0.28~0.66)。放化疗组和单纯化疗组的化疗完成率分别为75%和85%,远处转移率分别为27%和21%(*HR* 1.36,95% *CI* 1.00~1.86),化疗完成度低可能是远处转移率高于预期的原因之一。不良反应方面,化疗组急性不良反应更严重,放化疗组和化疗组 ≥ 3级不良反应发生率分别为58%和63%, ≥ 4级不良反应发生率分别为14%和30%,化疗组还有2例治疗相关死亡。而放化疗组的晚期不良反应发生率高于化疗组。该研究在化疗基础上增加放疗虽然没有达到预期的生存获益,但可以显著减少局部复发,PORTEC-3研究2018年的结果显示,与术后单纯放疗相比,术后行放化疗联合治疗明显提高了Ⅲ期子宫内膜癌患者的5年FFS(69% vs 58%,*P*=0.014),2019年更新结果显示,Ⅲ期患者术后放化疗的生存获益也明显优于术后单纯放疗,5年OS和5年FFS分别提高了10%和12.5%。而在Ⅰ～Ⅱ期的患者中,两组患者的5年OS(83.8% vs 82.0%,*P*=0.45)和FFS(81.3% vs 77.3%,*P*=0.51)差异均未达到统计学意义。从这两项前瞻性随机对照研究结果来看,分期越晚,越容易出现远处转移,化疗发挥的作用越大,也更需要系统治疗。

下面多项回顾性研究均支持Ⅲ～ⅣA期子宫内膜癌患者术后联合治疗,而非单纯化疗或单纯放疗。Xiang等的研究共纳入Ⅲ～ⅣA期子宫内膜癌患者13 270例,其中40%

的患者接受术后盆腔 EBRT。8 223 例子宫内膜样癌患者中，术后放化疗组与单纯化疗组的 5 年 OS 分别为 77% 和 72%（$P<0.000\ 1$），亚组分析显示 EBRT 显著改善ⅢC 期（尤其是ⅢC2 期）患者的生存，而不能改善ⅢA 期、ⅢB 期和ⅣA 期患者的生存。5 048 例非子宫内膜样癌患者中，术后放化疗组与单纯化疗组的 5 年 OS 分别为 57% 和 48%（$P<0.000\ 1$），亚组分析显示 EBRT 能显著改善ⅢB 期和ⅢC 期患者的生存（$P<0.001$）。Yoon 等的一项回顾性研究探讨了ⅢA 期子宫内膜样癌分期术后患者 93 例，所有患者术后均行盆腔 EBRT（其中 2 例上界位于 T12~L1 水平），21 例联合 VBT，36 例进行了化疗（其中 30 例为同步化疗），中位随访时间 62 个月。结果显示，单纯放疗组与放化疗组 5 年 OS 差异未达到统计学意义（91.9% vs 96.3%，$P=0.262$），多因素分析显示，在不伴或仅伴一项危险因素（年龄 ≥60 岁、G2~G3 或 LVSI）的患者中，放化疗组和单纯放疗组 5 年 OS 相似（93.5% vs 93.3%，$P=0.785$），在伴两项或三项危险因素的患者中，虽然两组 5 年 OS 未达到统计学差异，但增加化疗可能带来生存获益（100% vs 77.8%，$P=0.086$），联合放化疗可能有助于改善ⅢA 期伴多项危险因素患者的生存。McEachron 等对比了 155 例ⅢC 期高级别（G3、浆液性癌、透明细胞癌和癌肉瘤）子宫内膜癌术后患者行辅助治疗的疗效，其中 25.8% 为单纯化疗，7.1% 为单纯放疗，67.1% 为放化疗。结果显示，放化疗组患者的 PFS 和 OS 都显著优于单纯放疗或单纯化疗的患者（$P<0.001$），此外，单纯化疗的腹膜后区域复发率偏高（25.9% vs 7.7% vs 8.4%，$P=0.252$）。Brown 等的回顾性研究共纳入 116 例ⅢC 期子宫内膜癌患者，结果显示，全部患者的 5 年 OS 为 51%。与术后观察相比，术后辅助治疗可以显著提高 OS（$P=0.007$），接受术后放疗的患者 5 年 OS 显著高于未放疗者（57% vs 42%，$P=0.002$）；亚组分析发现，术后放疗可显著提高ⅢC 期子宫内膜样癌患者 5 年 OS（71% vs 47%，$P=0.002$），而并不能改善ⅢC 期非内膜样癌患者的 OS（31% vs 37%，$P=0.338$）。

从上述前瞻性和回顾性研究均可以看出，对ⅢC 期子宫内膜癌患者来说，首选放疗联合化疗，但放疗是否需要 EBRT+VBT 尚存争议。Boudaoud 等就是围绕这个问题进行了回顾性分析，共纳入子宫内膜癌术后ⅢC 期患者 88 例，其中 63 例行 EBRT+VBT，25 例仅行 EBRT，中位随访时间 51 个月。结果显示，在 EBRT 基础上增加 VBT 能显著提高 OS（90.5% vs 69%，$P=0.007$）、DFS（78% vs 50%，$P=0.008$）和阴道控制率（85% vs 36%，$P=0.008$），75% 的阴道复发都在单纯 EBRT 组。该研究提示ⅢC 期子宫内膜癌放疗可能采用 EBRT+VBT 模式更优，但还需要更大样本量的前瞻性研究证实。

McEachron 等的一项多中心回顾研究对比了术后放化疗和术后单纯化疗在 MSI-H/dMMR 型子宫内膜癌中的疗效，共纳入 37 例Ⅲ~Ⅳ期且分子分型为 MSI-H/dMMR 型的子宫内膜癌患者，接受全子宫双附件切除术 ± 淋巴结切除术，术后分为放化疗组（20 例）和单纯化疗组（17 例），其中 18 例为子宫内膜样癌，15 例为浆液性癌，4 例为透明细胞癌。结果显示，放化疗组与单纯化疗组 2 年 PFS 分别为 40% 和 29.5%（$P=0.04$），2 年 OS 分别为 73.7% 和 52.9%（$P=0.09$）。术后放化疗相比于单纯化疗可能提高晚期 MSI-H 型子宫内膜癌患者的生存,并且单纯化疗还有增加盆腔复发的趋势(36% vs 29%,P=0.16)。

总体来说,对Ⅲ~ⅣA 期无残留病灶的子宫内膜癌患者,建议评估局部复发和远处转移风险之后再选择术后辅助治疗方案,目前更倾向术后联合治疗。

有关术后放疗和化疗联合方案的具体顺序,除上述前瞻性随机对照研究采用的放疗同步化疗后序贯化疗方案之外,也有多项回顾性或前瞻性研究证明了"三明治"疗法(化疗 - 放疗 - 化疗)的安全性和有效性。Secord 等的一项多中心回顾性研究对Ⅲ~Ⅳ期子宫内膜癌患者术后辅助治疗顺序进行了对比,共纳入 109 例患者,术后 41% 的患者接受化疗 - 放疗 - 化疗(CRC 组),17% 的患者接受放疗 - 化疗(RC 组),42% 的患者接受化疗 - 放疗(CR 组)。CRC 组 3 年 OS(88% vs 52% vs 57%,P=0.011)和 3 年 RFS(69% vs 47% vs 52%,P=0.025)均显著高于 RC 组和 CR 组。当仅对行减瘤术的患者进行分析发现,相比于 CRC 组,RC 和 CR 组都增加了疾病复发风险(P=0.024)和死亡率(P=0.001)。指南对术后放化疗顺序方面略有不同,2021 年 ESGO/ESTRO/ESP 指南更倾向同步化疗,NCCN 指南仅在 2020 年明确推荐同步化疗而不是序贯化疗,但 2021 年起又将该推荐删去,只是建议对Ⅲ期患者首选联合放化疗。

（二）Ⅲ~ⅣA 期有残留病灶或ⅣB 期子宫内膜癌的治疗

2021 年 ESGO/ESTRO/ESP 指南推荐对无法彻底切除原发病灶的局部晚期并且无多个远处转移证据的子宫内膜癌患者,可行根治性放疗或新辅助化疗后行手术或放疗。对术后残留的盆腔或腹主动脉旁淋巴结转移,可以考虑行 EBRT,并对残留淋巴结行外照射补量,同时有研究指出辅助化疗能降低存在淋巴结转移患者的远处转移风险。对术后有盆腔残留的,如切缘阳性、阴道或盆壁受侵,这些患者局部复发和远处转移风险较高,行术后放疗提高局部控制率,术后化疗以降低远处转移风险,推荐个体化治疗,如化疗联合盆腔 EBRT 或化疗联合盆腔 ± 腹膜后 EBRT。

对于寡转移(1~5 个转移灶)的子宫内膜癌患者如果原发灶控制良好,对转移灶行局部治疗(如手术、射频消融或立体定向放疗),可以实现疾病长期无进展甚至治愈,但化疗的作用尚不明确。

三、子宫内膜癌不全分期手术后的治疗

不全分期手术指手术范围不足且可能存在高危因素的子宫内膜样癌患者,特别是高级别、深肌层浸润或宫颈侵犯等。参考 NCCN 指南(2022 年第 1 版),处理方法如下:①ⅠA 期 + G1/G2+LVSI 阴性 + 年龄<60 岁,及ⅠA 期 +G3+LVSI 阴性 + 无肌层浸润 + 年龄<60 岁的患者:术后可观察。②ⅠA 期 +G3+LVSI 阴性 + 年龄≥60 岁,或ⅠB 期 +G1/G2+LVSI 阴性 + 年龄≥60 岁的患者:应先行影像学检查,若影像学检查阴性,给予 VBT。③ⅠA 期 +G1~G3+LVSI 阳性、ⅠB 期 +G1/G2+LVSI 阳性、ⅠB 期 +G3 级 ± LVSI 及Ⅱ期的患者:可先行影像学检查,若影像学阴性,按照完全手术分期后相应方案处理;若影像学可疑或阳性,合

适的患者进行再次手术分期或对转移病灶进行病理学确诊。也可选择直接再次手术分期。术后辅助治疗方案选择与上述的完全手术分期后相同。④分期至少ⅢA期的患者：直接行系统治疗 ±EBRT ± VBT。

PORTEC-3 研究结果显示，与术后单纯放疗相比，术后行放化疗联合治疗明显提高了未行淋巴结切除的子宫内膜癌患者的 5 年 FFS（76% vs 67%，P=0.016）。特别是分期较晚的不全分期手术患者，可能更容易从化疗中获益。Chino 等回顾性研究显示，与术后观察组相比，ⅠB 期 G3 未行淋巴结切除的患者，术后行单纯 VBT 的 OS 均显著低于 EBRT 组或 EBRT+VBT 组（P=0.01），建议对未行淋巴结切除的ⅠB 期 G3 患者行 EBRT ± VBT。

第三节
不宜手术子宫内膜癌的治疗

由于子宫内膜癌根治性放疗效果不及手术治疗，所以根治性放疗的选择需要慎重，只适用于有严重内科基础疾病、高龄或病态肥胖等不适合手术的患者或无法手术切除的患者。NCCN 指南（2022 年第 1 版）建议如下：①如肿瘤局限在宫体，有手术禁忌证的患者首选 EBRT 和 / 或近距离放疗（brachytherapy，BT），对于分化好、ER/PR 阳性的患者，尤其是病灶较小且生长缓慢的患者，也可考虑全身内分泌治疗，激素治疗对低级别子宫内膜癌效果较好且毒性反应较低，但需密切监测子宫内膜（如每 3~6 个月进行一次内膜活检）；②如宫颈可疑或明确受侵，不适合手术的患者推荐 EBRT+BT ± 系统治疗，放疗后重新评估，必要时可考虑手术；初治时也可以先选择单纯系统治疗，但之后还是需要进行局部治疗（首选手术，仍不可手术者选择 EBRT+BT）；③如肿瘤超出子宫（如阴道、膀胱、肠道、淋巴结或宫旁受累），不适合手术的局部扩散的患者可给予 EBRT ± BT ± 系统治疗，然后根据疗效重新评估是否手术。此外，对Ⅳ期患者行姑息放疗时根据具体情况选择合适的放疗方式，可以选择单独 EBRT 或单独 BT，也可以选择 EBRT+BT。

总之，对没有远处转移且无放疗禁忌证的子宫内膜癌初治患者，如果不适合手术，通常首选放疗，如果出现远处转移，一般以全身系统治疗为主，放疗也可作为一种姑息治疗手段进行减症治疗。

一、根治性放疗

虽然子宫内膜癌患者根治性放疗效果劣于手术，但对于不可手术或不适合手术的患者，放疗仍是最佳选择。由于采用根治性放疗的患者和手术患者之间不具备可比性，无法开展前瞻性随机对照研究,因此两者之间的生存比较并无太大意义。一般来说,子宫内膜癌根治性放疗推荐 EBRT+BT。如果患者年龄较大、病变较早期如 I A 期 G1~G2、尤其没有形成肿块的患者可以采用单纯 BT。对于存在深肌层浸润、G3、子宫形成肿块或疑有宫外受侵的患者建议加用 EBRT。由于子宫内膜癌根治性放疗不同于术后放疗,也不同于宫颈癌根治性放疗,目前缺乏有力的循证医学证据,所以本文参考 NCCN 指南(2022 年第 1 版),并从下列几项回顾性研究中探讨子宫内膜癌采用根治性放疗的方法、疗效和不良反应。

NCCN 指南(2022 年第 1 版)推荐根据子宫外播散的风险选择合适的放疗方式(EBRT+BT 或单纯 BT),建议尽可能进行图像引导的 BT(image-guided BT,IGBT)。关于 IGBT 治疗不能手术的子宫内膜癌的证据很少,目前子宫内膜癌 IGBT 方面主要参考宫颈癌,推荐以 MRI 图像作为治疗参考,BT 时可以使用 CT 和 MRI 图像引导。临床靶体积(clinical target volume,CTV)定义包括整个子宫、宫颈及阴道上段 1~2cm,采用单纯 BT 治疗时,建议 CTV 的 EQD2 D90 至少达到 48Gy,如果采用 EBRT+BT 时,D90 至少达到 65Gy,如果有 MRI 图像引导,大体肿瘤体积(gross tumor volume,GTV)的 D90 至少达到 80Gy。如腔内 BT 无法进行或剂量分布欠佳时可以进行组织间插植 BT,通过多针/管直接插入病灶或组织内,以使靶区剂量更高、危及器官(organ at risk,OAR)受量更低。Gebhardt 等回顾性分析了单纯 BT 在 I 期因基础疾病不能手术的子宫内膜癌患者中的作用,共纳入 2007 年至 2016 年接受 MRI 图像引导下的三维高剂量率 BT 的患者 45 例,选择的患者为 I 期 G1~G2,小体积病灶(<50% 肌层受侵,MRI 上测量肿瘤大小 ≤2cm),子宫最大宽度为 5cm。该研究要求的 CTV 靶区和剂量均与 NCCN 指南(2022 年第 1 版)一致,CTV 包括整个子宫、宫颈和阴道上段 1~2cm,GTV 为 MRI-T2 加权像上异常信号区,如无法明确肿瘤范围,只需要勾画 CTV。CTV 和 GTV 的 EQD2 剂量至少应分别达到 48Gy 和 80Gy。该研究中位处方剂量 37.5Gy(35~45Gy),中位 BT 次数为 5 次(5~6 次),中位 GTV 和 CTV 体积分别为 5.9cm^3(0.7~18.7cm^3)和 80.9cm^3(17.2~159cm^3),中位 GTV 和 CTV 的 D90(EQD2)分别为 132.8Gy(76.5~295.6Gy)和 49.7Gy(34.5~57.2Gy),中位直肠、乙状结肠和膀胱的 D_{2cc}(EQD2)分别为 19.8Gy(8.3~46.3Gy)、40.4Gy(17.5~60.7Gy)和 45.8Gy(22.1~66.1Gy)。中位随访时间 18.6 个月,98% 患者放疗后未再阴道出血,1 例患者放疗后间断阴道出血,9 个月后行刮宫术后病理提示为坏死组织。64% 的患者在治疗后复查了 MRI,临床 CR 率达 90%,2 年局部控制率、CSS 和 OS 分别为 90%、86% 和 97%,未发生 3 级及以上不良反应。该研究认为,对于早期子宫内膜癌患者,单纯三维 IGBT 具有良好的临床疗效,且不良反应较小,明显优于二维 BT。

既往回顾性研究结果显示,采用 EBRT+BT 治疗不可手术的 II 期和 III 期子宫内膜癌中的 5 年 OS 分别为 50%~60% 和 16%~49%。Espenel 等纳入了 27 例因不可手术而接受根治性放疗的子宫内膜癌患者,其中 10 例因基础疾病存在麻醉禁忌,17 例因肿瘤侵及范围广无法手术切除；ⅠA 期 1 例，ⅠB 期 5 例，Ⅱ 期 4 例，ⅢB 期 3 例，ⅢC1 期 3 例，ⅢC2 期 7 例，ⅣB 期 4 例。EBRT 采用三维适形放疗或调强放疗（intensity-modulated radiotherapy，IMRT），盆腔 EBRT 的 CTV 包括宫体、宫颈、部分阴道（至少 2cm）、宫旁、盆壁以及双侧髂总、髂内及髂外淋巴引流区，当存在盆腔淋巴结转移或宫颈受侵时包括骶前淋巴引流区，当存在腹膜后淋巴结转移时上界至肠系膜上动脉水平或转移淋巴结向头方向外扩 3cm。EBRT 处方剂量为 45Gy/25f，转移淋巴结加量至 60Gy，IGBT 采用 MRI 图像引导，GTV-res 为 MRI-T2 上的可见残留病灶，CTV 包括全部子宫、宫颈及初始肿瘤受侵范围。EBRT+VBT 处方剂量：GTV-res 和 CTV 的 D90 分别为 75~80Gy 和 60~65Gy，实际的中位 GTV-res 和 CTV 的 D90 分别为 73.6Gy 和 60.7Gy。中位随访时间 36.5 个月，结果发现，5 年 OS 和 DFS 分别为 63% 和 49.7%，5 例患者出现了局部（宫体、宫颈、宫旁和上段阴道）复发，2 例出现盆腔复发，7 例出现远处转移。与无局部复发患者相比，局部复发患者的 CTV 和 GTV-res 的 D90 均无明显差别。放疗相关不良反应较少，出现 ≥2 级的泌尿系不良反应和胃肠道不良反应的患者分别有 4 例和 2 例。研究认为，即使是因局部肿瘤浸润失去手术机会的子宫内膜癌患者，EBRT+IGBT 仍然可以获得较好的局部控制和长期生存。

Podzielinski 等分析了 74 例由于内科基础疾病无法手术的 Ⅰ~Ⅱ 期子宫内膜癌的患者接受根治性放疗的疗效，其中 79% 接受了 EBRT+BT，17% 行单纯 BT，4% 行单纯 EBRT，3 例患者在放疗期间接受了同步顺铂每周方案化疗。EBRT 中位剂量 45Gy/25f，BT 中位剂量 20.5Gy，所有患者均完成放疗计划。中位随访时间 31 个月，共 35 例患者死亡，大多数死于基础疾病，仅有 7 例死于肿瘤进展。中位 PFS 和 OS 分别为 43.5 个月和 47.2 个月，13 例（17.6%）出现复发转移，其中局部复发 3 例，盆腔复发 6 例，远处转移 4 例。研究认为，对于基础疾病严重无法耐受手术的患者，放疗不失为一种安全有效的局部治疗手段。

二、新辅助放疗联合手术

部分子宫内膜癌患者由于局部肿瘤浸润无法直接行手术切除，特别是宫颈，甚至宫旁、盆壁受侵明显的患者，手术无法获得阴性切缘，而术前放疗可以使肿瘤退缩降期，控制周围组织及淋巴引流区的亚临床病灶，获得手术切除的机会，并减少手术所致肿瘤种植风险。目前尚无相关前瞻性研究证据，但部分回顾性研究显示出了新辅助放疗联合手术的优势，为临床提供了一定参考。

2020 年 Salamekh 等的研究纳入了 NCDB 数据库中 Ⅲ~Ⅳ 期子宫内膜癌患者 8 313 例，分为术前治疗组（160 例）和术后治疗组（8 153 例），术前治疗组的患者由于广泛局部浸润不能获得阴性切缘，接受术前放疗 ± 同步化疗或术前放疗 ± 术后化疗，术后治疗组的患者接受术后放疗 ± 术后化疗。虽然术前治疗组 T 分期更晚、淋巴结转移比例更高、透明细胞癌和未分化癌患者更多，但术前治疗组降期比例更高，T 分期降期比例分别为 33% 和 3%，N 分期降期比例分别为 14% 和 1%，降期者达到阴性切缘的比例也更高（94% vs 89%）。单因素分析显示,阳性切缘的患者比阴性切缘的患者 OS 更差(*HR* 2.28),且阳性切缘的术后治疗组患者较达到阴性切缘的术前治疗组患者 OS 更差(*HR*=1.48),故对于局部进展期子宫内膜癌不可切除或潜在可切除的患者可考虑行术前放疗。

2014 年 Vargo 等的研究纳入子宫内膜癌合并宫颈受侵的患者 36 例(50% 存在宫旁受侵),先给予 EBRT(45~50.4Gy/25~28f)+VBT(5~5.5Gy,3~4f),放疗后 6 周左右进行手术。术中发现患者全部达到阴性切缘,90% 无宫颈受侵表现;术后病理显示,58% 无宫颈受侵,24%达到病理完全缓解(pathologic complete response,pCR)。术后中位随访时间为 20 个月,3 年 OS 为 100%、DFS 为 73%。不良反应方面,3 例患者出现了晚期膀胱损伤,无 3~4 级急性期或晚期的小肠、直肠及阴道损伤。

2021 年 Brodeur 等的研究纳入伴有宫颈受侵的子宫内膜癌患者 30 例,均接受新辅助放疗,其中 Ⅱ 期 11 例,ⅢB 期 6 例,ⅢC1 期 9 例,ⅢC2 期 4 例,23 例为内膜样癌。26 例行盆腔 EBRT,4 例行腹盆联合野 EBRT,EBRT 处方剂量 44~45Gy/22~25f,转移淋巴结加量至59.4Gy/33f;27 例(90%)患者接受 BT,BT 使用高剂量率铱 -192 放射源,处方剂量 16~24Gy(大多为 18.6Gy/3f);3 例在放疗期间同步顺铂每周方案(40mg/m^2)化疗增敏。放疗后 6~8周给予全子宫双附件切除术 ± 淋巴结清扫,对于术后病理为 G3、浆液性癌、阳性切缘或存在淋巴结转移的患者给予术后 TC 方案化疗。术后病理显示,19 例(63.3%)患者达到宫颈pCR,27 例(90%)为切缘阴性,3 例(10%)仍存在淋巴结转移。中位随访时间 62 个月,5 年 OS、DFS 和 CSS 分别为 92.6% 和 78.5% 和 96.2%;6 例患者出现复发,其中 5 例存在远处转移,2 例存在局部复发。2 例患者出现 3 级急性放疗相关不良反应。该研究认为,对于存在明显宫颈受侵的 Ⅱ 期子宫内膜癌患者,新辅助放疗提供了良好的局部控制,有助于达到 R0手术切除。

也有研究显示仅采用新辅助放疗联合手术可能存在较高的复发风险。2013 年 Lee 等的研究纳入 29 例接受术前放疗联合手术的 Ⅱ 期子宫内膜癌患者,EBRT 剂量 45Gy/25f,BT的 A 点剂量 27Gy,结果显示 27.6% 的患者(8 例)出现复发,其中 6 例为远处转移,仅 1 例出现放疗野内复发。8 例复发患者中有 4 例存在深肌层浸润 +G3、1 例卵巢受侵、1 例癌肉瘤,而其余 21 例未复发患者中仅 1 例存在深肌层浸润 +G3。该研究提示伴有危险因素的 Ⅱ 期子宫内膜癌发生远处转移的风险较高,应考虑联合化疗。

对于宫颈明确受侵的子宫内膜癌患者,NCCN 指南(2022 年第 1 版)建议适合手术者首选分期手术,也可先行 EBRT+VBT 后再行分期手术;不适宜立即手术者可先行EBRT+VBT ± 系统治疗,放疗后适合手术者再行手术切除,也可先行系统治疗,治疗后可手术者行手术治疗,仍不适合手术者行 EBRT+VBT。总之,对于因肿瘤局部浸润无法达到 R0手术的子宫内膜癌患者,行新辅助放疗好还是化疗好,目前并无足够的循证医学证据支持,需要临床综合评估患者肿瘤侵犯特点、身体状况等进行个体化治疗。

第四节
复发转移性子宫内膜癌的治疗

Ⅰ~Ⅱ期子宫内膜癌术后的复发率为 10%~25%，Ⅲ~ⅣA 期为 40%~50%。复发多发生于初始治疗后 2 年内，可分为局部区域复发和远处转移。PORTEC-1 研究显示，73% 的患者局部复发位于阴道，以阴道断端为主，Sorbe 等的研究显示阴道复发多位于上 2/3。

NCCN 指南（2022 年第 1 版）按照子宫内膜癌复发转移的部位和既往是否接受过放疗进行了分类推荐：①对于经影像学检查排除远处转移的阴道或盆腔局部复发患者，如既往未接受过放疗，可以选择手术探查 + 病灶切除 ± 术中放疗及考虑术前 EBRT ± 系统治疗，对术后有残留病灶者，术后可考虑 EBRT ± VBT ± 系统治疗；也可以不选择手术，直接行 EBRT+VBT ± 系统治疗。如既往接受过放疗，更倾向选择手术或进行系统治疗，再程放疗需谨慎评估。②对于孤立转移灶患者，可手术切除者可以选择手术切除或局部消融治疗，术后考虑系统治疗或 EBRT，对完整切除病灶且术后影像学检查未发现病灶者术后可选择观察。转移灶不可切除者行系统治疗（治疗后缓解可考虑手术）± 局部治疗（EBRT 或局部消融治疗）。③对于播散性转移患者，可以系统治疗 ± 姑息性 EBRT 或支持治疗。

子宫内膜癌术后阴道复发者接受挽救性放疗后局部控制率良好，为 65.8%~100%，且 EBRT+VBT 较单纯 EBRT 可以降低二次复发风险。单纯阴道复发者预后较好，5 年 OS 为 40%~77%。PORTEC-1 研究显示，75% 的局部复发部位为阴道，这些患者接受治疗后 CR 率达 85%，后续生存分析显示单纯阴道复发者接受挽救性治疗（77.1% 为挽救性放疗）后的 3 年 OS 为 73%，而盆腔复发和远处转移者仅为 8% 和 14%（$P<0.001$）。接受过术后放疗的子宫内膜癌患者出现局部区域复发并不常见，其中部分患者仍可接受再程放疗。Ling 等的研究纳入 22 例子宫内膜癌术后局部区域复发接受再程放疗的患者，其中 50% 接受 EBRT+VBT，50% 接受单纯 VBT，中位放疗剂量为 64.5Gy，3 年局部控制率、区域控制率、DFS 和 OS 分别为 65.8%、76.6%、40.8% 和 68.1%。Lee 等的研究表明，再程放疗者接受的中位放疗剂量显著低于初次放疗者（66.5Gy vs 74.4Gy，$P<0.01$），局部失败率分别为 39%（5/13）和 4%（1/31），但差异未达到统计学意义（$P=0.1$）。整体而言，挽救性放疗安全性良好，出现 3 级以上晚期不良反应的发生率为 0%~16.3%。

子宫内膜癌术后出现远处转移的患者预后较差，中位生存期仅为 12~15 个月。目前，全身治疗仍以化疗为主，首选为 TC 方案，客观缓解率约为 40%~62%，中位 OS 约为 13~29 个月。对于无症状或转移灶进展缓慢的 ER/PR 阳性患者，可以考虑孕激素治疗。对于 HER-2 阳性、Ⅲ~Ⅳ期或复发、病理类型为浆液性癌的患者，推荐联合使用曲妥珠单抗。一线治疗失败后，还可选择免疫治疗、靶向治疗作为二线治疗方案。Study 309/KEYNOTE 775 研究是一项多中心开放随机的Ⅲ期研究，比较仑伐替尼联合帕博利珠单抗与医生的选择治疗晚期子宫内膜癌的疗效和安全性，结果发现，无论 MMR 状态，与传统化疗相比，仑伐替尼 + 帕博利珠单抗均可改善化疗后进展子宫内膜癌患者的 PFS、OS 和 ORR（P 值均 $< 0.000\,1$）。显示出免疫治疗和靶向治疗在复发转移性子宫内膜癌中的优势。

第五节
子宫肉瘤的放疗证据

子宫肉瘤占子宫肿瘤的 3%~7%，病因尚不明确，病理类型以子宫平滑肌肉瘤最常见，约占 63%，子宫内膜间质肉瘤约占 21%（分为低级别和高级别子宫内膜间质肉瘤），未分化子宫肉瘤和其他罕见类型，如子宫腺肉瘤、横纹肌肉瘤和血管周上皮样细胞肉瘤。子宫肉瘤的治疗以手术为主，且要求完整切除肿瘤。全子宫双附件切除术是子宫肉瘤的标准手术方式，一般不常规行淋巴结切除术，但术中应切除可疑或肿大的淋巴结；对于存在禁忌不能手术的患者，可以行 EBRT ± VBT 和 / 或化疗。由于低级别子宫内膜间质肉瘤患者卵巢复发率极高，一般不建议行保留卵巢；而子宫腺肉瘤卵巢转移比较罕见，绝经前低危患者可以考虑保留卵巢。

术后放疗在子宫肉瘤中的作用尚存在争议。仅少数前瞻性研究指出增加辅助放疗能提高局部控制率，但不能改善生存。Reed 等的 Ⅲ 期随机对照研究共纳入 Ⅰ~Ⅱ 期子宫肉瘤患者 224 例，全子宫双附件切除术后随机分为观察组和单纯放疗组（51Gy/28f），结果显示增加放疗能显著降低 LRR（22% vs 40%，$P=0.004$），但不能改善 OS（$P=0.352\,4$）和 PFS（$P=0.923$）。该研究中包括子宫平滑肌肉瘤（99 例）、癌肉瘤（92 例）及少数间质肉瘤和其他病理类型的患者，亚组分析显示，癌肉瘤患者行术后放疗可能会提高局部控制率，但不能改善生存；而平滑肌肉瘤患者行术后放疗既不能提高局部控制率也不能改善生存。Sampath 等的一项对 3 650 例子宫肉瘤患者进行了回顾性分析，结果显示，与单纯手术相比，术后放疗能显著降低局部区域复发，提高患者 5 年局部区域无失败生存（93% vs 85%，$P<0.001$）。Cabrera 等的回顾性研究也显示高级别子宫内膜间质肉瘤与未分化子宫肉瘤患者能从术后放疗中获益。

NCCN 指南（2022 年第 1 版）建议，术后无残存病灶的 Ⅰ 期低级别子宫内膜间质肉瘤患者，可考虑观察或雌激素阻断（首选芳香化酶抑制剂，也可选择醋酸甲地孕酮或醋酸甲羟孕酮，不再建议使用他莫昔芬）；Ⅱ~ⅣA 期可考虑术后 EBRT，ⅣB 期患者可在雌激素阻断的基础上联合姑息性放疗。Ⅰ 期子宫平滑肌肉瘤和未分化子宫肉瘤患者，术后放疗并未改善 OS，不推荐常规行术后放疗；晚期的患者，可结合手术病理给予个体化术后放疗。对于 ER/PR 受体阳性的子宫平滑肌肉瘤患者，如果肿瘤体积小、生长缓慢，可以考虑内分泌治疗。

NCCN 指南（2022 年第 1 版）还更新了腺肉瘤的治疗策略，建议根据肉瘤成分是否过度生长进行分流管理。对于肉瘤成分没有过度生长的腺肉瘤，Ⅰ期可首选双附件切除或观察（特别是绝经后和已切除双附件者），Ⅱ~ⅣB期行双附件切除 ± 抗雌激素治疗 ± EBRT；对于肉瘤成分过度生长的腺肉瘤，Ⅰ期可首选双附件切除或观察（特别是绝经后和已切除双附件者），Ⅱ~ⅣB期行双附件切除 ± 系统治疗 ± EBRT。

由于子宫肉瘤的发病率较低，放疗相关的前瞻性研究证据并不充分，一般只作为有肿瘤残留或有亚临床转移区域的补充治疗方式，以及用于复发转移病灶的姑息性治疗。对有明确残留的病灶，放疗剂量至少需达到 60Gy，对于部分较大病灶，可采用 IMRT、SBRT 等精确放疗技术尽量使总剂量达到 70Gy 以上，亚临床病灶放疗剂量一般给予 45~50Gy。BT 多用于术后阴道局部的放疗、阴道复发病灶的放疗或者用于子宫切除前的新辅助放疗，BT 剂量参考子宫内膜癌。

第六节
子宫内膜癌放疗流程及实践

一、放疗适应证推荐

参考 NCCN 指南（2022 年第 1 版）及 FIGO 指南（2021 年），现将子宫内膜癌放疗适应证总结如下：

（一）术后放疗

Ⅰ期子宫内膜癌患者需结合术后高危因素（深肌层浸润、G3、LVSI、年龄 ≥ 60 岁）决定是否补充放疗以及放疗方式（VBT 或 EBRT），高危因素越多越推荐术后放疗 ± 系统治疗。Ⅱ期患者的术后首选 EBRT 和 / 或 VBT ± 系统治疗，对不伴高危因素的隐匿性Ⅱ期（组织分级为 G1 或 G2，肌层浸润深度 ≤ 50%，LVSI 阴性且宫颈部位为微小浸润的病变）也可选择 VBT。Ⅲ期和ⅣA 期患者术后推荐化疗 +EBRT ± VBT。ⅣB 期患者术后需评估局部扩散和远处转移的风险选择系统治疗 ± EBRT ± VBT。此外，由于高危组织类型术后失败以远处转移为主，术后放疗更推荐用于ⅠA 期患者，Ⅱ~Ⅳ期患者术后放疗意义有限，更倾向系统治疗，根据情况选择是否联合放疗。

（二）根治性放疗和新辅助放疗

有严重内科基础疾病、高龄或病态肥胖等不适合手术或无法手术切除的患者，推荐 EBRT+VBT ± 系统治疗，放疗后适合手术者建议手术。

（三）姑息放疗

晚期或复发转移子宫内膜癌患者可行姑息放疗，以改善症状并提高生存质量，延长生存期。

二、明确诊断和分期

(一)病理

子宫内膜活检或手术明确病理,必要时进行免疫组化辅助诊断。子宫内膜癌的分子分型在临床也逐渐开始应用。

(二)分期

手术患者参考术后手术-病理分期。未手术的患者需进行妇科查体明确局部病变情况,需要描述子宫的位置、大小、质地,宫颈和阴道受累情况,三合诊判断子宫活动度和宫旁/盆壁情况(单/双侧、增厚情况及程度)。

(三)影像学检查

盆腔 MRI 可以协助评估肿瘤侵及范围,例如肿瘤是局限于宫体,还是已累及宫颈,甚至是出现子宫外转移。同时,完善其他可以协助判断分期的检查,包括腹盆腔增强 CT、胸部 CT 和浅表淋巴结超声等。必要时完善 PET/CT 鉴别可疑转移灶。对全子宫切除术后意外发现的子宫肉瘤或术中未完全切除子宫/附件(宫颈上子宫切除术,子宫肌瘤剔除术,可能的肿瘤分碎术、腹腔分碎术)时,也可行腹部 MRI 评估全身情况。

(四)实验室检查

完善血常规、血生化、凝血功能和感染筛查等常规检查。子宫内膜癌无特异性肿瘤标志物,可选择癌抗原 125(carbohydrate antigen 125,CA125)、细胞角蛋白 19 片段(cytokeratin fragment 19,CYFRA21-1)、癌抗原 153(carbohydrate antigen 153,CA153)、癌胚抗原(carcinoembryonic antigen,CEA)和人附睾蛋白 4(human epididymis protein,HE4)。

三、外照射

术后放疗建议在阴道断端愈合后尽早开始,一般在术后 6~8 周内开始,最好不超过12 周。

(一)定位前准备

由于膀胱充盈和直肠排空的程度对子宫内膜癌患者放疗期间宫体(未手术)、阴道残端(手术后)位置变化及肠道保护非常重要,需要患者提前练习憋尿和肠道排空。定位前 1h 排空膀胱和直肠后,口服含肠道显影剂的饮用水适量使小肠显影,各中心可根据经验安排患者饮水量和间隔时间,术后患者可根据情况适当减少饮水量或缩短间隔时间。可利用超声检查观察膀胱充盈程度,如充盈不满意,则需要在医师指导下完成相应准备,适当调整饮水量和间隔时间。此后每次治疗时均采用同样方法饮水,以保证良好的重复性。便秘患者通过饮食、药物、辅助手段养成每日排便习惯。

术后患者自主练习憋尿排尿,建议在拔除尿管后进行放疗。拟行术后放疗患者在定位前完善妇科查体和影像学检查,以确定是否存在术后残留病灶及复发转移情况。

阴道可以放置显影标记物,但如果计划行 MRI 定位或能够分辨阴道黏膜则无需放置标记物。

（二）CT/MRI 定位

穿宽松内裤、薄上衣,根据情况选择合适体位和固定装置。一般选择仰卧位,双上肢上举抱肩或抱肘,双下肢并拢平放,使用热塑网膜或真空垫进行体位固定。若为术后患者,对小肠进入盆腔较多者也可考虑俯卧位加用 Belly 板,但重复性一般较差,临床应结合实际情况综合考虑。

CT 模拟机下增强扫描定位,扫描层厚 5mm,扫描范围包括 T10 椎体上缘至坐骨结节下 5cm 水平。对造影剂过敏或肾功能不全者,采用平扫 CT 定位。对于根治性放疗或新辅助放疗患者,有条件的中心可以联合行 MRI 定位,与定位 CT 图像融合后更好地确定靶区位置。定位时需注意膀胱充盈程度及肠道位置,必要时需重新定位。

放疗期间进行常规的图像引导,如锥形束 CT（cone beam computed tomography,CBCT）,判断内部组织器官活动和 / 或肿瘤退缩情况,必要时重新进行定位制订放疗计划,改野后再行放疗。

（三）靶区定义与处方剂量

EBRT 建议采用 IMRT 技术,可以更好地保护危及器官,减少放疗相关不良反应。外照射靶区定义、勾画和处方剂量主要参考子宫内膜癌 NCCN 指南（2022 年第 1 版）。

1. 淋巴引流区的定义

双侧髂内、髂外、闭孔淋巴引流区的勾画均应包括血管周围 7mm 边界,并根据解剖结构进行调整以减少骨和肌肉结构照射剂量。髂外及髂内淋巴引流区的上界为髂总血管分叉处（约为 L5/S1 水平）,髂外淋巴引流区的下界在旋髂深动脉分支、髂外血管离开盆腔成为腹股沟血管处。旋髂淋巴结位于髂外淋巴结的最远端,一般无受累,在影像学上可能会被放大。髂总髂外淋巴引流区在近髂腰肌时,建议勾画至髂总或髂外动脉前外侧 1cm,可能有淋巴结延伸至该区域。髂内淋巴引流区的下界为髂内血管横向走行离开盆腔水平,该区域勾画过度会增加直肠受量。闭孔淋巴引流区下界为闭孔动脉穿过闭孔离开盆腔进入闭孔管水平。骶前淋巴引流区上界为髂总分叉水平,下界为梨状肌出现水平,子宫内膜癌宫颈受侵时都应勾画该区域,PORTEC-3 研究建议均勾画 S1~S2 前方 1cm 的范围。有邻近可疑的淋巴结及相关的手术标记夹子时可相应外扩。

腹主动脉旁淋巴引流区包括腹主动脉与下腔静脉附近区域,与宫颈癌淋巴结转移逐级按站转移的特点不同,子宫内膜癌更容易出现跳跃转移,所以子宫内膜癌的腹主动脉旁淋巴引流区的上界较宫颈癌更高,上界至少高于肾血管水平 1~2cm。注射造影剂会引起下腔静脉扩张,增强图像上直接勾画会导致靶区范围过大,需要在平扫图像上进行调整。CTV 并不是血管周围的均匀外扩,左侧扩展至左侧腰大肌的内侧缘（约为腹主动脉左缘外 1~2cm）,右侧自上而下逐渐将下腔静脉完全包括在靶区内,下腔静脉右侧外扩 3~5mm。腹主动脉与下腔静脉之间的区域有腔静脉 - 主动脉间淋巴结,应平直勾画,而不应该为躲避肠道向后调整。

2. 术后放疗靶区定义与处方剂量

GTV：主要包括术后影像学检查发现的腹盆腔转移淋巴结（nodal gross tumor volume，GTVnd），若无可疑转移淋巴结，则不进行勾画。

CTV：包括 CTV1、CTV2 和 CTV3。① CTV1：阴道残端，包括膀胱和直肠间阴道残端前后的脂肪组织和软组织；② CTV2：阴道旁和宫旁组织及近端阴道（不包括阴道残端）；③ CTV3：包括髂总、髂内、髂外淋巴引流区，宫颈受侵时要包括骶前淋巴引流区，腹主动脉旁淋巴结转移时要包括腹主动脉旁淋巴引流区。

当术后病理提示有广泛 LVSI、阴道受侵及高危组织类型时可考虑包括更长的阴道，当残留阴道比较短时，也可将尿道作为下界参考点。

对术后无残留或仅有镜下残留的患者，CTV 剂量建议 45~50Gy，1.8~2Gy/f。如果有肉眼残留病灶，并且该区域可准确定位，在保证正常组织安全的前提下，该区域可考虑加量至 60~70Gy。GTVnd 建议同时加量至 60~65Gy。

计划靶区（planning target volume，PTV）：根据周围器官移动及各中心摆位误差和治疗机精度分别对 CTV 进行外扩。

3. 新辅助或根治性放疗靶区定义

GTV：因原发灶可以通过 BT 提高局部剂量，EBRT 的 GTV 一般不需要勾画原发灶。GTV 主要包括 GTVnd 和其他转移病灶（metastasis gross tumor volume，GTVm）。

CTV：包括 CTV1、CTV2 和 CTV3。① CTV1：大体肿瘤与宫体、宫颈；② CTV2：包括宫旁/阴道旁组织、宫旁脂肪、卵巢和近端阴道；③ CTV3：盆腔 ± 腹主动脉旁淋巴引流区。

新辅助放疗和根治性放疗建议 CTV 剂量均为 45~50Gy。GTVnd 建议同时加量至 60~65Gy。GTVm 在保证正常组织安全的前提下，该区域可考虑加量至 60~70Gy。

PTV：根据周围器官移动及各中心摆位误差和治疗机精度分别对 CTV 进行外扩。

（四）靶区勾画注意事项

详细了解患者病史及相关病历资料，对术后患者和未手术患者均应进行包括妇科查体之内的体格检查，术后患者查体时要注意阴道残端有无异常，必要时活检病理明确是否残留或复发，勾画靶区时建议与术前影像学资料进行对比，以判断有无淋巴结残留或复发。对拟行新辅助放疗或根治性放疗患者，需要结合影像学检查特别是盆腔 MRI、PET/CT 和妇科查体，了解局部病变和盆腔外受侵范围。

注意分辨淋巴结和其他容易混淆的正常组织结构，可以通过连续观察多层横断位图像及参考矢状位和冠状位图像来辅助判断。对肿瘤超出子宫局部病变较晚的患者，注意有无宫颈、阴道、宫旁和盆壁受侵，对阴道受侵者需要特别注意阴道口及外阴有无病灶，腹股沟有无肿大淋巴结，避免靶区遗漏。

四、近距离放射治疗

BT 是子宫内膜癌术后辅助放疗的重要组成部分，术后可以单纯 VBT，也可以在 EBRT

基础上 VBT 补量。新辅助放疗或根治性放疗大多数患者需要 EBRT 联合 BT,少数患者可以单纯 BT。近距离放疗靶区定义、勾画和处方剂量主要参考子宫内膜癌 NCCN 指南(2022 年第 1 版)和宫颈癌三维近距离放疗部分。

(一)术后近距离放疗

1. 施源器的选择 术后阴道腔内放疗的施源器多采用单通道或多通道柱状施源器,但由于手术缝合方式的差异、伤口愈合个体化差异等原因,阴道残端的形状并不一致,多数是不规则的,导致阴道黏膜和施源器贴合不佳,影响 BT 的剂量分布,可以针对不同患者制订个体化的施源器,例如 3D 打印技术制作个体化施源器,进而实现最优剂量分布。

2. 定位与计划设计 患者在施源器置入前需要排空肠道,使直肠处于空虚状态。根据阴道残端与膀胱、直肠、乙状结肠、小肠等器官的位置关系酌情充盈膀胱。放置施源器并固定后,仰卧、双下肢伸直体位,进行 CT 定位扫描,根据 CT 图像指导施源器置入最佳位置。扫描上界为髂嵴(或子宫底上 3cm),扫描下界为坐骨结节,层厚 2~3mm。

二维 BT 无需勾画靶区,制作二维计划后根据 CT 图像上显示的剂量分布进行适当调整,三维 BT 需要勾画靶区后再制作放疗计划,评估直肠、膀胱、乙状结肠和小肠等的D2cc 等。

3. 剂量与分割模式 采用高剂量率 BT,一般以阴道表面及黏膜下 5mm 作为参考点。美国近距离治疗协会建议治疗阴道近端 3~5cm,临床最常见的照射部位是阴道上 1/3~1/2,一般不超过阴道上 2/3,存在广泛 LVSI 或切缘阳性的情况可以适当延长。

单纯术后 VBT 常用分割方案包括阴道黏膜表面 6Gy×5 次,或阴道黏膜下 5mm 处7Gy×3f 或 5.5Gy×4f。有关 VBT 的疗效和最佳剂量的 PORTEC-4 研究正在进行,结果尚未公布。

联合 EBRT 的 VBT 补量方案一般每次 4~6Gy,共进行 2~3f。

(二)未手术患者的近距离放疗

1. 施源器的选择 未手术的子宫内膜癌患者进行 BT 主要是为了使整个子宫得到均匀的高剂量分布,选择的施源器和剂量参考点与初治宫颈癌和术后内膜癌均不一样。一般采用"Y"型双管施源器、宫腔和阴道三管施源器、宫腔单管施源器和伞状施源器等。

2. 定位与计划设计 患者在施源器置入前排空直肠,根据宫体、宫颈与膀胱、直肠、乙状结肠和小肠等器官的位置关系酌情充盈膀胱。由于常规的二维定位图像难以发现无症状性子宫穿孔、施源器位置不佳,二维 BT 目前多采用 CT 模拟机图像引导二维腔内放疗定位,根据 CT 图像指导施源器置入最佳位置,并调整二维计划,以使剂量分布满足临床需求。新辅助放疗或根治性放疗建议应用以 MRI 或 CT 图像为基础的三维腔内放疗,可以获得更好的宫腔内剂量分布和正常组织的保护。

子宫内膜癌无标准参考点,为使宫腔内剂量形成均匀合理的剂量分布,一般采用 2 个剂量参考点,A 点代表宫旁正常组织受量,F 点(宫腔放射源顶端子宫中轴旁开 2cm)代表宫底肿瘤受量,根据 A 点和 F 点控制放疗中剂量分布情况。但是,由于患者的子宫大小、肿瘤位置差异较大,固定某个参考点剂量并不全面,应以实际的不同厚度的子宫肌层作为剂量参考点更为合理。根据宫腔深度和治疗需要,决定宫腔放射源移动的长度、放射源在宫腔驻留点停留的时间,形成和宫腔形态相近的剂量分布曲线。

3. 二维近距离放疗处方剂量 CT 图像引导下的二维 BT 可以显示子宫肌层的剂量及分布情况以及膀胱、直肠等主要 OAR 等剂量分布情况,子宫肌层剂量争取达到 50Gy 以上,同时适当补充宫颈和阴道剂量,如宫颈或阴道有可见肿物,局部剂量需参考宫颈癌和阴道癌。

4. 三维近距离放疗靶区勾画与处方剂量 子宫内膜癌有关新辅助放疗或根治性放疗的三维 BT 靶区勾画共识较少,主要参考宫颈癌进行靶区勾画。

参考诊断时的 MRI 图像,结合 BT 时的 MRI 图像,确定并勾画 GTV、高危 CTV(high-risk CTV,HR-CTV)、中危 CTV(intermidiate-risk CTV,IR-CTV)及 OAR,如 BT 时无法进行 MRI 图像引导,建议在开始 BT 前完善 MRI 检查作为治疗参考,无需勾画 HR-CTV。用 CTV 及 OAR 所接受的体积剂量参数评价治疗计划。原则上每一次 BT 前都需要进行定位扫描、靶区勾画和计划设计。

GTV 包括 MRI-T2 加权图像上可见的肿瘤区,主要指高信号区及灰区。CTV 包括整个子宫、宫颈及阴道上段 1~2cm。如果采用单纯 BT 时,建议 CTV 的 D90 至少达到 48Gy。如果采用 EBRT+BT 时,根治性放疗患者的 D90 至少达到 65Gy,如果有 MRI 图像引导,GTV 的 D90 至少达到 80Gy。如腔内 BT 无法进行或剂量分布欠佳时可以进行组织间插植 BT。新辅助放疗患者 EBRT 后可以考虑增加 1~2 次高剂量率 BT,使总剂量达到 75~80Gy,以降低术后阳性切缘或近切缘的风险。

NCCN 指南并未对 HR-CTV 和 IR-CTV 的靶区范围和剂量进行描述,Petric 在 2011 年参考宫颈癌三维 BT 相关研究对不可手术子宫内膜癌的靶区勾画进行了调整,HR-CTV 根据临床分期略有不同,建议 ⅠA 期的 HR-CTV 包括 GTV 及子宫浅肌层(内 1/2),ⅠB 期需要包全浆膜层,一般下界至宫颈内口水平。推荐 HR-CTV D90>80~90Gy。IR-CTV 包括整个子宫及周围亚临床病灶,IR-CTV D90 至少达到 60Gy。

5. 危及器官剂量 参考表 2-7-1。

第七节
子宫内膜癌放疗靶区勾画实例

【病史摘要】

患者,女性,66 岁,因"阴道出血 3 个月余,子宫内膜癌术后 1 个月"就诊。

患者 3 个月余前无明显诱因出现阴道出血,偶尔量多,与月经量相当,伴乏力,就诊我院行宫腔镜检查＋分段诊刮术,术后病理示:子宫内膜中分化内膜样癌。完善分期检查,盆腔 MRI:子宫体至子宫底内膜表面粗糙不规则,呈不规则软组织信号,病变较厚处约 6mm,长径约 80mm,增强扫描不均匀低强化,病变信号累及肌层,厚度大于 1/2 肌层;双侧髂血管旁及双侧腹股沟未见肿大淋巴结。腹盆增强 CT:子宫腔占位,腹膜后及盆腔未见肿大淋巴结,余未见转移征象。胸部平扫 CT 及浅表淋巴结超声未见转移征象。CA125 162IU/mL,CEA、CA199 均在正常范围内。1 个月前行全子宫双附件切除术＋盆腔淋巴结切除术,术后病理:子宫内膜样癌,FIGO 2 级,范围约 80mm×56mm;癌组织侵犯深度＞1/2 肌壁(浸润最深处约 14mm,此处肌壁厚 22mm);宫颈未见肿瘤浸润;可见局灶脉管癌栓;淋巴结未见癌转移(0/13)。术后行基因检测,结合免疫组化及分子检测结果,符合 TCGA 子宫内膜癌分子分型的 NSMP 型。患者术后大小便恢复好,CA125 53IU/mL,为进一步治疗来我科。

既往史:高血压 9 年,最高 160/100mmHg,规律口服降压药,血压控制良好。

个人史:14 5~6/30 51,G4P2。

【诊断思路】

术后病理提示子宫内膜样癌,侵犯深度＞1/2 肌层,且无淋巴结转移,FIGO 分期为ⅠB期。诊断:子宫内膜样癌术后ⅠB期(2009 年 FIGO 分期)高血压。

【治疗思路】

患者为ⅠB期 G2 的子宫内膜样癌,伴局灶 LVSI,分子分型为 MSS 型,危险分层为中风险,可以选择 VBT,但患者年龄＞60 岁,根据 NCCN 指南(2022 年第 1 版)ⅠB期 G2中≥60 岁的患者可考虑 EBRT。且该患者子宫肿瘤巨大,虽然近几年的指南中已经将"肿瘤大小"从高危因素中剔除,但既往研究显示淋巴结转移率也与肿瘤大小相关,肿瘤直径≥2cm 显著增加盆腔和腹主动脉旁淋巴结转移风险,合并的危险因素越多,预后越差,综合考虑,仍然建议患者进行 EBRT 而不是 VBT。

【诊疗计划】

术后放疗,EBRT,放疗计划:VMAT,10MV-X 线,具体处方剂量:95%PTV1+95%PTV2+95%PTV3 45Gy/25f。

【靶区勾画说明】

1. CTV1　阴道残端,包括膀胱和直肠间阴道残端前后的脂肪组织和软组织。

2. CTV2　阴道旁和宫旁组织及近端阴道(不包括阴道残端)。

3. CTV3　双侧髂总、髂内、髂外及闭孔淋巴引流区。

4. PTV　根据周围器官移动及各中心摆位误差和治疗机精度分别对 CTV 进行外扩,临床上为方便也可以勾画一个整体的 CTV 后进行均匀外扩,但需要明确该 CTV 包含了由于器官移动引起的 CTV 外边界运动的范围,即内靶区。

【靶区示例】(图 3-7-1～图 3-7-10)

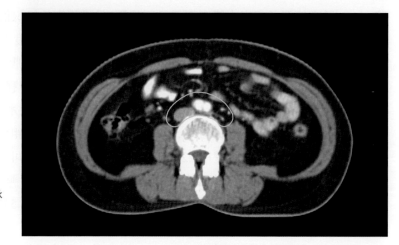

图 3-7-1
腹主动脉分为左、右髂总动脉
层面
■ CTV3

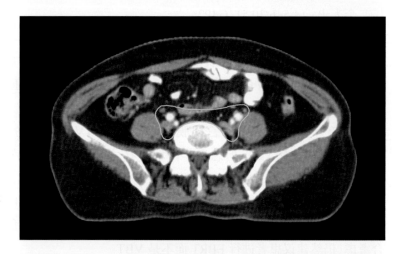

图 3-7-2
髂总动脉分为髂内、髂外动脉
层面
■ CTV3

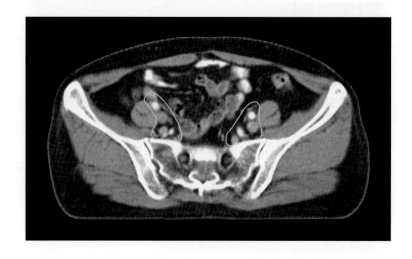

图 3-7-3
骶 1、骶 2 交界层面
■ CTV3

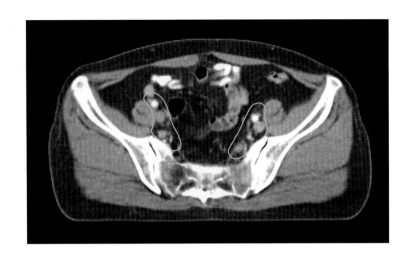

图 3-7-4
闭孔淋巴引流区上界层面
■ CTV3

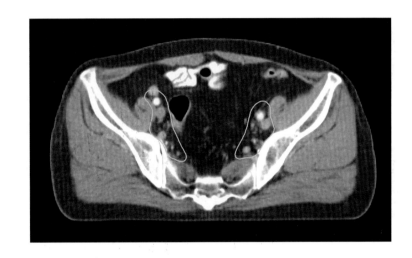

图 3-7-5
梨状肌出现层面
■ CTV3

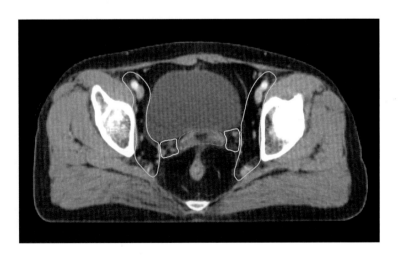

图 3-7-6
阴道残端上界层面
■ CTV1　■ CTV2　■ CTV3

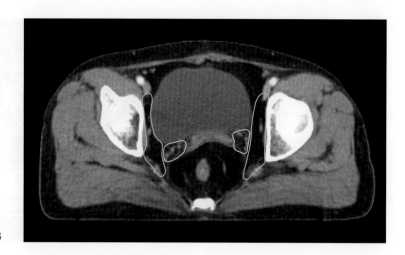

图 3-7-7
髂外淋巴引流区下界层面
■ CTV1　░ CTV2　▒ CTV3

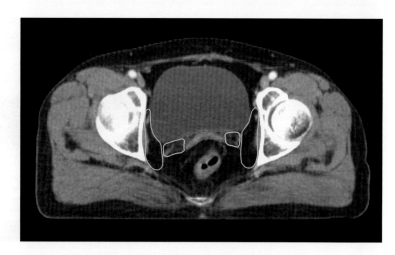

图 3-7-8
闭孔淋巴引流区下界层面
■ CTV1　░ CTV2　▒ CTV3

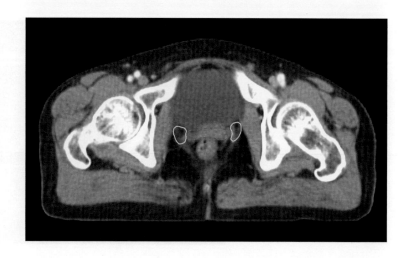

图 3-7-9
CTV1 下界层面
■ CTV1　░ CTV2

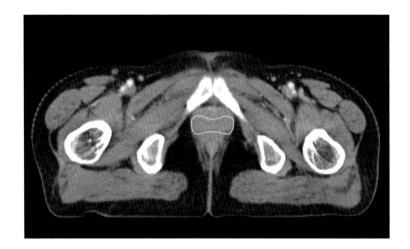

图 3-7-10
CTV2 下界（闭孔下缘）层面
▓ CTV2

参考文献

1. Walker JL, Piedmonte MR, Spirtos NM, et al. Recurrence and survival after random assignment to laparoscopy versus laparotomy for comprehensive surgical staging of uterine cancer: Gynecologic Oncology Group LAP2 Study. J Clin Oncol, 2012, 30 (7): 695-700.

2. Kitchener H, Swart AM, Qian Q, et al. Efficacy of systematic pelvic lymphadenectomy in endometrial cancer (MRC ASTEC trial): a randomised study. Lancet, 2009, 373 (9658): 125-136.

3. Milam MR, Java J, Walker JL, et al. Nodal metastasis risk in endometrioid endometrial cancer. Obstet Gynecol, 2012, 119 (2 Pt 1): 286-292.

4. Rossi EC, Kowalski LD, Scalici J, et al. A comparison of sentinel lymph node biopsy to lymphadenectomy for endometrial cancer staging (FIRES trial): a multicentre, prospective, cohort study. Lancet Oncol, 2017, 18 (3): 384-392.

5. Creasman WT, Morrow CP, Bundy BN, et al. Surgical pathologic spread patterns of endometrial cancer: a Gynecologic Oncology Group Study. Cancer, 1987, 60 (8 Suppl): 2035-2041.

6. Todo Y, Kato H, Kaneuchi M, et al. Survival effect of para-aortic lymphadenectomy in endometrial cancer (SEPAL study): a retrospective cohort analysis. Lancet, 2010, 375 (9721): 1165-1172.

7. Sari ME, Yalcin İ, Sahin H, et al. Risk factors for paraaortic lymph node metastasis in endometrial cancer. Int J Clin Oncol, 2017, 22 (5): 937-944.

8. Matsuo K, Machida H, Shoupe D, et al. Ovarian conservation and overall survival in young women with early-stage low-grade endometrial cancer. Obstet Gynecol, 2016, 128 (4): 761-770.

9. Bosse T, Peters EE, Ceutzberg CL, et al. Substantial lymph-vascular space invasion (LVSI) is a significant risk factor for recurrence in endometrial cancer-a pooled analysis of PORTEC 1 and 2 trials. Eur J Cancer 2015, 51 (13): 1742-1750.

10. Stelloo E, Nout RA, Osse EM, et al. Improved risk assessment by Integrating molecular and clinicopathological factors in early-stage endometrial cancer-combined analysis of the PORTEC cohorts. Clin Cancer Res, 2016, 22 (16): 4215-4224.

11. León-Castillo A, de Boer SM, Powell ME, et al. Molecular classification of the PORTEC-3 trial for high-risk endometrial cancer: impact on prognosis and benefit from adjuvant therapy. J Clin Oncol, 2020, 38 (29): 3388-3397.

12. van den Heerik A, Horeweg N, Nout RA, et al. PORTEC-4a: international randomized trial of molecular profile-based adjuvant treatment for women with high-intermediate risk endometrial cancer. Int J Gynecol Cancer, 2020, 30 (12): 2002-2007.

13. Ghanem AI, Modh A, Burmeister C, et al. Does the interval between hysterectomy and start of adjuvant radiation treatment influence survival in women with endometrial carcinoma？: a National Cancer Database analysis. Am J Clin Oncol, 2020, 43 (8): 602-606.

14. Kong A, Johnson N, Kitchener HC, et al. Adjuvant radiotherapy for stage I endometrial cancer: an updated Cochrane systematic review and meta-analysis. J Natl Cancer Inst, 2012, 104 (21): 1625-1634.

15. Sorbe B, Nordström B, Mäenpää J, et al. Intravaginal brachytherapy in FIGO stage I low-risk endometrial cancer: a controlled randomized study. Int J Gynecol Cancer, 2009, 19 (5): 873-878.

16. Church DN, Stelloo E, Nout RA, et al. Prognostic significance of POLE proofreading mutations in endometrial cancer. J Natl Cancer Inst, 2015, 107 (1): 402.

17. Creutzberg CL, van Putten WL, Koper PC, et al. Surgery and postoperative radiotherapy versus surgery alone for patients with stage-1 endometrial carcinoma: multicentre randomised trial. PORTEC Study Group. Post Operative Radiation Therapy in Endometrial Carcinoma. Lancet, 2000, 355 (9213): 1404-1411.

18. Creutzberg CL, Nout RA, Lybeert ML, et al. Fifteen-year radiotherapy outcomes of the randomized PORTEC-1 trial for endometrial carcinoma. Int J Radiat Oncol Biol Phys, 2011, 81 (4): e631-638.

19. Keys HM, Roberts JA, Brunetto VL, et al. A phase Ⅲ trial of surgery with or without adjunctive external pelvic radiation therapy in intermediate-risk endometrial adenocarcinoma: a gynecologic oncology group study. Obstetrical and Gynecological Survey, 2004 (No. 7): 516.

20. Blake P, Swart AM, Orton J, et al. Adjuvant external beam radiotherapy in the treatment of endometrial cancer (MRC ASTEC and NCIC CTG EN. 5 randomised trials): pooled trial results, systematic review, and meta-analysis. Lancet, 2009, 373 (9658): 137-146.

21. Sorbe BG, Horvath G, Andersson H, et al. External pelvic and vaginal irradiation versus vaginal irradiation alone as postoperative therapy in medium-risk endometrial carcinoma: a prospective, randomized study--quality-of-life analysis. Int J Gynecol Cancer, 2012, 22 (7): 1281-1288.

22. Sorbe B, Horvath G, Andersson H, et al. External pelvic and vaginal irradiation versus vaginal irradiation alone as postoperative therapy in medium-risk endometrial carcinoma--a prospective randomized study. Int J Radiat Oncol Biol Phys, 2012, 82 (3): 1249-1255.

23. Nout RA, Smit VT, Putter H, et al. Vaginal brachytherapy versus pelvic external beam radiotherapy for patients with endometrial cancer of high-intermediate risk (PORTEC-2): an open-label, non-inferiority, randomised trial. Lancet, 2010, 375 (9717): 816-823.

24. Wortman BG, Creutzberg CL, Putter H, et al. Ten-year results of the PORTEC-2 trial for high-intermediate risk endometrial carcinoma: improving patient selection for adjuvant therapy. Br J Cancer, 2018, 119 (9): 1067-1074.

25. Shinde A, Li R, Amini A, et al. Improved survival with adjuvant brachytherapy in stage IA endometrial cancer of unfavorable histology. Gynecol Oncol, 2018, 151 (1): 82-90.

26. Qu XM, Velker VM, Leung E, et al. The role of adjuvant therapy in stage IA serous and clear cell uterine cancer: A multi-institutional pooled analysis. Gynecol Oncol, 2018, 149 (2): 283-290.

27. Mahdi H, Rose PG, Elshaikh MA, et al. Adjuvant vaginal brachytherapy decreases the risk of vaginal recur-

rence in patients with stage I non-invasive uterine papillary serous carcinoma. A multi-institutional study. Gynecol Oncol, 2015, 136 (3): 529-533.

28. Mahdi H, Elshaikh MA, DeBenardo R, et al. Impact of adjuvant chemotherapy and pelvic radiation on pattern of recurrence and outcome in stage I non-invasive uterine papillary serous carcinoma. A multi-institution study. Gynecol Oncol, 2015, 137 (2): 239-244.

29. Randall ME, Filiaci V, McMeekin DS, et al. Phase Ⅲ Trial: Adjuvant Pelvic Radiation Therapy Versus Vaginal Brachytherapy Plus Paclitaxel/Carboplatin in High-Intermediate and High-Risk Early Stage Endometrial Cancer. J Clin Oncol, 2019, 37 (21): 1810-1818.

30. Chino JP, Jones E, Berchuck A, et al. The influence of radiation modality and lymph node dissection on survival in early-stage endometrial cancer. Int J Radiat Oncol Biol Phys, 2012, 82 (5): 1872-1879.

31. Susumu N, Sagae S, Udagawa Y, et al. Randomized phase Ⅲ trial of pelvic radiotherapy versus cisplatin-based combined chemotherapy in patients with intermediate-and high-risk endometrial cancer: a Japanese Gynecologic Oncology Group study. Gynecol Oncol, 2008, 108 (1): 226-233.

32. Wojcieszynski AP, Hullett CR, Medlin EE, et al. The role of radiation therapy in the treatment of Stage Ⅱ endometrial cancer: A large database study. Brachytherapy, 2018, 17 (4): 645-652.

33. Narasimhulu DM, Cope A, Riaz IB, et al. External beam radiotherapy versus vaginal brachytherapy in patients with stage Ⅱ endometrial cancer: a systematic review and meta-analysis. Int J Gynecol Cancer, 2020, 30 (6): 797-805.

34. Lester-Coll NH, Young MR, Park HS, et al. Adjuvant Therapy Use and Survival in Stage Ⅱ Endometrial Cancer. Int J Gynecol Cancer, 2017, 27 (9): 1904-1911.

35. de Boer SM, Powell ME, Mileshkin L, et al. Adjuvant chemoradiotherapy versus radiotherapy alone for women with high-risk endometrial cancer (PORTEC-3): final results of an international, open-label, multi-centre, randomised, phase 3 trial. Lancet Oncol, 2018, 19 (3): 295-309.

36. Matei D, Filiaci V, Randall ME, et al. Adjuvant Chemotherapy plus Radiation for Locally Advanced Endometrial Cancer. N Engl J Med, 2019, 380 (24): 2317-2326.

37. Xiang M, English DP, Kidd EA. Defining the survival benefit of adjuvant pelvic radiotherapy and chemotherapy versus chemotherapy alone in stages Ⅲ- ⅣA endometrial carcinoma. Gynecol Oncol, 2019, 154 (3): 487-494.

38. Yoon MS, Huh SJ, Kim HJ, et al. Adjuvant Treatment after Surgery in Stage ⅢA Endometrial Adenocarcinoma. Cancer Res Treat, 2016, 48 (3): 1074-1083.

39. McEachron J, Marshall L, Zhou N, et al. Evaluation of Survival, Recurrence Patterns and Adjuvant Therapy in Surgically Staged High-Grade Endometrial Cancer with Retroperitoneal Metastases. Cancers (Basel), 2021, 13 (9): 2052.

40. Brown AP, Gaffney DK, Dodson MK, et al. Survival analysis of endometrial cancer patients with positive lymph nodes. Int J Gynecol Cancer, 2013, 23 (5): 861-868.

41. McEachron J, Zhou N, Spencer C, et al. Adjuvant chemoradiation associated with improved outcomes in patients with microsatellite instability-high advanced endometrial carcinoma. Int J Gynecol Cancer, 2021, 31 (2): 203-208.

42. van der Steen-Banasik E, Christiaens M, Shash E, et al. Systemic review: Radiation therapy alone in medical non-operable endometrial carcinoma. Eur J Cancer, 2016, 65: 172-181.

43. Gebhardt B, Gill B, Glaser S, et al. Image-guided tandem and cylinder brachytherapy as monotherapy for definitive treatment of inoperable endometrial carcinoma. Gynecol Oncol, 2017, 147 (2): 302-308.

44. Brodeur MN, Samouëlian V, Dabi Y, et al. Neoadjuvant radiotherapy and brachytherapy in endometrial

cancer with gross cervical involvement: a CHIRENDO research group study. Int J Gynecol Cancer, 2021, 31 (1): 78-84.

45. Reed NS, Mangioni C, Malmström H, et al. Phase Ⅲ randomised study to evaluate the role of adjuvant pelvic radiotherapy in the treatment of uterine sarcomas stages Ⅰ and Ⅱ: an European Organisation for Research and Treatment of Cancer Gynaecological Cancer Group Study (protocol 55874). Eur J Cancer, 2008, 44 (6): 808-818.

46. Cabrera S, Bebia V, Acosta U, et al. Survival outcomes and prognostic factors of endometrial stromal sarcoma and undifferentiated uterine sarcoma. Clin Transl Oncol, 2021, 23 (6): 1210-1219.

47. Abu-Rustum NR, Barakat RR. Observations on the role of circumflex iliac node resection and the etiology of lower extremity lymphedema following pelvic lymphadenectomy for gynecologic malignancy. Gynecol Oncol, 2007, 106 (1): 4-5.

48. Mell LK, Sirák I, Wei L, et al. Bone Marrow-sparing Intensity Modulated Radiation Therapy With Concurrent Cisplatin For Stage IB-IVA Cervical Cancer: An International Multicenter Phase Ⅱ Clinical Trial (INTER-TECC-2). Int J Radiat Oncol Biol Phys, 2017, 97 (3): 536-545.

49. Mundt AJ, Lujan AE, Rotmensch J, et al. Intensity-modulated whole pelvic radiotherapy in women with gynecologic malignancies. Int J Radiat Oncol Biol Phys, 2002, 52 (5): 1330-1337.

50. Lee Nancy Y, Lu Jiade J. Target volume delineation and field Setup: a practical guide for conformal and intensity-modulated radiation therapy. Berlin, Heidelberg: Springer, 2013.

原发性阴道癌较为少见,其发病率约占所有妇科恶性肿瘤的 1%~2%。根据 2021 年国际妇产科联盟(International Federation of Gynecology and Obstetrics,FIGO)指南,其癌灶应严格局限于阴道,无侵及宫颈或外阴的临床或组织学证据,且确诊前 5 年内无宫颈癌、外阴癌病史。阴道癌好发于绝经后女性,发病高峰年龄为 70 岁左右,其中 90% 与人乳头瘤病毒(human papillomavirus,HPV)感染相关。丹麦研究表明,随着 HPV 疫苗的推广,阴道鳞癌发病率从 0.5/10 万(1978—1982 年)下降至 0.3/10 万(2013—2017 年)。通常将阴道分为上、中、下三段,其中侵及阴道上段最为常见,占 50% 以上,中段和下段发病率相似。阴道癌的病理类型以鳞癌为主(65%~79%),其次为腺癌(10.3%~14%)、黑色素瘤(4%~6%)、肉瘤(3%)等。据报道,阴道癌 5 年总生存(overall survival,OS)约 60%,Ⅰ期 73%,Ⅱ期 58%,Ⅲ~Ⅳ期 36%;5 年疾病特异生存(disease-specific survival,DSS):Ⅰ期 84%,Ⅱ期 75%,Ⅲ~Ⅳ期 57%。预后不良因素包括 FIGO 分期晚、病理类型为非鳞癌、分化差、肿瘤 ≥4cm、肿瘤累及整段阴道、淋巴结转移、总治疗时间 >63d 等。

放疗可以作为各期阴道癌的主要治疗手段,包括外照射(external beam radiotherapy,EBRT)和近距离放疗(brachytherapy,BT)。BT 分为腔内近距离放疗(intracavitary brachytherapy,ICBT)和组织间插植近距离放疗(interstitial brachytherapy,ISBT)。手术治疗主要用于早期,局限于阴道壁的小病灶。由于原发性阴道癌发病率低,已有的文献报道主要为回顾性研究,缺乏前瞻性证据,部分治疗方案参考宫颈癌。

第一节
阴道癌根治性放疗

一、外照射

绝大多数阴道癌的放疗模式为 EBRT 联合 BT。根据报道，Ⅰ 期、Ⅱ 期阴道癌盆腔淋巴结转移率分别为 6%~14% 和 26%~32%。除部分 Ⅰ 期肿瘤浅表者可考虑行单纯 BT 外，其余阴道癌患者均应接受淋巴引流区放疗。

阴道癌的肿瘤位置与淋巴转移途径密切相关。肿瘤累及阴道上 2/3 时，主要向盆腔淋巴结（髂内、髂外、髂总和闭孔淋巴结）转移；阴道下 1/3 受侵时，则主要向腹股沟淋巴结转移。多项回顾性研究（表 4-1-1）结果显示，腹股沟淋巴结复发均发生在肿瘤累及阴道下 1/3 者，且对腹股沟淋巴引流区进行预防放疗可以得到良好的局部控制。因此阴道癌累及阴道上 2/3 时，行盆腔淋巴引流区放疗；累及下 1/3 时，还应行腹股沟淋巴引流区放疗。腹膜后淋巴结转移较为少见。

表 4-1-1　腹股沟淋巴引流区预防性照射的研究

作者 （发表年份）	接受预防性照射者腹股沟淋巴结复发情况	未接受预防性照射者腹股沟淋巴结复发情况	其他结果
Greenwalt (2015)	7 例阴道下 1/3 →无复发	9 例阴道下 1/3 → 2 例复发	/
Tran (2007)	22 例阴道下 1/3 →无复发	13 例阴道下 1/3 → 1 例复发	/
Perez (1999)	7 例→ 1 例复发（原发灶较大且累及阴道全段）	100 例阴道上 2/3 →无复发 29 例阴道下 1/3 → 3 例复发 20 例阴道全段→ 1 例复发	/
Chyle (1996)	/	/	复发均发生于肿瘤侵及阴道下 1/3 者
Kirkbride (1995)	/	69 例阴道上 2/3 →无复发	/

阴道癌接受根治性放疗或放化疗后 5 年 DSS 分别为：Ⅰ 期 85%~94%，Ⅱ 期 57%~ 83.6%，Ⅲ 期 44%~79%，Ⅳ 期 0~69.2%；5 年盆腔控制率分别为：Ⅰ 期 79%~87%，Ⅱ 期 68%~ 84%，Ⅲ 期 62%~80%，Ⅳ 期 30%~67%（表 4-1-2）。Frank 等的研究显示，Ⅲ~ⅣA 期阴道癌患者接受根治性放疗后，5 年盆腔控制率为 71%，明显低于 Ⅰ 期、Ⅱ 期患者的 86% 和 84%（$P=0.027$）；5 年局部控制率为 83%，明显低于 Ⅰ~ Ⅱ 期患者的 91%（$P=0.05$）；3~4 级不良反应发生率明显高于 Ⅰ 期、Ⅱ 期（Ⅰ 期：4%，Ⅱ 期：9%，Ⅲ~ ⅣA 期：21%，$P<0.01$）。虽然根治性放疗在早期阴道癌中取得了良好的疗效，但对于局部分期较晚的阴道癌，盆腔控制率仍待提高。

表 4-1-2 阴道癌 I~IV期根治性放疗/放化疗生存数据

作者(发表年份)	样本量(例)	化疗(例)	生存	I 期	II 期	III 期	IV 期
Ikushima(2018)	90	29	5 年 OS	94%	71%	56%	IVA 期:75%
Kanayama(2015)	49	6	3 年 OS	81%	86%	III~IV期:83%	
			3 年 DFS	60%	65%	III~IV期:40%	
Chang(2016)	138	57	5 年 OS	75.4%	68.8%	68%	47%
			5 年 CSS	85%	83.6%	74.5%	69.2%
Tran(2007)	75	0	5 年 DSS	92%	68%	44%	13%
			5 年 PC	83%	76%	62%	30%
de Crevoisier(2007)	91	6	5 年 OS	65%	62%	42%	/
			5 年 PC	79%	79%	63%	
Frank(2005)	182	0	5 年 DSS	85%	78%	III~IVA 期:58%	
			5 年 PC	86%	84%	III~IVA 期:71%	
Mock(2003)	86	0	5 年 OS	41%	43%	37%	0
			5 年 DSS	92%	57%	59%	0
Perez(1999)	192	0	10 年 DFS	80%	IIA 期[a]:55%;IIB 期:35%	38%	IVA 期:0
			PC	85%	IIA 期[a]:66%;IIB 期:56%	65%	IVA 期:27%
Chyle(1996)	332	0	10 年 OS	55%	51%	37%	IVA 期:40%
			10 年 RFS	76%	69%	47%	IVA 期:27%
			10 年 PC	84%	75%	60%	IVA 期:40%
Urbanski(1996)	65	0	5 年 DFS	72.7%	54.1%	22.5%	0
Lee(1994)	125	0	5 年 CSS	94%	IIA 期[a]:80%;IIB 期:39%	79%	62%
			5 年 PC	87%	IIA 期[a]:88%;IIB 期:68%	80%	67%

注:OS:overall survival,总生存;DFS:disease-free survival,无病生存;DSS:disease-specific survival,疾病特异生存;CSS:cancer-specific survival,肿瘤特异生存;PC:pelvic control,盆腔控制;EBRT:external beam radiotherapy,外照射;BT:brachytherapy,近距离放疗;CRT:chemoradiotherapy,放化疗;RFS:recurrence-free survival,无复发生存;

[a]:IIA 期为肿瘤阴道旁浸润,IIB 期为宫旁浸润。

二、近距离放疗

局部复发是阴道癌患者治疗失败的主要模式。约 9%~31% 的阴道癌患者出现局部复发,占全部复发患者的35%~65%。BT可以使阴道局部病灶获得较高的总剂量,提高肿瘤局部控制率。然而在21世纪初期,BT在妇科肿瘤包括阴道癌的使用率却出现明显下降。Rajagopalan等分析了2004—2011年美国国家癌症数据库(National Cancer Database,NCDB)中1 530例阴道癌,结果显示BT使用率从2004年的87.7%下降到了2011年的68.6%,而调强放疗(intensity-modulated radiotherapy,IMRT)作为阴道肿瘤局部加量手段的比例则从4.5%上升至23.5%。Orton等分析了1988—2011年SEER数据库中2 517例原发性阴道癌,其中1 223例(51.4%)接受EBRT+BT。结果显示,BT使用率每年平均下降0.5%,其中2000—2004年下降最为明显,2005年起较前回升,但仍低于2000年以前水平。一些学者认为,IMRT的高度适形性使其在应用初期取代了一部分BT。然而研究显示,在限制相同的危及器官受量时,与IMRT相比,BT可使肿瘤局部剂量更高。生存分析也表明,接受BT的阴道癌患者预后更好。Orton等的研究结果显示,倾向评分匹配后,EBRT+BT较单纯EBRT明显提高中位OS(6.1年 vs 3.6年,$P<0.001$),且BT可减少所有期别阴道癌患者的死亡风险。Reshko等分析了2004—2015年NCDB数据库中1 094例接受根治性放化疗且未接受手术治疗的阴道癌患者,其中590例(54%)接受EBRT+BT。结果显示,倾向评分匹配后,EBRT+BT较单纯EBRT提高5年OS(62.9% vs 49.3%,$P=0.012\ 6$)。综上所述,BT在阴道癌治疗中有着至关重要的作用。有学者提出,对于形状不规则、侵及范围广、难以实施BT的肿瘤,可以通过EBRT局部加量5~10Gy,进一步缩小肿瘤使其可以完全包括在BT的靶区范围内。

还有学者提出,对于部分Ⅰ期肿瘤浅表的阴道癌,可采用单纯BT。Perez等的研究中,Ⅰ期阴道癌患者共57例,其中25例接受单纯BT(ISRT、ICBT或两者联合),阴道黏膜下0.5cm剂量为60~70Gy(阴道表面剂量为80~120Gy),局部控制率达到80%~100%;32例接受EBRT+BT,局部控制率则为78%~92%。虽然该研究结果显示单纯BT也可取得与EBRT+BT相似的局部控制率,但研究中并未比较两种治疗模式的肿瘤大小是否有差异。也有一些研究显示单纯BT可能增加盆腔复发风险。Chyle等的研究中,Ⅰ期阴道癌患者接受单纯BT局部失败率为21%,而接受EBRT+BT者仅为7%。Frank等的研究中,9例Ⅰ期阴道癌患者仅接受BT,其中3例出现盆腔复发,10年盆腔控制率仅为67%。Kanayama等的研究结果显示,对于Ⅰ期阴道癌,仅接受BT的患者中37.5%(3/8)出现淋巴结复发,而接受盆腔照射的患者淋巴结复发率为16.7%(2/12)($P=0.29$)。虽未达到统计学差异,但仍提示在部分早期阴道癌患者中存在淋巴结转移评价不足的风险。因此在单纯使用BT时,应谨慎评估肿瘤累及范围和淋巴结转移情况,尽可能减少盆腔复发。

近年来,图像引导的近距离放疗(image-guided adaptive brachytherapy,IGABT)越来越多地应用在妇科肿瘤的治疗中。RetroEMBRACE研究的结果显示,局部晚期宫颈癌采用IGABT较传统二维模式下的BT提高了约10%的局部控制率。一些阴道癌的回顾性研究中(表4-1-3),IGABT也取得了良好的局部控制率(78.8%~92%),并可能减少了严重不良反应的发生。Manuel等的研究表明随着同步化疗的广泛使用和治疗技术的进步,接受IGABT

的患者 2 年局部控制率优于非图像引导者(93% vs 71%,P=0.03)。

表 4-1-3　阴道癌图像引导的近距离放疗的回顾性研究汇总

作者(发表年份)	样本量(例)	图像引导方式	BT 模式与剂量	生存
Westerveld (2021)	148	77 例 MRI 42 例 CT 29 例 MRI 联合 CT[a]	67 例 ICBT,81 例 ISBT ± ICBT 中位 D90 CTV: 80(73.0~85.2)Gy	2 年 LC: 86% 2 年 OS: 79%
Goodman (2020)	67	MRI 或 MRI 联合 CT[a]	ISBT 中位剂量: 74Gy	8 例局部复发 3 年 LC: Ⅰ 期 87.7%, Ⅱ期 84.0%, Ⅲ 期 86.2%, Ⅳa 期 86.2% 3 年 OS: 81.5%
Huertas (2018)	27	23 例 MRI 4 例 CT	11 例 ICBT,16 例 ICBT+ISBT 或 ISBT 平均 D90 CTV$_{BT}$(EBRT 后残留肿瘤): 73.1 ± 12.8 Gy	4 例局部复发 3 年 LC 82% 3 年 OS 86%
Beriwal (2012)	30	CT	ISBT 中位 D90 HR-CTV: 74.3(36.3~81.1)Gy	6 例局部复发 LC: 2 年 78.8% OS: 2 年 70.2%
Dimopoulos (2012)	13	MRI	1 例 ICBT 12 例 ICBT+ISBT 平均 D90 HR-CTV: 86 ± 13Gy	1 例局部复发 3 年 LC: 92% 3 年 OS: 85%

🈸注: BT: brachytherapy,近距离放疗; CTV: clinical target volume,临床靶体积; ICBT: intracavitary brachytherapy,腔内近距离放疗; ISBT: interstitial brachytherapy,组织间插植近距离放疗; HR-CTV: high-risk clinical target volume,高危临床靶体积; LC: local control,局部控制; OS: overall survival,总生存; EBRT: external beam radiotherapy,外照射;
[a]: 近距离放疗前使用 MRI 制订计划,近距离放疗时使用 CT 验证计划。

三、同步放化疗与单纯放疗

目前尚无随机对照研究证实同步放化疗在阴道癌中的疗效。然而随着同步放化疗在局部晚期宫颈癌中的疗效被证实,近年来,其在阴道癌治疗中的应用也明显增加。Rajagopalan 等分析了美国 NCDB 数据库中 1998—2011 年接受根治性放疗的 8 222 例阴道癌患者的病例资料,中位随访时间 47.9 个月。接受同步化疗者占 47.8%,其中 65.4% 为单药化疗,20.7% 为多药化疗,其余化疗方案不详。同步放化疗的比例从 1998 年的 20.8% 上升到 2011 年的 59.1%。多因素分析显示,年轻、肿瘤体积较大、确诊时间较晚、在大型医疗机构接受治疗、病理类型为鳞癌和分期晚的患者更多接受同步化疗。生存方面,同步放化疗较单纯放疗显著提高了中位 OS(56.2 个月 vs 41.2 个月,P<0.001),且在 Ⅰ~Ⅳ 期各组中均观察到了这一优势(Ⅰ 期:109.0 个月 vs 85.3 个月,P=0.03;Ⅱ 期:85.8 个月 vs 41.7 个月,P<0.000 5;Ⅲ

期：43.0 个月 vs 19.9 个月，$P<0.0005$；Ⅳ 期：18.5 个月 vs 9.0 个月，$P<0.0005$）。Miyamoto 等的回顾性研究中，20 例阴道癌患者接受同步放化疗（85% 为顺铂方案，其余为卡铂或氟尿嘧啶方案），51 例接受单纯放疗。结果显示，同步放化疗较单纯放疗显著提高了 3 年 OS（79% vs 56%，$P=0.001$）和 3 年无病生存（73% vs 43%，$P=0.011$），并降低了疾病复发率（15% vs 45%，$P=0.03$）。由于阴道癌发病年龄较晚，也有研究针对老年患者进行了探讨。Ghia 等分析了 SEER 数据库中 1991—2005 年 ≥65 岁的 326 例阴道癌患者的病例资料，中位随访时间为 21.5 个月，其中 23.3% 接受了同步化疗。接受同步放化疗的比例在 1999 年前为 7.5%，此后上升至 36.1%（$P<0.001$），但同步放化疗较单纯放疗未能提高 5 年 OS（22.3% vs 27.9%，$P=0.13$），提示在老年阴道癌患者中同步放化疗带来的获益有限，因此在老年患者中应用同步放化疗更应谨慎评估风险和获益。顺铂每周方案（40mg/m^2）是最常用的同步化疗方案，其他方案包括丝裂霉素 C 和 5- 氟尿嘧啶（5-fluorouracil，5-FU）。

第二节
阴道癌手术及术后放疗

手术也是早期阴道癌的根治性治疗手段。一般认为，肿瘤位于阴道上段的 Ⅰ 期患者，行广泛全子宫 + 阴道上段切除 + 盆腔淋巴结清扫术；肿瘤位于阴道下段的 Ⅰ 期患者，行阴道局部广泛切除 / 扩大切除 + 腹股沟淋巴结清扫术，必要时切除部分尿道和外阴。1990 年以后，仅少量文献报道了手术在早期阴道癌中的疗效（表 4-2-1）。Ⅰ 期、Ⅱ 期阴道癌患者接受手术的比例分别为 49%~57% 和 25.8%~28%，5 年 OS 分别为 85%~100% 和 49%~70%。约 20% 的患者在手术后因淋巴结转移或切缘阳性需接受术后放疗，如合并其他高危因素如肿瘤 >4cm、宫旁受侵等，术后放疗的比例可达 50%。有意愿保留卵巢功能的年轻患者，可以首先考虑手术或在放疗前行卵巢移位术。

Creasman 等回顾性分析了 NCDB 数据库中 1985—1994 年共 4 885 例阴道癌患者的病例资料。Ⅰ 期阴道癌中接受手术者 76 例，单纯放疗者 122 例，手术 + 放疗者 47 例，5 年 OS 分别为 90%、63% 和 79%，且手术者的 5 年 OS 明显优于单纯放疗者（$P<0.05$）。Ⅱ 期阴道癌中接受手术者 34 例，单纯放疗者 136 例，手术 + 术后放疗者 39 例，5 年 OS 分别为 70%、57% 和 58%。Otton 等的研究纳入 Ⅰ~Ⅱ 期阴道癌患者共 70 例，手术（100% vs 45%，$P<0.01$）和手术 + 放疗（78% vs 45%，$P<0.01$）者的生存均明显优于单纯放疗者。然而也有研究表明手术和放疗在早期阴道癌的治疗中疗效相似。Davis 等的研究纳入 Ⅰ~Ⅱ 期阴道癌患者 82 例，其中接受手术者 52 例，单纯放疗者 23 例，手术 + 放疗者 14 例，Ⅰ 期患者 5 年 OS 分别为 85%、65% 和 100%（$P=0.539$），Ⅱ 期患者 5 年 OS 分别为 49%、50% 和 69%（$P=0.697$），差异未达到统计学意义。但上述研究均为回顾性研究，可能存在选择偏倚，接受

手术的患者可能更为年轻、一般状况更好,尚不能明确两种治疗方法中哪种更具优势。

表 4-2-1　阴道癌手术的回顾性研究数据

作者(发表年份)	分期(例)	辅助放疗(例)	生存
Yang(2020)	Ⅰ～Ⅱ期 31 例	15 例	5 年 DSS:82%,S 65.6%,S+RT 90.9%
Jain(2016)	Ⅰ期 10 例,Ⅱ期 1 例	5 例	1 年 DFS:89%,1 年 OS:100%
Otton(2004)	Ⅰ期 19 例	11 例	5 年 OS:S 100%,S+RT 89%
Tjalma(2001)	Ⅰ期 26 例	4 例	5 年 OS:91%
Creasman(1998)	Ⅰ期 123 例,Ⅱ期 73 例	Ⅰ期 47 例,Ⅱ期 39 例	5 年 OS:Ⅰ期 S 90%,S+RT 79%; Ⅱ期 S 70%,S+RT 58%
Stock(1995)	Ⅰ期 17 例,Ⅱ期 33 例	/	5 年 DFS:Ⅰ期 56%,Ⅱ期 68%
Davis(1991)	Ⅰ期 30 例,Ⅱ期 36 例	Ⅰ期 5 例,Ⅱ期 9 例	5 年 OS:Ⅰ期 S 85%,S+RT 100%; Ⅱ期 S 49%,S+RT 69%

注:DSS:disease-specific survival,*疾病特异生存*;DFS:disease-free survival,*无病生存*;OS:overall survival,*总生存*;S:surgery,*手术*;RT:radiotherapy,*放疗*。

第三节
阴道原发肿瘤少见病理类型

一、腺癌

阴道本身无腺上皮,阴道腺癌主要来源于残余的中肾管、副中肾管及阴道的子宫异位内膜组织,占原发性阴道肿瘤的 4%~9%。阴道腺癌可分为己烯雌酚(diethylstilbestrol,DES)相关和非 DES 相关两类。DES 相关的阴道腺癌患者,其母亲多在孕早期有 DES 用药史,病理类型以透明细胞癌为主,中位发病年龄为 19 岁。1970 年以后,已禁止在孕期使用 DES,因此 DES 相关的阴道腺癌已十分少见。非 DES 相关的腺癌则主要发生于绝经后女性,最常见的病理类型为子宫内膜样腺癌,其他包括黏液腺癌、中肾管腺癌和乳头状浆液性腺癌等。

阴道腺癌的治疗原则和阴道鳞癌相似。非 DES 相关的阴道腺癌的预后较差。Otton 等报道,阴道腺癌/腺鳞癌的 5 年 OS 为 22%,显著低于阴道鳞癌的 68%($P<0.01$)。Frank 等的研究纳入了 26 例接受根治性放疗的非 DES 相关的阴道腺癌患者,5 年 OS(34% vs 58%,$P<0.01$)和 5 年盆腔控制率(31% vs 81%,$P<0.01$)均显著低于与其匹配的鳞癌患者,5 年远

处转移率(39% vs 15%,$P<0.01$)则显著高于鳞癌患者。

二、恶性黑色素瘤

原发性阴道恶性黑色素瘤主要发生于 60 岁以上女性,以阴道出血、阴道排液为主要症状,多位于阴道下 1/3,复发率高,易出现远处转移。阴道恶性黑色素瘤多属于黏膜黑色素瘤,预后较皮肤黑色素瘤更差,总体 5 年 OS 为 14%~15%,中位疾病特异生存为 19 个月。即使是可手术的早期患者,5 年 OS 也仅为 17%~39.8%。阴道黑色素瘤尚无标准的分期系统。FIGO 分期由于未整合肿瘤大小和淋巴结状况,对预后判断的作用有限,TNM 分期可能更具优势,但黏膜黑色素瘤的 TNM 分期系统仍在建立中。

阴道恶性黑色素瘤的最佳治疗模式仍有待探索,临床中需要根据患者具体情况,实现个体化的综合治疗。手术是最常用的治疗手段,特别是早期患者。手术方式为原发灶完整切除术,在保证阴性切缘的前提下,除非有明确受侵,否则不推荐预防性全子宫和双附件切除。放疗很少单独应用于治疗阴道恶性黑色素瘤,一般用于术后辅助治疗或不能手术切除的肿瘤。Frumovitz 等回顾性分析了 37 例 I 期阴道恶性黑色素瘤患者,其中 33 例接受手术治疗,20 例接受术后放疗。结果显示,术后放疗虽然有助于提高患者生存(29.4 个月 vs 16.1 个月),但差异未达到统计学意义($P=0.46$)。作者认为高达 78% 的远处转移率抵消了放疗带来的局部控制率的获益,这一点与头颈部黏膜恶性黑色素瘤相似。Xia 等的研究中纳入了 41 例接受手术的阴道恶性黑色素瘤患者,其中 24 例接受术后辅助治疗(放疗、化疗或放化疗)。虽然术后辅助治疗明显提高了患者的中位 PFS(16.0 个月 vs 8.6 个月,$P=0.038$),但也未能提高中位 OS(39.5 个月 vs 20.2 个月,$P=0.212$)。因此术后辅助治疗的模式还有待进一步探索。病灶无法手术切除及有远处转移者,如携带 BRAF V600 突变,可选择 BRAF 抑制剂。BRAF V600 野生型者,可接受化疗,常用药物为达卡巴嗪、替莫唑胺和紫杉醇。近年来,免疫治疗也成为黏膜黑色素瘤的重要治疗手段之一。

三、肉瘤

阴道肉瘤可发生于各个年龄段的女性。成年患者最常见的病理类型是平滑肌肉瘤,占比 50%~65%,而儿童患者中 70% 为胚胎性横纹肌肉瘤最常见的症状为阴道肿物,伴有阴道、直肠或膀胱疼痛、阴道出血及排液等。Ghezelayagh 等分析了 SEER 数据库 1988—2010 年间 4 062 例原发性阴道癌患者的病例资料,其中 221 例(5.4%)为阴道肉瘤。阴道肉瘤患者的总体 5 年 CSS 与鳞癌、腺癌患者无明显差异(69.9% vs 71.7% vs 69.2%,$P=0.42$)。但在比例风险回归模型中调整年龄、分期、治疗方法等参数后,与阴道鳞癌患者相比,肉瘤患者的疾病死亡风险(*HR* 1.69,$P<0.001$)和总死亡风险(*HR* 1.28,$P<0.001$)更高。此外,阴道肉瘤患者更年轻、肿瘤体积更大,而淋巴结转移率较低。

阴道肉瘤的主要治疗手段包括手术、化疗和放疗。不同病理类型的肉瘤生物学行为和预后差异较大,临床中应根据实际情况选择适当的治疗方法。儿童胚胎性横纹肌肉瘤预后较好,为避免晚期不良反应,保留生理、生育功能,应尽量避免放疗。Magné 等回顾性分析了 1971—2005 年共 39 例接受术前化疗＋手术＋术后放疗的生殖道横纹肌肉瘤患者,其中 26 例患者肿瘤位于阴道,中位年龄为 1.4 岁(0.4~14.3 岁)。33 例患者在放疗前接受了卵巢移位术。所有患者术后均接受 BT,9 例因盆腔淋巴结转移接受了 EBRT。1990 年以前,BT 的靶区包括术前病灶的侵及范围,1990 年以后,仅包括术后残留肿瘤。结果显示,5 年 OS、局部无复发率、无远处转移率分别为 87%、94.9% 和 92.3%。1990 年以前接受治疗的 20 例患者中,15 例出现阴道或尿道的硬化或狭窄(其中 3 例需要手术治疗),4 例出现心理失调。1990 年以后接受治疗的 19 例患者中,4 例出现阴道或尿道狭窄(均不需要手术治疗),2 例出现心理失调,与 1990 年以前相比,晚期不良反应发生率的差异具有统计学意义($P<0.05$)。末次随访时,12 例患者年龄 ≥20 岁,17 例有正常青春期,14 例有规律的月经,3 例已生育。1990 年以前接受治疗的 3 例患者出现部分卵巢功能不全(均未接受卵巢移位术)。

第四节
阴道癌放疗流程及实践

一、阴道癌放疗适应证推荐

根治性放疗:除部分 Ⅰ 期肿瘤浅表者可考虑行单纯 BT 外,其余阴道癌均应行 EBRT 联合 BT,无禁忌证者行同步化疗。

术后放疗:术后切缘阳性者需要行辅助放疗。对术后病理发现淋巴结转移、阴道旁组织受侵、肿瘤近切缘者,建议补充术后放疗。

二、明确诊断和分期

(一) 病理

阴道活检明确病理,必要时进行免疫组化辅助诊断,完善 HPV 检测,对宫颈或外阴可疑受侵的患者进行活检以排除宫颈癌和外阴癌。

(二) 分期

根据妇科查体进行临床分期。目前常用的分期为 2009 年 FIGO 分期(表 4-4-1)。结合影像学检查结果时,也可以使用 AJCC 第 8 版分期。

表 4-4-1 阴道癌 2009 年 FIGO 分期 /AJCC 第 8 版分期

FIGO 分期	AJCC 分期	TNM	分期描述
I	I A	T1aN0M0	肿瘤局限于阴道壁,病灶直径 ≤ 2.0cm,无淋巴结转移
I	I B	T1bN0M0	肿瘤局限于阴道壁,病灶直径>2.0cm,无淋巴结转移
II	II A	T2aN0M0	肿瘤侵及阴道旁组织,直径 ≤ 2.0cm,无淋巴结转移
II	II B	T2bN0M0	肿瘤侵及阴道旁组织,直径>2.0cm,无淋巴结转移
III	III	T1~3N1M0	任何大小的肿瘤,可能侵及盆壁,和 / 或累及阴道远端 1/3,和 / 或引起肾盂积水或无功能肾,有盆腔和 / 或腹股沟淋巴结转移
		T3N0M0	侵及盆壁,和 / 或累及阴道远端 1/3,和 / 或引起肾盂积水或无功能肾,无淋巴结转移
IVA	IVA	T4、任何 N	肿瘤侵及膀胱和 / 或直肠,和 / 或直接蔓延超出真骨盆
IVB	IVB	任何 T、任何 N、M1	有远处转移

（三）影像学检查

首选盆腔增强 MRI 评估阴道病灶及对周围器官侵犯情况。首选 PET/CT 评估全身情况,也可选择腹盆腔增强 CT、胸部 CT 和浅表淋巴结超声。必要时需完善膀胱镜 / 肠镜评估膀胱 / 肠道受侵情况,肠道黏膜受侵者建议放疗前行造口手术。必要时对可疑转移病灶进行活检明确诊断,警惕双原发肿瘤。

（四）实验室检查

治疗前应完善血常规、血生化、凝血功能和感染筛查等常规检查。根据病理类型选择相关的肿瘤标志物,如鳞癌选择鳞状细胞癌抗原（squamous cell cancinoma antigen,SCC）、细胞角蛋白 19 片段（cytokeratin fragment 19,CYFRA21-1）、癌抗原 125（carbohydrate antigen 125,CA125）等,腺癌选择癌 CA125、癌抗原 199（carbohydrate antigen 199,CA199）、癌胚抗原（carcinoembryonic antigen,CEA）。

三、外照射

（一）定位前准备

患者提前练习憋尿和肠道排空。定位前 1h 排空膀胱和直肠后,口服含肠道显影剂的饮用水适量,定位前可利用超声检查观察膀胱充盈程度,可适当调整饮水量和间隔时间。每次治疗时均采用同样方法饮水,以保持良好的重复性。便秘患者通过饮食、药物、辅助手段养成每日排便习惯。

阴道可以放置显影标记物,但如果计划行 MRI 定位或能够分辨阴道黏膜则无需放置标记物。

（二）盆腔 CT/MRI 定位

穿宽松内裤、薄上衣、仰卧位，双上肢上举抱肩或抱肘，双下肢并拢平放，使用热塑网膜或真空垫进行体位固定。

CT 模拟机下增强扫描定位，扫描层厚 5mm，扫描范围包括 T10 椎体上缘至坐骨结节下 5cm 水平。对造影剂过敏或肾功能不全者，采用平扫 CT 定位。建议有条件的中心尽量联合行 MRI 定位，与定位 CT 图像融合后帮助确定靶区位置。定位时需注意膀胱充盈程度及肠道位置。

放疗期间进行常规的图像引导，如锥形束 CT（cone beam computed tomography，CBCT），判断内部器官活动和肿瘤退缩情况，必要时重新进行定位制订放疗计划，改野后再行放疗。

（三）外照射靶区定义

大体肿瘤体积（gross tumor volume，GTV）：为影像学上可见的转移淋巴结（nodal gross tumor volume，GTVnd）。

临床靶体积（clinical target volume，CTV）：包括 CTV1 和 CTV2。

CTV1：包括大体肿瘤及上下至少 3cm 正常阴道。通常也包括宫颈＋宫体 ± 卵巢。

CTV2：紧邻 CTV1 的阴道旁 / 宫旁组织及淋巴引流区。

（1）肿瘤位于阴道上 2/3 时，阴道照射范围下界为肿瘤下 2~3cm，至少包括闭孔下缘，淋巴引流区包括髂总、髂外、髂内、闭孔、部分骶前淋巴引流区。

（2）肿瘤累及全阴道时，还应照射腹股沟淋巴引流区。

（3）如肿瘤仅位于阴道下 1/3，需照射全阴道，淋巴引流区包括髂外、髂内、闭孔、骶前和腹股沟淋巴引流区。

（4）明确有髂总和 / 或腹主动脉旁淋巴结转移时，CTV 应包括腹主动脉旁淋巴引流区，上界一般至肾血管水平，或者根据累及的淋巴结范围向头侧扩展。相应淋巴引流区的定义及勾画详见妇科肿瘤淋巴引流区定义部分。

术后外照射靶区范围参考宫颈癌。

（四）处方剂量

CTV 处方剂量为 45~50.4Gy/25~28f，单次 1.8~2.0Gy。GTVnd 同步推量 10~15Gy。

四、近距离放疗

与宫颈癌一样，BT 也是阴道癌根治性放疗必不可少的一环。通常在 EBRT 达到 40~50Gy 时开始 BT。EBRT 期间每周进行 1 次 BT，BT 当天不进行 EBRT。EBRT 结束后，可以每周进行 2 次 BT。

（一）施源器的选择

有条件的患者建议在 BT 治疗开始前复查盆腔 MRI，根据患者解剖结构特点和阴道病灶范围选择合适的施源器和布源长度。由于阴道癌累及阴道长度以及周围组织范围差别较大，对施源器选择并无统一规范或共识推荐。一般来说，如果肿瘤位于阴道上 2/3 时，可以使用宫腔阴道联合施源器(即阴道柱状施源器顶端联合宫腔管),如果位于阴道下 1/3,可以使用阴道中心单通道或多通道柱状施源器。但肿瘤位于阴道上段时需要注意穹隆受累情况,位于阴道下段时注意阴道口受累情况,根据具体情况选择合适的施源器。当 BT 时残留病灶体积小或基本消失时,使用阴道中心单通道或多通道柱状施源器即可满足计划设计要求,如使用 ISBT,则残留肿瘤至少>0.5cm。当残留肿瘤体积大、偏心生长时,应当使用 ISBT 联合或不联合 ICBT。有条件的单位可以使用 3D 打印技术设计个体化施源器。

（二）定位前准备

需要患者在定位前排空直肠和膀胱,饮用定量水,尽量保证每次定位时膀胱充盈状态一致。

（三）二维近距离放疗

1. 定位与计划设计　与宫颈癌一样,目前阴道癌二维腔内 BT 也多采用 CT 模拟机图像定位,根据 CT 图像指导施源器置入最佳位置,依据病灶累及范围选择不同象限或不同通道施源器布源,被屏蔽的健侧组织受量可下降,从而使不需要照射的部分阴道、膀胱和直肠得到更好的保护。可根据肿块厚度选择不同直径的阴道施源器,并调整二维计划,尽可能使剂量分布满足临床需要。

2. 剂量与分割模式　高剂量率 BT,阴道上段癌参考宫颈癌,阴道中下段癌一般采用阴道黏膜下 0.5cm 作参考点,BT 剂量为 25~40Gy。若瘤体很厚时该点不能代表肿瘤基底,可采用黏膜下 1cm 做参考点。参考点的设置不同,总剂量也有所不同。术后放疗采用单纯 BT 时,BT 剂量为 30~40Gy。

（四）三维近距离放疗

1. CT/MRI 定位　优先推荐使用 MRI 定位及与 MRI 适配的施源器,没有条件进行 MRI 定位时,可进行 CT 定位。但需要在 BT 治疗前后完善盆腔 MRI 检查,并进行妇科查体。根据肿瘤体积、形状、位置,选择适宜的施源器及插植针,放置施源器并固定后,仰卧、双下肢伸直体位,进行 CT 或 MRI 定位扫描。需要行腔内联合组织间插植 BT 的患者,在治疗前 1d 需进行肠道准备。施源器置入前需要排空肠道,使直肠处于空虚状态。由于膀胱容积增加会显著改变膀胱与小肠的受量,应保持定位与治疗时膀胱充盈状态的一致。扫描上界为髂峰(或子宫底上 3cm),扫描下界为坐骨结节,层厚 2~3mm。

2. 图像引导近距离放疗靶区定义(参考 2019 年 GEC-ESTRO 发布的原发性阴道癌图像引导放疗的靶区定义)

（1）残余肿瘤体积(residue gross tumor volume,GTV-Tres):为 BT 时 MRI-T2 加权图像上确定的高信号及等信号区域结合妇科体检发现的残留病灶。

（2）高危 CTV(high risk clinical target volume,HR-CTV):包括 GTV-Tres、初始肿瘤侵及范围内仍有异常表现的阴道壁和阴道旁组织,通常表现为 MRI-T2 加权图像上较低或等信号区域,主要由肿瘤细胞退缩后纤维组织形成,和宫颈癌 BT 中的"灰区"定义相同。

（3）中危 CTV(intermediate clinical target volume,IR-CTV):中危临床靶体积,包括初始

肿瘤和 HR-CTV 外放一定边界的总和。建议至少外放 0.5cm,并根据病灶周围的解剖结构进行适当调整。初始肿瘤侵及膀胱、直肠、尿道、肛管时,如 BT 时无残留病灶,则仅包括相应器官壁,不包括器官腔内区域。

EBRT 后妇科检查和 MRI 检查评效均为完全缓解时,没有证据表明如何勾画 HR-CTV,此时可不勾画 HR-CTV,使用 IR-CTV 评估剂量。

每次 BT 时应结合妇科检查和 MRI-T2 加权图像,记录肿瘤的位置、沿阴道纵轴方向上的最大径、垂直于阴道纵轴方向上的最大径,阴道旁最大浸润深度和肿瘤距阴道近端、远端的距离。

3. 近距离放疗剂量　目前,尚无明确证据指出阴道癌的最佳放疗剂量,BT 剂量及分割模式主要参考宫颈癌。部分 I 期肿瘤浅表者可给予单纯 BT,阴道黏膜下 0.5cm 总剂量达到 60~70Gy。其他均应接受 EBRT 联合 BT。2011 年美国近距离放疗协会推荐根据肿瘤大小和侵及范围,BT 剂量为 25~40Gy,放疗总剂量达到 70~85Gy(D90 HR-CTV)。BT 剂量应充分采取个体化原则。近端阴道对放疗耐受较好,如肿瘤累及阴道远端、邻近外阴或阴道直肠隔,应选择较低的 BT 剂量(总放疗剂量:70~75Gy)或降低单次剂量,从而减少不良反应。EBRT 后肿瘤退缩不佳者,应给予较高的 BT 剂量(总放疗剂量:80~85Gy)。

4. 危及器官限量　参考表 2-7-1。

第五节
阴道癌放疗靶区勾画实例

【病史摘要】

患者,女性,77 岁,因"尿频、血尿 3 个月,阴道出血 2 个月"就诊。

患者 3 个月前无明显诱因出尿频、血尿,偶有尿痛,无腹痛、腹胀、无血便、肛门坠胀。当地医院按"泌尿系感染"治疗,症状无明显缓解。2 个月前出现少量阴道出血,色鲜红,量少。就诊我院,妇科查体:外阴正常,全阴道不均匀增厚,以前壁为著,前壁中上段可见菜花样肿物凸起,约 40~50mm,质硬,触血(+),宫颈萎缩,形态正常,质软,宫体和双附件未及异常,三合诊:双侧骶主韧带质软无异常。HPV16(+),行阴道镜检查见阴道前壁中上段菜花样赘生物,病理:(阴道壁组织)高分化鳞癌。完善检查,盆腔 MRI:阴道壁不均匀增厚、局部见不规则形软组织肿物形成,较大层面约 43mm×26mm,长度约 47mm,前方侵犯尿道壁,后方局部与直肠前壁分界较清,宫颈未见异常信号,子宫后壁肌瘤,盆腔未见肿大淋巴结,印象:阴道占位,符合阴道癌,侵犯尿道壁可能大。腹盆增强 CT:阴道占位,具体参考 MRI 报告;余未见转移征象。胸部平扫 CT 及浅表淋巴结超声未见转移征象。SCC 1.1ng/mL。

既往史、个人史无特殊。

【诊断思路】

阴道癌累及阴道中上段及下 1/3,FIGO 分期为 Ⅲ 期。诊断:阴道鳞癌 Ⅲ 期(2009 年 FIGO 分期)。

【诊疗计划】

根治性放化疗。① EBRT:VMAT,10MV-X 线,具体处方剂量:95% PTV1+95% PTV2 45Gy/25f,期间根据肿瘤退缩情况进行重新定位、勾画靶区和制订计划。② BT:阴道肿瘤较大,EBRT 完成后开始 BT,BT 前复查 MRI 并行妇科查体,阴道肿物明显缩退,阴道壁较前软,前壁增厚约 4mm。每次 BT 时应结合妇科查体和 MRI-T2 加权图像,由于患者年龄较大,无法耐受进行 MRI 图像引导的 BT,故选择 CT 图像引导下 BT,参考诊断时以及 BT 前的妇科查体和 MRI 图像勾画 HR-CTV 和 IR-CTV。采用宫腔阴道联合管施源器对阴道、宫颈和部分宫体进行放疗,多通道施源器主要针对阴道进行补量,可以根据肿瘤位置调整给源通道,使剂量分布更合理,HDR Ir192 宫腔阴道联合管施源器 HR-CTV 剂量 18Gy/3f,多通道柱状施源器,HR-CTV 剂量 10Gy/2f,总剂量为 81.5Gy。③化疗:顺铂 40mg/m²,每周一次,因患者年龄偏大,注意监测心肺功能和肝肾功能。

【外照射靶区勾画说明】

1. CTV1　阴道原发灶及全部阴道壁至阴道口,宫颈,宫体,卵巢。

2. CTV2　阴道旁及宫旁组织 + 双侧髂总、髂外、髂内、闭孔、部分骶前和双侧腹股沟淋巴引流区。

3. PTV　根据周围器官移动及各中心摆位误差和治疗机精度分别对 CTV 进行外扩,临床上为方便也可以勾画一个整体的 CTV 后进行均匀外扩,但需要明确该 CTV 包含了由于器官移动引起的 CTV 外边界运动的范围,即内靶区。

【外照射靶区示例】(图 4-5-1~ 图 4-5-10)

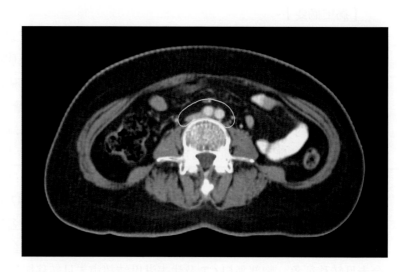

图 4-5-1
腹主动脉分为左、右髂总动脉层面
■CTV2

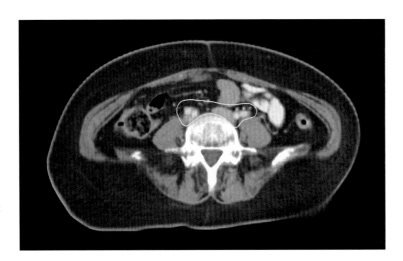

图 4-5-2
髂总动脉分为髂内、髂外动脉层面
▨ CTV2

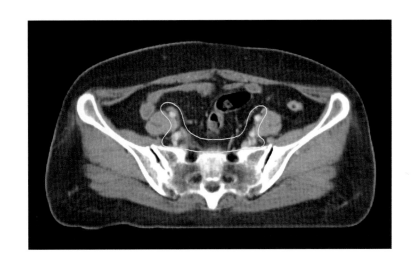

图 4-5-3
骶 1、骶 2 椎体交界层面
▨ CTV2

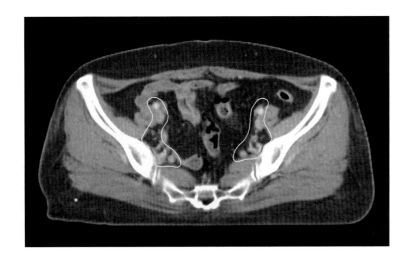

图 4-5-4
梨状肌出现层面
▨ CTV2

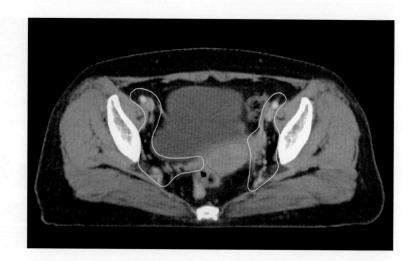

图 4-5-5
髋臼上方 0.5cm 层面
■CTV1 ■CTV2

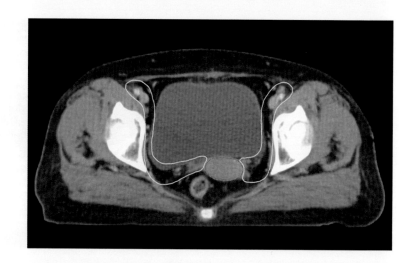

图 4-5-6
股骨头出现层面
■CTV1 ■CTV2

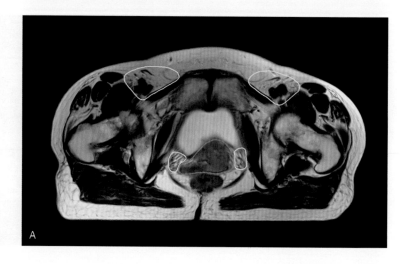

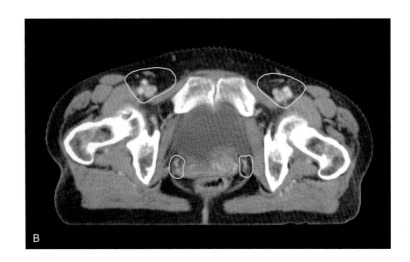

图 4-5-7
耻骨联合上缘层面
A. CT；B. MRI。
CTV1 CTV2

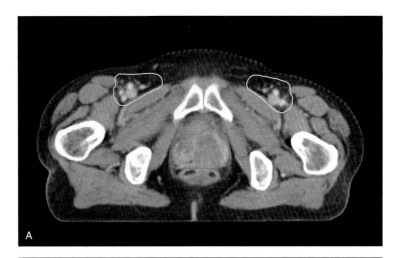

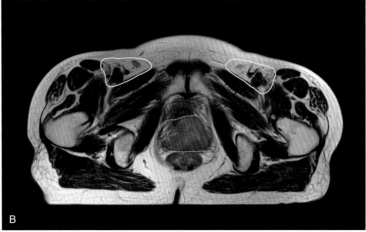

图 4-5-8
阴道病灶最大层面
A. CT；B. MRI。
CTV1 CTV2

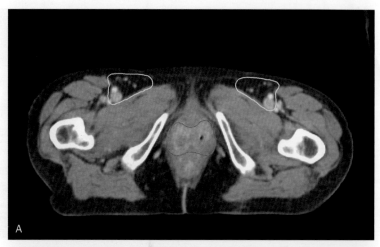

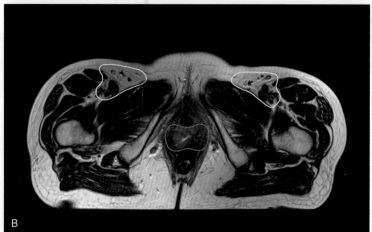

图 4-5-9
腹股沟淋巴引流区下界层面
A. CT; B. MRI。
■CTV1 ■CTV2

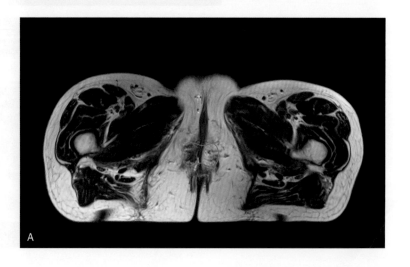

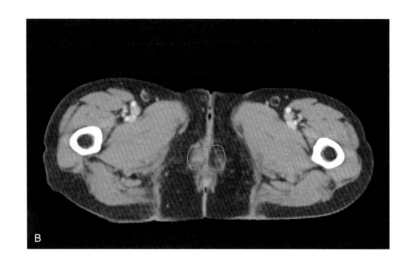

图 4-5-10
CTV1 下界（阴道口）层面
A. CT；B. MRI。
■ CTV1　■ CTV2

【近距离放疗靶区勾画说明】

1. HR-CTV　包括 GTV-Tres（在 CT 图像不进行勾画）、初始肿瘤侵及范围内仍有异常表现的阴道壁和阴道旁组织，MRI-T2 图像上较低或等信号区域（即宫颈癌中"灰区"）。

2. IR-CTV　包括初始肿瘤和 HR-CTV 外放 0.5cm，根据病灶周围的解剖结构进行适当调整。肿瘤主要位于阴道前壁，并侵及尿道壁及阴道与尿道间的软组织，向前外放至尿道壁，前壁剂量较高。该患者阴道肿瘤主要位于中上段，并累及下 1/3 阴道，宫腔阴道联合管施源器置管后，参考宫颈癌勾画，在 CT 图像上勾画靶区，上界至少勾画 1/2 宫体，多通道施源器置管后，主要针对阴道病灶进行补量，上界至阴道上界即可。

【宫腔阴道施源器近距离放疗靶区示例】（图 4-5-11~ 图 4-5-17）

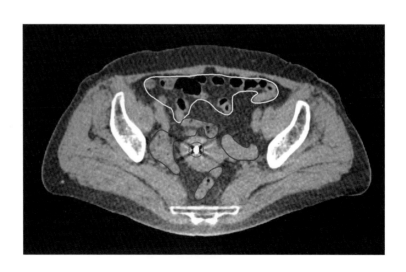

图 4-5-11
IR-CTV 上界
■ IR-CTV　■ 乙状结肠
■ 小肠

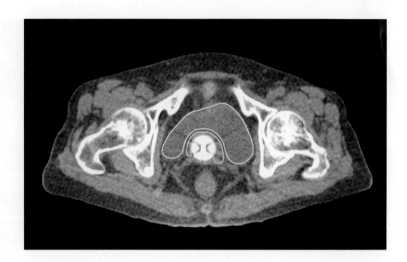

图 4-5-12
HR-CTV 上界
■ HR-CTV　■ IR-CTV
■ 膀胱　■ 直肠

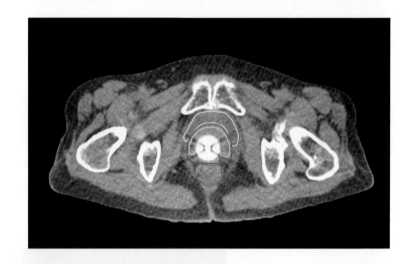

图 4-5-13
残留肿瘤最大层面
■ HR-CTV　■ IR-CTV
■ 膀胱　■ 直肠

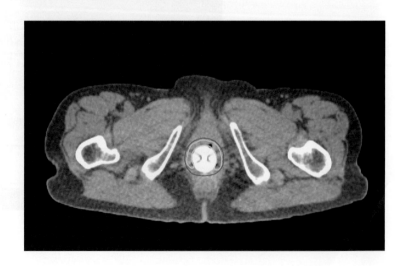

图 4-5-14
HR-CTV 下界
■ HR-CTV　■ IR-CTV

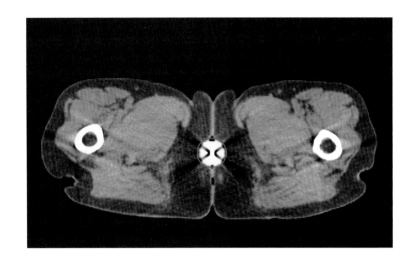

图 4-5-15
IR-CTV 下界
■ IR-CTV

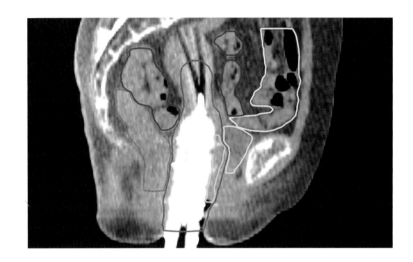

图 4-5-16
矢状位
░ HR-CTV　■ IR-CTV
░ 小肠　░ 膀胱
■ 乙状结肠　▓ 直肠

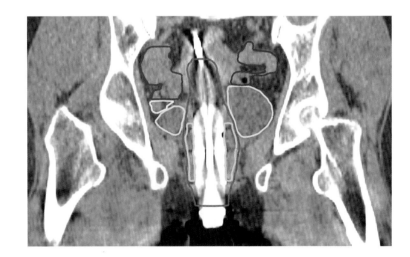

图 4-5-17
冠状位
░ HR-CTV　■ IR-CTV
░ 小肠　░ 膀胱
■ 乙状结肠

【多通道柱状施源器近距离放疗靶区示例】（图 4-5-18~ 图 4-5-20）

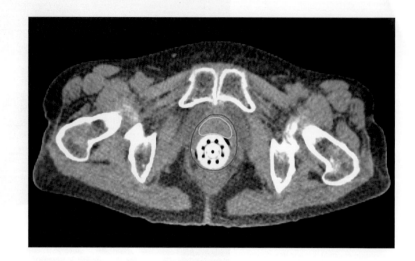

图 4-5-18
轴位
▦ HR-CTV　■ IR-CTV
▨ 直肠

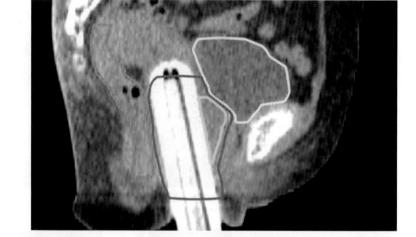

图 4-5-19
矢状位
▦ HR-CTV　■ IR-CTV
▨ 直肠

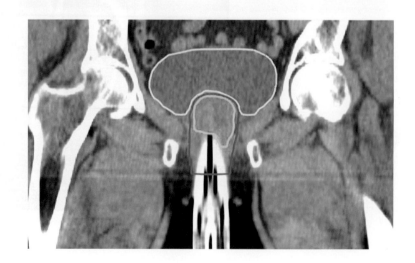

图 4-5-20
冠状位
▦ HR-CTV　■ IR-CTV
▨ 直肠

参考文献

1. Wu X, Matanoski G, Chen VW, et al. Descriptive epidemiology of vaginal cancer incidence and survival by race, ethnicity, and age in the United States. Cancer, 2008, 113 (10 Suppl): 2873-2882.

2. Bertoli HK, Baandrup L, Aalborg GL, et al. Time trends in the incidence and survival of vaginal squamous cell carcinoma and high-grade vaginal intraepithelial neoplasia in denmark-a nationwide population-based study. Gynecol Oncol, 2020, 158 (3): 734-739.

3. Yang J, Delara R, Magrina J, et al. Management and outcomes of primary vaginal Cancer. Gynecol Oncol, 2020, 159 (2): 456-463.

4. Hiniker SM, Roux A, Murphy JD, et al. Primary squamous cell carcinoma of the vagina: prognostic factors, treatment patterns, and outcomes. Gynecol Oncol, 2013, 131 (2): 380-385.

5. Ikushima H, Wakatsuki M, Ariga T, et al. Radiotherapy for vaginal cancer: a multi-institutional survey study of the Japanese Radiation Oncology Study Group. Int J Clin Oncol, 2018, 23 (2): 314-320.

6. Kirkbride P, Fyles A, Rawlings GA, et al. Carcinoma of the vagina--experience at the Princess Margaret Hospital (1974-1989). Gynecol Oncol, 1995, 56 (3): 435-443.

7. Creasman WT, Phillips JL, Menck HR. The National Cancer Data Base report on cancer of the vagina. Cancer, 1998, 83 (5): 1033-1040.

8. Chyle V, Zagars GK, Wheeler JA, et al. Definitive radiotherapy for carcinoma of the vagina: outcome and prognostic factors. Int J Radiat Oncol Biol Phys, 1996, 35 (5): 891-905.

9. Frank SJ, Jhingran A, Levenback C, et al. Definitive radiation therapy for squamous cell carcinoma of the vagina. Int J Radiat Oncol Biol Phys, 2005, 62 (1): 138-147.

10. Perez CA, Grigsby PW, Garipagaoglu M, et al. Factors affecting long-term outcome of irradiation in carcinoma of the vagina. Int J Radiat Oncol Biol Phys, 1999, 44 (1): 37-45.

11. Chang JH, Jang WI, Kim YB, et al. Definitive treatment of primary vaginal cancer with radiotherapy: multi-institutional retrospective study of the Korean Radiation Oncology Group (KROG 12-09). Gynecol Oncol, 2016, 27 (2): e17.

12. Reshko LB, Gaskins JT, Metzinger DS, et al. The impact of brachytherapy boost and radiotherapy treatment duration on survival in patients with vaginal cancer treated with definitive chemoradiation. Brachytherapy, 2021, 20 (1): 75-84.

13. Westerveld H, Schmid MP, Nout RA, et al. Image-Guided Adaptive Brachytherapy (IGABT) for primary vaginal cancer: Results of the international multicenter RetroEMBRAVE cohort study. Cancers (Basel), 2021, 13 (6): 1459.

14. Rajagopalan MS, Xu KM, Lin J, et al. Patterns of care and brachytherapy boost utilization for vaginal cancer in the United States. Pract Radiat Oncol, 2015, 5 (1): 56-61.

15. Orton A, Boothe D, Williams N, et al. Brachytherapy improves survival in primary vaginal cancer. Gynecol Oncol, 2016, 141 (3): 501-506.

16. Manuel MM, Cho LP, Catalano PJ, et al. Outcomes with image-based interstitial brachytherapy for vaginal cancer. Radiotherapy and Oncology, 2016, 120 (3): 486-492.

17. Goodman CD, Mendez LC, Velker V, et al. 3D image-guided interstitial brachytherapy for primary vaginal cancer: a multi-institutional experience. Gynecol Oncol, 2021, 160 (1): 134-139.

18. Huertas A, Dumas I, Escande A, et al. Image-guided adaptive brachytherapy in primary vaginal cancers: A monocentric experience. Brachytherapy, 2018, 17 (3): 571-579.

19. Dimopoulos JC, Schmid MP, Fidarova E, et al. Treatment of locally advanced vaginal cancer with radioche-

motherapy and magnetic resonance image-guided adaptive brachytherapy: dose-volume parameters and first clinical results. Int J Radiat Oncol Biol Phys, 2012, 82 (5): 1880-1888.

20. Rajagopalan MS, Xu KM, Lin JF, et al. Adoption and impact of concurrent chemoradiation therapy for vaginal cancer: a National Cancer Data Base (NCDB) study, Gynecol Oncol, 2014, 135 (3): 495-502.

21. Otton GR, Nicklin JL, Dickie GJ, et al. Early-stage vaginal carcinoma--an analysis of 70 patients. Int J Gynecol Cancer, 2004, 14 (2): 304-310.

22. Tjalma WA, Monaghan JM, de Barros Lopes A, et al. The role of surgery in invasive squamous carcinoma of the vagina. Gynecol Oncol, 2001, 81 (3): 360-365.

23. Frumovitz M, Etchepareborda M, Sun CC, et al. Primary malignant melanoma of the vagina. Obstet Gynecol, 2010, 116 (6): 1358-1365.

24. Xia L, Han D, Yang W, et al. Primary malignant melanoma of the vagina: a retrospective clinicopathologic study of 44 cases. Int J Gynecol Cancer, 2014, 24 (1): 149-155.

25. Wohlmuth C, Wohlmuth-Wieser I, May T, et al. Malignant melanoma of the vulva and vagina: A US population-based study of 1863 patients. Am J Clin Dermatol, 2020, 21 (2): 285-295.

26. Ghezelayagh T, Rauh-Hain JA, Growdon WB. Comparing mortality of vaginal sarcoma, squamous cell carcinoma, and adenocarcinoma in the surveillance, epidemiology, and end results database. Obstet Gynecol, 2015, 125 (6): 1353-1361.

27. Meza JL, Anderson J, Pappo AS, et al. Analysis of prognostic factors in patients with nonmetastatic rhabdomyosarcoma treated on intergroup rhabdomyosarcoma studies Ⅲ and Ⅳ: the Children's Oncology Group. J Clin Oncol, 2006, 24 (24): 3844-3851.

28. Magné N, Oberlin O, Martelli H, et al. Vulval and vaginal rhabdomyosarcoma in children: update and reappraisal of Institut Gustave Roussy brachytherapy experience. Int J Radiat Oncol Biol Phys, 2008, 72 (3): 878-883.

29. Lee Nancy Y, Lu Jiade J. Target volume delineation and field setup: a practical guide for conformal and intensity-modulated radiation therapy. Berlin, Heidelberg: Springer, 2013.

外阴恶性肿瘤仅占所有恶性肿瘤的 0.2%，占所有女性生殖系统肿瘤的 5%。尽管既往研究表明外阴癌的发病高峰为 60~70 岁，但近期数据显示外阴癌在年轻女性中的发病率亦呈上升趋势。监测、流行病学和结果（surveillance，epidemiology，and end results，SEER）数据库显示，60% 的外阴癌患者在诊断之初为 I 期或 II 期。肿瘤局限于外阴的患者 5 年肿瘤相关生存率为 86.8%，存在区域淋巴结转移者为 49.2%，而存在远处转移者仅为 21.8%。

外阴恶性肿瘤以鳞癌为主，占 80%~90%，其他病理类型包括外阴恶性黑色素瘤、Paget 病、腺癌和基底细胞癌等。外阴鳞癌的发生与发展与人乳头瘤病毒（human papillomavirus，HPV）感染、外阴营养不良改变，及硬化性苔藓和鳞状上皮增生等相关。外阴上皮内瘤变（vulvar intraepithelial neoplasia，VIN）分为三类：①低级别鳞状上皮内病变，包括扁平湿疣或 HPV 感染导致的皮肤改变，并非癌前病变；②高级别鳞状上皮内病变，即普通型 VIN，80%~90% 的普通型 VIN 中可以检测出 HPV，其中以 16 亚型、18 亚型最为常见；③分化型 VIN，仅占外阴癌前病变 5% 以下，多与硬化性苔藓或其他慢性炎症性改变有关，与持续的 HPV 感染几乎无关。分化型 VIN 进展为外阴鳞癌的概率更高，80% 的浸润性癌由分化型 VIN 发展而来。与非 HPV 相关的外阴癌更好发于老年女性不同，HPV 相关的外阴癌好发年龄更低，多见于 35~55 岁的女性患者中，与宫颈癌的发生存在许多共同危险因素。

大约 70% 的外阴鳞癌发生在大阴唇和小阴唇，以大阴唇为主，15% 发生在阴蒂，其余发生在会阴、阴唇系带以及前庭大腺等其他位置。外阴癌可以直接侵及阴道、尿道、肛门，甚至盆腔骨性结构等，也常出现淋巴结转移，以腹股沟淋巴结最为常见。所在位置距中线>2cm 的外侧（如大阴唇处）肿瘤，淋巴通常回流至同侧腹股沟区域，随后回流至盆腔淋巴引流区；位置距中线≤2cm 的中央（如阴蒂等）肿瘤，淋巴可回流至双侧的腹股沟区域，再回流至盆腔，极少情况下可不通过腹股沟淋巴结而直接回流至闭孔和髂外淋巴引流区。此外，外阴癌可通过血行播散至肺、肝和骨等部位。

总体而言，外阴癌治疗以手术为主，但近年来随着对外阴癌生物学行为认识的深入，外阴癌的治疗策略也有所变化。对于早期外阴癌，依据不同分期推荐个体化手术治疗，而局部晚期外阴癌更推荐手术与放化疗结合的综合治疗。

第一节
早期外阴癌术后放疗

肿瘤分期直接影响治疗和预后,外阴癌 2009 年 FIGO(International Federation of Gynecology and Obstetrics)分期沿用十余年后,终于在 2021 年进行更新,新分期主要基于 2009 年版本,对 NCDB 数据库 2010-2017 年 12 063 例外阴癌进行重新评估,确定分期和亚分期之间的最佳区分标准,所评估的肿瘤特征包括:肿瘤大小、浸润深度、局部扩散程度、淋巴结转移情况以及区域和远处转移等情况。该分期适用于除外阴黑色素瘤之外的所有类型的外阴癌,并强烈建议记录外阴癌 HPV 状态(HPV 相关或非 HPV 相关),更新内容主要是将包含在原ⅣA 期的部分肿瘤分期(肿瘤侵及上 2/3 尿道、上 2/3 阴道、膀胱黏膜、直肠黏膜)调整为ⅢA 期,并对Ⅲ期亚分期中区域淋巴结转移的相关特征进行了微调,强调了转移淋巴结大小而弱化了个数,简化了分期更便于临床应用。新分期还对浸润深度进行了重新定义,并对其测量方法进行了修改,增加了病理在临床应用的便捷性、一致性和可重复性。

FIGO 分期纳入了外科病理学因素,对预后评估更为准确,在临床中,早期外阴癌一般定义为可以手术切除的 T1 期及 ≤4cm 的 T2 期外阴癌,其治疗以手术切除为主。手术范围包括外阴肿瘤切除 ± 腹股沟淋巴结切除,必要时切除肿大的盆腔淋巴结。外阴手术切除术式包括单纯部分外阴切除术、根治性部分外阴切除术和根治性全外阴切除术,其中单纯部分外阴切除术一般应用于外阴癌前病变和ⅠA 期患者,根治性部分外阴切除术,即局部广泛切除术,目前已作为标准术式,适用于ⅠB~Ⅲ期患者。根据术后病理的高危因素确定是否需要接受原发灶、腹股沟及盆腔术后放(化)疗,术后复发高危因素包括:手术切缘阳性、邻近手术切缘(<8mm)、存在淋巴血管间隙浸润(lymphovascular space invasion,LVSI)、淋巴结转移、淋巴结包膜外侵犯(extracapsular extension,ECE)、浸润深度和浸润方式(跳跃性或弥漫性)等。对术后病理发现手术切缘阳性的患者,可以根据情况选择再次手术切除或直接补充放疗。

此外,由于腹股沟区复发患者预后较差,根治性部分外阴切除术中对腹股沟区的处理对外阴癌患者至关重要。对于初次活检病理提示直径 ≤2cm,间质浸润深度 ≤1mm 的ⅠA 期微浸润型外阴癌,如原发灶切除术后最大浸润深度仍不超过 1mm,由于其腹股沟淋巴结转移风险低于 1%,通常不需要对腹股沟区行进一步治疗。对于ⅠB~Ⅱ期的早期外阴癌患者,淋巴结转移率高于 8%,推荐行腹股沟淋巴结切除术。如原发灶位于侧方(距外阴中线 ≥2cm),可以行同侧腹股沟淋巴结切除或前哨淋巴结(sentinel lymph node,SLN)活检,如原发灶位于中央(距中线 <2cm 或跨过中线),则建议行双侧腹股沟淋巴结切除或 SLN 活检。如果需要接受腹股沟区术后放疗,均应接受双侧淋巴引流区的放疗。根据 GROSSIN 系列研究的结果,部分 T1b~T2 期的早期外阴癌患者可以先进行腹股沟 SLN 评估,再根据

SLN 评估的结果选择观察、腹股沟区淋巴结切除或放（化）疗。

一、腹股沟及盆腔区域放疗

（一）腹股沟及盆腔区域术后放疗

对于腹股沟淋巴结切除术时发现多个转移淋巴结或大块型淋巴结转移的患者，GOG 37 研究发现术后辅以腹股沟和盆腔区域放疗的效果优于行盆腔淋巴结切除术。该研究是奠定腹股沟和盆腔区域放疗在早期外阴癌术后综合治疗中地位的一项 II 期随机对照研究，共纳入 114 例接受外阴切除术及双侧腹股沟淋巴结切除术后、病理证实存在腹股沟淋巴结转移的外阴鳞癌患者。患者被随机分为两组，其中 55 例接受盆腔淋巴结切除术（手术组），59 例在术后 6 周内行腹股沟及盆腔区域放疗（放疗组）。放疗范围包括双侧腹股沟、闭孔、髂内及髂外淋巴引流区，剂量为 45~50Gy，每次 1.8~2.0Gy。结果显示，放疗组 2 年无进展生存（progression free survival，PFS）（68% vs 51%，$P=0.03$）和 2 年总生存（overall survival，OS）（68% vs 54%，$P=0.03$）均显著优于手术组患者。两组盆腔淋巴结的复发率分别为 6.8% 和 1.8%，差异未达到统计学意义，但放疗组的腹股沟区复发率显著低于手术组（5.1% vs 23.6%，$P=0.02$），表明腹股沟淋巴结切除联合腹股沟及盆腔区域放疗相比单纯手术可显著降低腹股沟区复发转移风险，并能因此延长患者的生存。但长期随访结果表明，只有两类患者经术后放疗可获得生存获益（放疗组 6 年 OS 显著优于手术组）：①临床触诊提示腹股沟淋巴结可疑转移，或腹股沟淋巴结固定或溃疡形成的患者（$P=0.004$）；②术后病理提示腹股沟淋巴结转移数量 ≥2 的患者（$P<0.001$）。后期也有多项研究支持 GOG 37 研究的结论。AGO-CaRE-1 是一项多中心回顾性研究，纳入了德国 29 个中心共 1 249 例外阴癌患者。该研究对 447 例术后证实腹股沟淋巴结转移的患者进行了分析，结果显示，其中 244 例接受 50.4Gy 术后放疗的患者 3 年 OS（57.7% vs 51.4%；HR 0.63，95% CI=0.43~0.91，$P=0.01$）和 3 年 PFS（39.6% vs 25.9%；HR 0.58，95% CI=0.43~0.78，$P<0.001$）均显著优于未行术后放疗的患者。此外，该研究的亚组分析同样表明术后放疗仅对于腹股沟淋巴结转移数量 ≥2 个的患者有获益。一项纳入 SEER 数据库共 694 例外阴癌患者的研究也表明，淋巴引流区术后放疗显著延长患者的中位生存时间（54 个月 vs 24 个月，$P<0.01$）。

基于 GOG 37 研究以及多项既往研究的结果，目前 NCCN 外阴癌指南（2022 年第 1 版）及 FIGO 外阴癌指南（2021 年）和中国外阴恶性肿瘤诊断和治疗指南（2021 年版）均推荐腹股沟淋巴结切除术后病理证实存在 ≥2 个淋巴结转移，或存在 ECE 的患者应接受术后放疗。

（二）无包膜外侵的单个腹股沟淋巴结转移术后放疗

目前对于仅存在一个腹股沟淋巴结转移且无包膜外侵的外阴癌患者是否应行术后放疗暂无前瞻性的证据，而回顾性研究的结果并不一致（表 5-1-1）。

表 5-1-1　腹股沟区单个淋巴结转移者术后放疗证据

作者,年份	样本量（例）[a]	ECE（例）	放疗 vs 未放疗（例）	剂量（Gy）	结局（放疗 vs 未放疗）
Parthasarathy,2006	208	NS	102 vs 106	NS	5 年 OS：77.0% vs 61.2%,$P=0.02$
Serre,2020	76	11	无 ECE：22 vs 43 ECE：6 vs 5	NS	RFS（无 ECE）：HR 0.10,95% CI 0.01~0.90,$P=0.04$
Xanthopoulous,2018	332	NS	209 vs 123	NS	中位 OS：未达到 vs 39 个月,$P<0.01$
Rydzewski,2018	1436	NS	502 vs 620	40~70	死亡风险：HR 0.81,95% CI 0.67~0.98,$P=0.027$
Creasman,1997	222	NS	82 vs 140	NS	5 年累积生存：46% vs 68%
Fons,2009	75	0	31 vs 44	46	5 年 DFS：63% vs 62%,$P=0.97$
Mahner,2015	163	NS	77 vs 86	50.4	3 年 PFS：53.5% vs 47.5%,$P=0.86$
Van der Velden,2020	96	0	0 vs 96	未放疗	5 年 RFS（腹股沟区）：97% 5 年 DSS：79%

注：[a]：单个腹股沟淋巴结转移的患者；
DFS：disease free survival,无病生存；DSS：disease specific survival,疾病特异性生存；ECE：extracapsular extension,淋巴结包膜外侵；PFS：progression free survival,无进展生存；NS：not stated,未提及；OS：overall survival,总生存；RFS：relapse free survival,无复发生存。

有些研究表明单个腹股沟淋巴结转移影响预后,几项基于 SEER 或 NCDB 数据库的研究表明术后放疗可提高此类患者的生存,但这些研究均存在放疗剂量不明确、淋巴结包膜外侵不明确等问题。一项多中心回顾性研究纳入了共 508 例外阴鳞癌患者,其中无包膜外侵的单个腹股沟淋巴结转移的患者有 65 例。多因素分析显示,术后放疗显著提高此类患者的无复发生存（relapse free survival,RFS）（$P=0.04$）。

但 GOG 37 研究和 AGO-CaRE-1 研究均提示此类患者无法从术后放疗中获益。此外,Van der Velden 等的研究纳入了 96 例此类患者,均未接受术后放疗,5 年疾病特异生存（disease specific survival,DSS）可以达到 79%,且 5 年腹股沟区 RFS 高达 97%,表明此类患者预后较好,可能无需术后放疗。Fons 等的研究纳入 75 例此类患者,其中 31 例接受了 46Gy 腹股沟区域放疗,44 例未接受术后放疗。结果显示,放疗组与未放疗组的 5 年无疾病生存（disease free survival,DFS）（63% vs 62%）和 5 年 DSS（69% vs 68%）均未达到统计学差异。

所以对单个腹股沟淋巴结转移且无包膜外侵的患者,术后放疗需谨慎,需要综合评估患者其他危险因素及放疗并发症风险来选择个体化治疗。

（三）根据 SLN 活检结果决定腹股沟区治疗策略

对部分早期外阴鳞癌患者来说,SLN 活检可以替代腹股沟淋巴结切除术,可在不遗漏淋巴结转移灶的同时降低术后并发症的发生率。有多项前瞻性研究已证实了 SLN 活检在外阴鳞癌患者中的可行性、安全性和准确性。

GROINSS-ⅤⅠ研究是一项改变了早期外阴癌腹股沟区域治疗策略的前瞻性研究。该研究纳入 403 例肿瘤<4cm、浸润深度>1mm 且临床无可疑腹股沟淋巴结转移的 T1b 期或 T2 期外阴癌患者。所有患者均接受腹股沟区 SLN 活检,其中 SLN 活检病理提示淋巴结转移者行腹股沟淋巴结切除,并根据术后病理决定是否行术后放疗［50Gy/(25~28)f］,SLN 活检病理阴性者予以随访观察。研究发现,259 例外阴单发病灶且 SLN 活检病理阴性的患者中仅 6 例(2.3%)出现腹股沟区域复发,3 年 OS 为 97%。GROINSS-ⅤⅠ研究的长期随访数据表明,SLN 活检病理阴性患者的 10 年 DSS 为 90.8%,且 5 年孤立腹股沟区复发率仅为 2.5%。

GROINSS-ⅤⅡ研究纳入了 1 535 例肿瘤<4cm 且未见可疑淋巴结转移的早期外阴癌患者。所有患者均接受原发灶手术切除联合 SLN 活检。SLN 活检病理阴性者予以随访观察 2 年,SLN 活检病理提示淋巴结转移者于术后 6 周内行单侧或双侧腹股沟区放疗［50Gy/(25~28)f］。结果与 GROINSS-ⅤⅠ研究一致,SLN 阴性者腹股沟区 2 年复发率仅为 2.7%(31/1 213)。对于 SLN 阳性者,由于中期分析发现 10 例治疗后出现腹股沟区淋巴结转移的患者中有 9 例 SLN 活检提示转移淋巴结>2mm 和/或存在包膜外侵,表明对于此类患者行单纯腹股沟区放疗复发风险高,因此将研究方案更改为 SLN 活检病理提示转移淋巴结 ≤2mm 者接受 50Gy 的放疗,而>2mm 者需要先接受腹股沟淋巴结切除,然后根据术后病理决定是否行术后放疗。结果显示,对于转移淋巴结 ≤2mm 者,接受腹股沟区放疗的患者 2 年孤立腹股沟区复发率极低,显著低于未接受放疗或淋巴结切除的患者(1.6% vs 11.8%,P=0.006)。而对于转移淋巴结>2mm 者,接受腹股沟区放疗的患者 2 年孤立腹股沟区复发率显著高于接受腹股沟淋巴结切除 ± 术后放疗的患者(22.0% vs 6.9%,P=0.011)。

GROINSS 系列研究结果证实了早期外阴癌患者根据 SLN 活检病理结果进行后续治疗方案的选择是合理且安全的,对于外阴病灶 ≤4cm 且 SLN 转移淋巴结 ≤2mm 的患者,腹股沟区放疗可以作为腹股沟淋巴结切除术的一种安全替代方案。SLN 活检现已越来越多地应用在早期外阴癌的诊疗过程中,而且有研究表明,早期外阴鳞癌进行 SLN 活检评估腹股沟淋巴结转移的敏感性和阴性预测值均可达 90% 以上,目前的应用指征为:①局限于外阴的单发病灶;②肿瘤浸润深度>1mm;③肿瘤直径<4cm;④临床未见腹股沟淋巴结转移。根据 NCCN 外阴癌指南(2022 年第 1 版)推荐,对于 SLN 活检阴性的患者,可以考虑观察,无需进行腹股沟淋巴结切除或放疗。对于 SLN 活检提示转移淋巴结 ≤2mm 的患者,单纯放疗可以作为腹股沟淋巴结切除的替代治疗方案,且治疗相关不良反应更低。对于 SLN 活检提示转移淋巴结>2mm,或者存在淋巴结包膜外侵的患者,仅予腹股沟区放疗 50Gy 不能有效减少腹股沟区域复发,因此不能代替淋巴结切除术;如无法行手术切除,建议行放化疗。

(四)术后同步放化疗

2015 年一项基于 NCDB 数据库的研究探索了外阴癌术后放化疗的治疗效果。该研究纳入 1 797 例存在淋巴结转移的外阴鳞癌患者,其中 1 324 例接受术后放疗,473 例接受术后放化疗,中位随访时间28.3个月。研究发现,接受术后放化疗的患者中位生存期显著高于接受术后放疗的患者(44.0个月 vs 29.7个月,P=0.001),且多因素分析表明术后放化疗相比术后放疗显著降低死亡风险(P<0.001)。然而另一项基于NCDB数据库的研究表明,术后放化疗仅显著提高淋巴结转移数量≥2个患者的生存。该研究纳入了2 779例存在淋巴结转移的外阴癌患者,并以腹股沟淋巴结转移数量是否大于1个,以及是否接受术后放(化)疗作为分组依据进行分析。结果显示,相比于未接受术后治疗的患者,术后放疗显著降低腹股沟淋巴结转移患者的死亡风险(转移数量=1个:P=0.027;转移数量≥2个:P<0.001)。而术后放化疗对比术后放疗仅显著降低淋巴结转移数量≥2个的患者的死亡风险(P=0.022),对淋巴结转移数量为1个的患者的影响未达到统计学意义(P=0.605)。

基于以上研究,NCCN外阴癌指南(2022年第1版)强烈推荐对存在≥2个腹股沟区淋巴结转移的患者,或SLN提示转移淋巴结>2mm的患者于腹股沟淋巴结切除术后行术后放化疗。

(五)腹股沟区放疗替代淋巴结切除术的早年探索

尽管目前除ⅠA期以外的早期外阴癌的标准治疗为原发灶及腹股沟淋巴结切除术联合或不联合术后放(化)疗,但鉴于腹股沟淋巴结切除术的术后并发症发生率较高,早年有部分研究针对腹股沟区放疗能否替代淋巴结切除术进行了探索。

Kucera等的回顾性研究纳入了141例外阴癌患者。72例患者未见可疑腹股沟区淋巴结转移,均接受原发灶手术切除及双侧腹股沟区放疗45Gy,5年生存率为67%。其他一些研究也表明对于无可疑腹股沟区淋巴结转移的患者,腹股沟区根治性放疗可以获得良好疗效,但均未与腹股沟区淋巴结切除术进行对比。

GOG 88研究是一项前瞻随机对照研究,对比了腹股沟区放疗与腹股沟淋巴结切除术±术后放疗的疗效。该研究纳入了58例原发灶可切除的T1~3N0~1M0(1971年FIGO分期)初治外阴癌患者,并将患者随机分为两组,一组接受外阴根治性切除+双侧腹股沟区放疗50Gy,另一组接受外阴根治性切除及双侧腹股沟淋巴结切除术,如术后病理提示腹股沟淋巴结转移则行患侧腹股沟区和盆腔区域术后放疗50Gy。该研究因中途发现放疗组腹股沟区复发明显多于手术组而提前结束。研究中出现腹股沟区复发的5例患者均来自放疗组(18.5% vs 0%),且放疗组的PFS(P=0.033)和OS(P=0.035)均显著低于手术组。然而Koh等对GOG 88研究中腹股沟复发的5例患者进行了进一步分析,发现失败患者的转移淋巴结实际接受的放疗剂量均低于处方剂量,且其中3例患者接受的放疗剂量低于处方剂量30%以上。之后一项回顾性研究纳入了48例早期外阴鳞癌患者,其中25例行腹股沟淋巴结切除(无患者进行术后放疗,仅有2例存在淋巴结转移且均拒绝放疗),23例进行腹股沟区放疗。该研究对GOG 88研究的放疗技术进行了改善,避免了剂量不足的问题,发现手术组与放疗组腹股沟区域复发无显著差异(0% vs 9%),3年DSS亦无显著差异(96% vs 90%,P=0.47),表明对于临床未见可疑淋巴结转移的患者,腹股沟区域放疗或可作为腹股沟淋巴结切除的替代治疗。近些年随着SLN活检技术的应用及发展,对于临床无可疑腹股沟淋巴结转移的患者可先行 SLN 活检,并根据结果决定腹股沟区的治疗策略。

二、原发灶术后放疗

(一)原发灶术后复发的危险因素

外阴癌的术后失败模式以局部复发为主,主要分两种类型,一种位于原发部位,另一种位于外阴的其他部位。原发部位复发相对外阴其他部位复发出现时间较早,前者与切缘<8mm 相关,后者与萎缩性硬化性苔藓关系更密切。由于绝大多数外阴鳞癌发生于原HSIL、萎缩性硬化性苔藓及分化型 VIN 的异常皮肤区域,复发部位距离原发灶较远,因此有人认为很多“复发”可能实际上是来源于“癌变区域”的第二个原发肿瘤,该区域存在易发生癌变的基因变异的异型上皮。

既往研究表明,外阴癌 10 年局部复发率(local recurrence rate,LRR)为 42.5%。一般认为切缘阳性 / 窄切缘是外阴癌术后局部复发的高危因素。既往多项研究指出切缘<8mm增加复发风险。Sznurkowski 等的研究纳入 335 例 I ~ Ⅲ 期外阴鳞癌的患者,结果表明切缘<8mm 显著增加局部复发风险(HR 1.98,95% CI 1.13~3.41)。Barlow 等的研究纳入 345例初治外阴鳞癌的患者,指出病理切缘<8mm 显著增加原发灶的复发风险,术后放疗或再次切除可以降低此类患者的 LRR(5~7.9mm:25.5% 降至 11.1%,P=0.165;<5mm:40% 降至4.3%,P=0.003)。尽管一些研究不支持这个结论,如 Grootenhuis 等的研究表明无论将阈值设为 8mm、5mm 或 3mm,病理切缘距离均不影响 LRR(HR 1.03,95% CI 0.99~1.06)。但目前多认为外阴癌大体手术切缘距病灶应至少达到 1~2cm,病理切缘应达到 8mm 以上。2018年的一项系统性综述纳入了 22 项研究,对既往报道过的局部复发高危因素进行了分析。研究纳入的危险因素包括:年龄 ≥75 岁、病理切缘距离<8mm、根治性部分外阴切除术、存在外阴硬化性苔藓、存在 ≥2 个淋巴结转移、病理中 / 低分化、肿瘤大小>4cm、多灶肿瘤、肿瘤浸润深度 ≥2mm、LVSI、肿瘤位于中央、HPV 阴性以及存在周围神经浸润(peripheral neuralinvasion,PNI)等。研究指出所有上述危险因素对于局部复发的影响均不明确,目前部分学者认为很多“复发”的外阴癌可能是来源于周围异常组织的新发肿瘤,而不是由于手术切缘不足导致的复发,现存的研究不足以支持真正的基于证据的原发灶术后治疗。

(二)切缘阳性或窄切缘术后放疗

尽管缺乏前瞻性的证据,但大部分回顾性研究表明术后放疗可以提高切缘阳性 / 窄切缘患者局部控制率和 / 或延长生存期(表 5-1-2)。2017 年一项基于 NCDB 数据库的研究纳入了 3 075 例切缘阳性的外阴癌患者,结果显示接受术后放疗的患者 3 年 OS 显著高于未接受术后放疗的患者(67.4% vs 58.5%,P<0.000 1)。进一步分析表明,与未行术后放疗者相比,放疗剂量 ≥54Gy(<54Gy:P=0.373;54~59.9Gy:P=0.024;≥60Gy:P=0.015)可以显著降低死亡风险,而剂量 ≥60Gy 和剂量为 54~59.9Gy 对 OS 的影响未达到统计学差异(P=0.779)。NCCN 外阴癌指南(2022 年第 1 版)建议对于切缘阳性或窄切缘的患者予以术后放疗,放疗剂量推荐为 54~60Gy。

目前各指南对于外阴癌原发灶行术后放疗的适应证推荐不尽相同。NCCN 外阴癌指南（2022 年第 1 版）中原发灶术后放疗的指征包括：①原发灶术后切缘阳性且可再次切除的患者行再次切除后仍切缘阳性；②原发灶术后切缘阳性患者无法再次切除（如侵及尿道、肛门或阴道时）；③如无上述指征，应综合患者切缘范围（窄切缘定义为病理切缘<8mm）、肿瘤大小、浸润深度、是否存在淋巴结转移以及是否存在 LVSI 等危险因素决定是否行原发灶术后放疗。FIGO 外阴癌指南（2021 年）推荐切缘<5mm 且无法再切除的患者可以从术后放疗中获益。日本妇科肿瘤学会外阴癌指南（2015 年版）推荐切缘<8mm，或存在 LVSI 的患者应行原发灶术后放疗。

表 5-1-2　切缘阳性或窄切缘原发灶术后放疗研究

作者，年份	切缘	放疗 vs 观察（例）	中位剂量（Gy）	结局（放疗 vs 观察）
Chapman，2017	PM	1 085 vs 1 990	54	3 年 OS：67.4% vs 58.5%，$P<0.001$
Viswanathan，2013	PM；病理切缘<10mm	PM：4 vs 16 CM：24 vs 92	47.6	外阴粗复发率（≥56Gy vs ≤50.4Gy）：21% vs 34%，$P=0.046$
Bedell，2019	病理切缘<8mm	21[a] vs 26	NS	2 年 LR：4.8% vs 11.5%，$P=0.62$
Ignatov，2016	手术切缘<10mm	34 vs 31	50	5 年 OS：67.6% vs 29%，$P<0.000\ 1$
Faul，1997	病理切缘<8mm	31 vs 31	PM：56.54 CM：48.67	LR：16% vs 58% LCR：CM：$P=0.039\ 7$；PM：$P=0.048$

注：[a]：21 例接受治疗的患者中，17 例接受再次切除，4 例接受放疗；
　　CM：close margin，窄切缘；LR：local recurrence rate，局部复发率；LCR：local control rate，局部控制率；
　　PM：positive margin，切缘阳性；NS：not stated，未提及；OS：overall survival，总生存时间。

第二节
局部晚期外阴癌的治疗

局部晚期外阴癌一般定义为肿瘤>4cm，或侵犯尿道、阴道或肛门等器官的 T2 期以及 T3 期无法行器官保留手术的肿瘤。根治性手术切除曾经是局部晚期外阴癌的主要治疗方式，但常常导致严重的术后并发症、器官功能丧失和生活质量下降。随着对综合治疗模式的深入探索，多项研究发现以同步放化疗作为初始治疗手段，可以明显缩小肿瘤体积、减小手术切除范围以及保留器官功能，且部分患者可以通过同步放化疗达到完全缓解。目前同步放化疗联合手术切除的综合治疗模式已成为局部晚期外阴癌的首选治疗策略。

GOG 101 研究是评估术前同步放化疗对局部晚期外阴癌患者疗效的 Ⅱ 期临床研究。

该研究纳入了两组患者,第一组为 73 例原发灶无法行标准根治性外阴切除的患者,第二组为 46 例腹股沟淋巴结不可切除的 N2~3 患者。患者接受外阴原发灶 ± 腹股沟和盆腔区域放疗 47.6Gy,同步顺铂联合 5- 氟尿嘧啶(5-fluorouracil,5-FU)化疗。其中 N0~1 者仅行原发灶放疗,N2~3 者行原发灶 + 双侧腹股沟和盆腔区域放疗。同步放化疗后 4~8 周内根据原发灶缓解情况行双侧腹股沟淋巴结切除 ± 外阴残留灶切除,其中外阴原发灶临床完全缓解(clinical complete response,cCR)者行病理活检,如果结果为病理完全缓解(pathologic complete response,pCR)则不再进行外阴手术切除;而放化疗后仍无法手术切除者进一步行根治性放疗。结果显示,第一组患者中 69/71(97.2%)原发灶由不可切除转变为可切除,34/71(47.9%)达到 cCR,22/71(31.0%)达到 pCR。中位随访时间为 55 个月,LRR 为 24/73(32.9%)。第二组患者中 38/40(95.0%)腹股沟淋巴结由不可切除转为可切除,15/38(39.5%)腹股沟淋巴结达到 pCR。中位随访时间为 78 个月,LRR 为 10/46(21.7%),仅有 1 例出现腹股沟区复发。GOG 101 研究证实了同步放化疗可以实现原发灶和转移淋巴结的有效降期,使外阴癌病灶由不可切除转变为可切除,从而减少手术并发症,提高生活质量,且预后良好。

GOG 205 研究纳入了 58 例Ⅲ~ⅣA 期外阴癌患者。所有患者在原发灶治疗前均接受腹股沟淋巴结的评估,对于临床评估腹股沟淋巴结阴性或可切除的患者先行腹股沟淋巴结切除术,再根据术后病理结果行原发灶 ± 淋巴引流区同步放化疗。所有患者均接受放疗 57.6Gy,1.8Gy/ 次,每日 1 次,放疗 45Gy 后缩小照射野至肿瘤原发灶及其他残留病灶,并联合同步顺铂周方案化疗。放化疗后 6~8 周评估原发灶缓解情况,采取与 GOG 101 研究相同的策略。结果显示,37/58(63.8%)的患者达到 cCR,29/58(50.0%)的患者达到 pCR。对于达到 pCR 的患者,中位随访时间为 24.8 个月,22/29(75.9%)的患者未出现复发、转移。

目前局部晚期外阴癌首选的治疗方案为同步放化疗联合手术的综合治疗模式,多项研究证实了同步放化疗作为初始治疗在局部晚期外阴癌患者中的疗效(表 5-2-1)。总体来说,同步放化疗结束后,对肿瘤进行评估,达到 CR 的患者即使不进行手术切除预后仍然良好,如果外阴原发灶和转移淋巴结仍有残留,可以通过多学科诊疗模式讨论明确能否手术切除。GOG 205 研究的结果进一步证实了同步放化疗后 pCR 的患者不进行手术也可获得良好的局部控制率和生存。其他研究也表明同步放化疗后达到 CR 的患者可以获得更好的预后:Beriwal 等的研究发现,16 例达到 pCR 的患者仅 1 例出现复发,而 17 例部分缓解(partial response,PR)的患者中有 8 例在 8 个月内出现局部复发。Richman 等的研究发现,达到 cCR 的患者复发风险显著低于未达到 cCR 的患者($P < 0.01$),而达到 pCR 的患者死亡风险显著低于未达到 pCR 的患者($P = 0.01$)。Rishi 等的研究也指出,达到 cCR 的患者 1 年 OS 显著高于未达到 cCR 的患者(73% vs 27%,$P = 0.01$)。GOG 101 和 GOG 205 研究均采用传统放疗方式,而随着调强放疗(intensity modulated radiation therapy,IMRT)技术的应用,一些研究显示IMRT 技术可以更好地保护外阴癌患者危及器官,减少放疗相关不良反应。Beriwal 等的研究显示,与三维适形放疗相比,外阴癌患者采用 IMRT,其小肠、膀胱和直肠 V_{30} 分别降低了27%($P = 0.03$)、41%($P = 0.01$)和 26%($P = 0.004$)。不良反应方面,Mundt 等的研究显示,对于

妇科恶性肿瘤,与传统放疗技术相比,IMRT 显著降低了 2 度及以上急性胃肠道不良反应的发生率(60% vs 91%,P=0.002)。鉴于此,采用 IMRT 技术给予更高的放疗剂量也许可以在不增加严重不良反应的情况下提高肿瘤控制及患者生存。2016 年开展的 II 期临床研究 GOG 279 研究探索 IMRT 联合同步顺铂和吉西他滨双药化疗对局部晚期外阴癌患者的治疗效果。该研究中选择性淋巴引流区的照射剂量为 45~50Gy,外阴和转移淋巴结的照射剂量提高至 64Gy,其结果尚未公布。

表 5-2-1　同步放化疗作为初始治疗在局部晚期外阴癌中的应用

作者,年份	样本量(例)	化疗方案	放疗剂量(Gy)	手术(例)[a]	随访时间(月)	cCR%	pCR%
Russell,1992	18	F+P	46.8~72	1(挽救)	24	89	41
Koh,1993	17	F ± P/MMC	54	10	NS	53	NS
Sebag-Montefiore,1994	37	F+MMC	45	14	NS	47	NS
Wahlen,1995	19	F ± MMC	45~50	12	34	53	33
Lupi,1996	24	F+MMC	54	22	34	42	36
Landoni,1996	41	F+MMC	54	42	NS	27[a]	31
Moore,1998	73	F+P	47.6	64	45	48	31
Montana,2000	46	F+P	47.6	38	78	NS	53
Moore,2012	58	P	57.6	34	24.8	64	50
Mak,2011	34	P F+P/MMC	50	4	32	59	54
Tans,2011	20	F+MMC	60	NS	42	70	NS
Beriwal,2013	42	P ± F	46.4	33	29	51	49
Rao,2017	39	P ± F	根治:70; 新辅助 / 术后:50.4	18	34	69	44
Richman,2020	49	P	根治:66; 新辅助:59.8	33	20	76	70
Rishi,2020	26	P	65.4	3(挽救)	19	81	NS

注:[a]:无特殊说明,所列数据为放化疗后手术患者例数;
　F:5-fluorouracil,5- 氟尿嘧啶;MMC: mitomycin C,丝裂霉素 C;P: cisplatin,顺铂;cCR: clinical complete response,临床完全缓解;pCR: pathological complete response,病理完全缓解;NS: not stated,未描述。

　　部分患者由于无法耐受手术或拒绝手术等原因,可考虑采用根治性同步放化疗。Forner 等汇总分析了 12 项回顾性研究,共纳入接受术前或根治性(放)化疗的 III ~ IV 期外阴癌患者 97 例。研究发现,术前(放)化疗联合手术较根治性放化疗显著提高了 5 年 OS(73.0%

vs 43.0%，P=0.01）。此外，Natesan 等的研究纳入了 NCDB 数据库中局部晚期外阴癌患者共 2 046 例，发现术前放（化）疗联合手术较根治性放（化）疗显著提高 3 年 OS（57.1% vs 41.7%，P<0.001）。但多因素分析发现，放疗剂量 ≥55Gy 时，根治性放化疗与术前放化疗联合手术的患者生存差异未达到统计学意义（P=0.116）。相比新辅助治疗联合手术的患者，接受根治性放化疗的患者多面临更为复杂的临床情况，因此回顾性的证据存在一定偏倚。上述研究表明，根治性放化疗中放疗剂量与预后显著相关；在缺乏高级别证据的情况下，难以评价同步放化疗联合手术与根治性放化疗的疗效差异。通常 T2 期的局部晚期外阴癌有完整切除病灶的可能，可以评估手术和放疗的风险与可操作性，并结合患者具体情况，选择手术、放疗或同步放化疗后再手术；而 T3 期外阴癌即使切除周围器官，病灶也难以完整切除，在临床实践中更倾向于根治性放化疗。

目前，单纯放疗很少应用于局部晚期外阴癌的患者中。Rao 等的研究纳入了 1 352 例 NCDB 数据库中 Ⅰ~Ⅳ 期行根治性放化疗或根治性放疗的外阴癌患者，两组的中位放疗剂量均为 59.4Gy，放化疗组 Ⅲ~ⅣA 期患者显著多于放疗组（85.1% vs 68.3%）。结果显示，放化疗较单纯放疗显著提高 5 年 OS（49.9% vs 27.4%，P<0.001）。同步放化疗相比于单纯放疗显著提高了患者的生存，这可能得益于化疗不仅可以作为放疗的增敏剂，也可杀死潜在的亚临床病灶。

根据 NCCN 外阴癌指南（2022 年第 1 版）推荐，对于局部晚期外阴癌，应首先明确腹股沟淋巴结是否存在转移。①影像学检查未发现腹股沟淋巴结转移的患者，建议先行腹股沟淋巴结切除，并根据腹股沟淋巴结术后病理结果决定放疗范围，如术后腹股沟淋巴结阳性，行外阴原发灶 + 双侧腹股沟 + 盆腔区域同步放化疗；如术后淋巴结阴性，行外阴原发灶 ± 腹股沟区同步放化疗。②影像学检查发现可疑淋巴结转移（包括局限于盆腔的淋巴结转移）的患者，如行腹股沟淋巴结切除，则治疗模式同前；如未行腹股沟淋巴结切除，则应明确可疑淋巴结的病理（可考虑对肿大的淋巴结进行细针穿刺活检），确认转移后行原发灶 + 双侧腹股沟 + 盆腔区域同步放化疗。对于腹股沟淋巴结不可切除的患者，不论 T 分期如何，建议行原发灶 + 双侧腹股沟 + 盆腔区域同步放化疗。已完成同步放化疗的患者，需评估原发部位和淋巴结的缓解情况。对于病灶达到 cCR 者，建议活检明确病理状态：如病理提示 pCR，可进行观察随访；如未达到 pCR 者，则应行进一步手术切除（在可行的情况下）。对于病灶未达到 cCR 的患者，如可切除则应手术切除；如不可切除，应行进一步的补充放疗和 / 或全身系统治疗或最佳支持治疗。

目前暂无关于外阴癌同步化疗方案的前瞻性研究。既往研究显示 5-FU+ 丝裂霉素 C（mitomycin C，MMC）和 5-FU+ 顺铂在外阴癌治疗中的疗效相近（总反应率：67%~100% vs 91%~100%；完全缓解率：31%~72% vs 33%~80%）。近年来，更多的研究采用单药顺铂作为同步化疗方案（GOG 205），完全缓解率达到 64%~80.7%。Mak 等的回顾性研究纳入了 44 例 Ⅲ~ⅣA 期接受同步放化疗的外阴鳞癌患者，其中 16 例接受单药铂类（14 例顺铂，2 例卡铂）周方案化疗，28 例接受以 5-FU 为基础的单药或双药 3 周或 4 周方案化疗（5-

FU+顺铂：79%；5-FU+MMC：14%；5-FU：7%）。两种化疗方案的2年OS（74% vs 70%）、2年DFS（62% vs 56%）和2年LRR（31% vs 33%）均无显著差异。不良反应方面，单药铂类方案治疗组3度及以上的皮肤反应发生率更高（62.5% vs 32.0%，$P=0.01$），包括放射性皮炎、皮肤感染和伤口并发症，而以5-FU为基础的治疗组3度及以上的非皮肤反应发生率更高（46.1% vs 13.3%，$P=0.07$），且5-FU组因不良反应导致的治疗中断时间显著长于铂类方案组（中位放疗中断时间：12d vs 0.5d，$P=0.01$）。其他一些研究也发现外阴癌同步放化疗中采取5-FU+MMC方案化疗易出现较严重的不良反应。例如，Mulayim等报道，在13例接受5-FU+MMC方案的放化疗患者中，7例因不良反应导致放疗中断，9例因不良反应导致化疗方案的调整，其中4例仅完成1周期化疗。

基于以上研究，单药顺铂与5-FU为基础的化疗方案疗效相似，但后者可能更易出现严重的不良反应。NCCN外阴癌指南（2022年第1版）推荐外阴癌同步放化疗中化疗方案首选单药顺铂，其他可选择方案包括5-FU+顺铂和5-FU+MMC。

第三节
复发外阴癌

一、外阴癌的复发模式

外阴癌的复发模式以局部复发为主。AGO-CaRE-1研究的中位随访时间为27.5个月，360/1 249（28.8%）的患者出现了复发，其中外阴、腹股沟区域、盆腔、远处转移及多部位转移的比例分别为53.6%、11.4%、8.6%、4.7%和28.9%。复发外阴癌的预后因复发部位不同而有显著差异。Maggino等的研究指出外阴、腹股沟或盆腔、远处转移和多部位复发的5年生存率分别为60%、27%、15%和14%。

尽管部分既往的研究指出外阴癌局部复发多出现于治疗后2年内，但近期一项研究表明，外阴癌的LRR约为每年4%，且复发风险不随时间的延长而逐渐降低。Rouzier等的研究观察到外阴癌局部复发存在两种类型：①复发病灶距离外阴术后瘢痕≤2cm，即原发灶部位的复发，平均复发时间为13个月；②复发病灶距离术后瘢痕>2cm，平均复发时间为33个月。Tantipalakorn等的研究显示原发灶部位复发的中位DFS为21个月，这种复发多与手术切缘过窄有关。而另一种类型的复发时间相对更晚，中位DFS为69个月，多与外阴部位的硬化性苔藓有关；一种说法认为这种晚期复发实际是由硬化性苔藓等癌前病变出现进展发生的第二原发肿瘤，并非是真正的复发。GROINSS-ⅤⅠ研究的长期随访数据也指出，早期复发的患者与晚期复发的患者生存上存在显著差异，复发时间>2年的患者相比于≤2年的患者5年DSS显著延长（76.1% vs 53.1%，$P=0.05$），这一发现进一步支持了上述观点。腹股沟区域的复发可能比外阴局部复发更早出现,且对于已经接受了淋巴结切除和术后放疗的患者,腹股沟区域出现复发往往提示预后很差。

二、复发外阴癌的治疗

复发外阴癌的治疗策略应根据复发部位以及既往接受的治疗制订个体化方案。

局限于外阴的复发病灶,再次切除是首选治疗方案。一项纳入 102 例复发外阴癌患者的研究显示,对复发病灶进行再次切除,5 年 DFS 和 OS 分别为 56% 和 61%。而对于复发病灶不可切除,且既往未接受过放疗的患者,可选择同步放化疗。Russel 等报道了 7 例这类患者,经过同步放化疗后,4 例达到 cCR,另外 3 例达到 PR,2 年 OS 为 28%。另一项研究报道了 15 例这类患者,其中 8 例达到 CR 且未再出现复发。

腹股沟区域复发的患者预后较差,尤其是进行过腹股沟淋巴结切除以及术后放疗的患者。GROINSS- V I 研究的结果显示,在 11 例出现腹股沟区域复发的患者中,9 例因复发死亡,中位 OS 仅为 12 个月。对于未接受过放疗的患者,如复发病灶可切除,可选择淋巴结切除 ± 术后放(化)疗;如不可切除,可选择根治性放(化)疗。对于已接受过放疗的患者,再次切除应尤为谨慎,可选择系统治疗、支持治疗或参加临床试验,或可选择近距离放疗(brachytherapy,BT)。

单纯全身治疗多用于无法手术和放疗的患者,目前尚无标准的治疗方案。目前推荐单药顺铂或卡铂、顺铂或卡铂 + 紫杉醇以及顺铂 + 紫杉醇 + 贝伐珠单抗。此外,也可选择单药紫杉醇,厄洛替尼,或顺铂 + 长春瑞滨等。外阴癌免疫治疗的临床试验也在进行中,目前帕博利珠单抗被推荐为高肿瘤突变负荷(tumor mutational burden-high,TMB-H)、程序性细胞死亡配体 1(programmed cell death-ligand 1,PD-L1)阳性或高度微卫星不稳定 / 错配修复基因缺陷(microsatellite instability-high/deficient mismatch repair,MSI-H/dMMR)患者的二线治疗药物,纳武利尤单抗可用于 HPV 相关局部晚期或复发 / 转移外阴癌,拉罗曲替尼、恩曲替尼可用于 NTRK 基因融合阳性肿瘤。

第四节
外阴癌的近距离放疗

BT 因其独特的剂量学优势,可以有效地予以肿瘤组织高剂量的照射并减少周围正常组织的照射剂量,由于妇科肿瘤特殊的解剖位置,BT 在宫颈癌、阴道癌及子宫内膜癌中应用广泛,而在外阴癌放疗中应用较少,2017 年一项基于 SEER 数据库的研究纳入了 649 例接受根治性放疗的 I ~ IVA 期病例,其中 617 例接受外照射(external beam radiotherapy,EBRT),仅有 32 例接受 EBRT+BT。随着 EBRT 技术的发展,BT 的应用逐渐减少。研究发现,BT 的应用从 1973—1980 年间的 16% 降至 2001—2011 年间的 4%。且与单纯 EBRT 相比,BT 的加入并未显著提高患者的生存。表 5-4-1 归纳了的外阴癌应用 BT 的部分回顾性研究数据。

表 5-4-1　外阴癌近距离放疗回顾性研究

作者,年份	样本量(例)	治疗方式	近距离放疗剂量(Gy)[a]	联合外照射总剂量(Gy)	结局
Prempree,1984	21(3)	LDR-BT;LDR-BT+EBRT	55~65;15~51	40~94	5 年 DFS 38%
Pohar,1995	34(34)	LDR-BT	53~88	-	5 年 LCR 47%5 年 OS 56%
Mahantshetty,2016	38(9)	HDR-BT;EBRT+HDR-BT	EQD2:35.5~46.7;13~37.3	EQD2:68.7	5 年 LCR 77%5 年 OS 82%
Castelnau-Marchand,2017	26(13)	LDR-BT/PDR-BT;LDR-BT/PDR-BT+EBRT	EQD2:55~60;15~32.5	EQD2:60	3 年 DFS 57%;3 年 OS 81%

注: [a]: 如无特殊说明为物理剂量;
DFS: disease free survival,无疾病生存; EQD2: equivalent dose in 2Gy fractions,2Gy 分次放射等效剂量; EBRT: external beam radiotherapy,外照射; HDR-BT: high dose rate brachytherapy,高剂量率近距离放疗; LCR: local control rate,局部控制; LDR-BT: low dose rate brachytherapy,低剂量率近距离放疗; OS: overall survival,总生存; PDR-BT: pulsed dose rate brachytherapy,脉冲剂量率近距离放疗; PFS: progression free survival,无进展生存。

第五节
外阴原发肿瘤少见病理类型

一、外阴黑色素瘤

外阴恶性黑色素瘤约占外阴原发肿瘤的 5%~10%,仅次于鳞癌,好发于 50~70 岁,其中约 85% 发生于阴蒂、大阴唇和小阴唇区域。外阴黑色素瘤主要有三种生长类型:浅表扩散型、结节型和雀斑型,其中浅表扩散型和结节型更为常见。由于外阴黑色素瘤早期症状、体征较为隐匿,初诊时通常分期较晚,易出现局部复发和远处转移,既往研究报道的 5 年 OS 为 15%~60%,低于皮肤黑色素瘤和外阴鳞癌。分期可使用 AJCC 分期系统,应包括 Clark 分期、Breslow 厚度、是否存在溃疡及播散情况等四方面内容。

目前关于外阴黑色素瘤这一患者群体治疗决策的高级别证据少,处理原则主要参考外阴鳞癌和黑色素瘤的处理原则。手术切除仍是外阴黑色素瘤首选的治疗方式,放疗可作为根治性治疗手段用于无法手术或拒绝手术的患者,也可作为新辅助或辅助治疗手段。放疗的剂量和范围多参考外阴鳞癌和其他皮肤黑色素瘤,缺少前瞻性的研究证据。此外,也有研究指出放疗联合免疫治疗在生殖道黑色素瘤中的潜在价值。

二、外阴 Paget 病

外阴 Paget 病是最为常见的乳房外 Paget 病,约占外阴肿瘤的 1%~2%。外阴 Paget 病多见于绝经后女性,多表现为外阴湿疹样病变,伴有瘙痒和不适。尽管外阴 Paget 病可表现为惰性的或生长缓慢的上皮内病变,但 10%~20% 的外阴 Paget 病为浸润性癌。目前外阴 Paget 病的治疗以手术治疗为主,但是由于其病变常具有多灶性和边缘不规则的特点,常常无法实现 R0 切除,病理切缘阳性的比例约为 40%~75%,手术后 LRR 为 15%~61%。一些回顾性研究表明,多灶性病变、切缘阳性、存在淋巴结转移或合并腺癌增加复发风险,可考虑行术后放疗提高局部控制率。无法进行手术切除的患者可选择根治性放疗。目前关于放疗的剂量、分割方式、治疗技术等均无较为一致的结论,放疗范围一般包括原发灶及周围 2~5cm 区域,如出现淋巴结转移可包括腹股沟、盆腔及腹主动脉旁等淋巴引流区。

三、其他病理类型

外阴原发腺癌多发生于前庭大腺,好发于老年女性,诊断时常为局部晚期,并伴有腹股沟淋巴结转移。一项关于前庭大腺恶性肿瘤的系统性综述指出,外阴腺癌较腺样囊性癌和鳞癌预后更差(P=0.03),治疗原则参考外阴鳞癌。外阴疣状癌肿瘤分化较好,淋巴结转移率较低。早期疣状癌通常可以通过手术获得良好的疗效,目前尚无证据支持放疗在这种病理类型中的应用。此外,外阴原发肿瘤还包括一些更为少见的病理类型,如外阴肉瘤、外阴基底细胞癌和 Merkel 细胞癌等。

第六节
外阴癌放疗流程及实践

一、外阴癌放疗适应证推荐

参考 NCCN 指南(2022 年第 1 版)将外阴癌放疗适应证总结如下:

早期外阴癌原发灶及淋巴引流区术后放疗:对于 T1b~T2 期(≤4cm)的早期外阴癌患者,如原发灶术后病理提示切缘阳性、病理切缘<8mm 和 / 或存在 LVSI,应予原发灶术后放疗。对于其他

局部复发的危险因素,如存在腹股沟淋巴结转移、PNI、肿瘤分化差、肿瘤浸润深度>5mm、多灶病变等,目前原发灶术后放疗的意义尚不明确,应个体化决策。如腹股沟淋巴结切除术后病理提示淋巴结转移数量≥2个,或转移淋巴结存在包膜外侵,应对双侧腹股沟及盆腔区域行术后放(化)疗。

SLN活检发现淋巴结转移的放疗适应证:如果SLN活检提示单个淋巴结微转移(≤2mm),腹股沟淋巴引流区放疗可替代腹股沟淋巴结切除;SLN活检提示转移淋巴结>2mm或存在包膜外侵者,建议行腹股沟淋巴结切除术,如无法行手术切除,建议同步放化疗。

局部晚期外阴癌:应首先明确腹股沟淋巴结是否存在转移。可以手术切除者先行腹股沟淋巴结切除术,根据术后病理确定放疗范围。如未行腹股沟淋巴结切除术,则可与原发灶同期行同步放化疗。放化疗后根据评效结果确定下一步治疗,如达到CR,可随访观察,如仍有肿瘤残余,建议进一步手术切除,不可切除者需进一步补充放疗和/或全身系统治疗或最佳支持治疗。

复发外阴癌的挽救性治疗:对于治疗后出现局部或腹股沟淋巴结复发的患者,如果患者不能接受再次手术且既往未接受过放疗,可选择放疗作为挽救性治疗手段。

二、明确诊断和分期

(一)病理

外阴活检明确病理,对不同部位的可疑病灶尽可能取活检明确,必要时进行蓝染或阴道镜定位,必要时进行免疫组化辅助诊断及HPV检测。

(二)分期

进行详细的体格检查和妇科查体,记录外阴病灶大小、位置、是否多灶、累及范围等,评估宫颈和阴道有无受累,注意有无多灶性鳞状上皮病变,记录腹股沟淋巴结是否受累,对病变可疑累及肛门者需进行肛门和直肠检查。可以拍照记录局部病灶受累情况,便于后续制订放疗计划及与放疗中及放疗后病灶情况对比。参考影像学检查进行临床分期,目前常用的分期为2021年FIGO分期。

(三)影像学检查

首选盆腔增强MRI评估外阴病灶及对周围器官侵犯情况,辅助制订手术及放疗方案。对病灶大、T2期、T3期或怀疑转移的患者推荐PET/CT评估全身情况,也可选择腹盆腔增强CT、胸部CT和浅表淋巴结超声,出现症状或临床怀疑转移者可考虑行其他影像学检查。

(四)实验室检查

治疗前应完善血常规、血生化、凝血功能和感染筛查等常规检查。根据病理类型选择相关的肿瘤标志物,如鳞癌选择鳞状细胞癌抗原(squamous cell cancinoma antigen,SCC)、细胞角蛋白19片段(cytokeratin fragment 19,CYFRA21-1)、癌抗原125(carbohydrate antigen 125,CA125)等,腺癌选择CA125、癌抗原199(carbohydrate antigen 199,CA199)、癌胚抗原(carcinoembryonic antigen,CEA)等。

三、外照射

术后放疗应首先明确伤口愈合情况,建议在伤口充分愈合的情况下尽早开始放疗,一般在术后 6~8 周内开始。

(一) 定位前准备

患者提前练习憋尿和肠道排空。外阴癌放疗无需使膀胱过度充盈,定位前适当充盈膀胱,排空直肠,需要时口服适量含肠道显影剂的饮用水,定位前可利用超声检查观察膀胱充盈程度,并适当调整饮水量和间隔时间。每次治疗时均采用同样方法饮水,以保持良好的重复性。便秘患者通过饮食、药物、辅助手段养成每日排便习惯。

阴道可以放置显影标记物,但如果计划行 MRI 定位或影像能够分辨阴道黏膜则无需放置标记物。

(二) 盆腔 CT/MRI 定位

穿宽松内裤、薄上衣,仰卧位,双手交叉置于胸前,使用热塑网或真空垫进行体位固定。传统采用"蛙腿"体位进行定位和治疗,以减少大腿内侧皮肤和组织的照射剂量。随着 IMRT 技术的应用及发展,各中心可根据具体情况选择合适的体位和固定装置,以确保双腿适当分开,同时应注意双腿外展距离要符合定位和治疗设备的空间要求。各中心可根据情况决定外阴部位是否需要组织补偿。

CT 模拟机下增强扫描定位,扫描层厚 5mm,扫描范围包括 T10 椎体上缘至坐骨结节下 5cm。对造影剂过敏或肾功能不全者,采用平扫 CT 定位。建议有条件的中心可同时行 MRI 定位,与定位 CT 图像融合后帮助确定靶区位置。定位时需注意膀胱充盈程度及肠道位置,必要时需重新定位。

放疗期间观察外阴肿瘤退缩情况,并进行常规的图像引导,如锥形束 CT(cone beam computed tomography,CBCT),判断内部组织器官活动情况,必要时重新进行定位制订放疗计划,改野后再行放疗。

(三) 外照射靶区定义

鉴于 IMRT 可以更好地保护危及器官,减少放疗相关不良反应,建议采用 IMRT 技术,但需要保证靶区勾画的准确性和放疗的可重复性。外照射靶区定义和勾画主要参考外阴癌靶区勾画共识(2016 年版)及 NCCN 指南(2022 年第 1 版)。

1. 淋巴引流区的定义　目前腹股沟区血管周围淋巴分布的规律仍需进一步研究,对腹股沟淋巴结的勾画尚无统一的推荐意见,由于大部分肿大淋巴结位于股血管的内侧和前内侧,靶区勾画时不应简单地对腹股沟区血管进行三维均匀外扩,推荐股血管的外扩范围是:前内侧 ≥35mm;前侧 ≥23mm;前外侧 ≥25mm;内侧 ≥22mm。腹股沟淋巴引流区的勾画范围建议如下:上界为髂外动脉离开骨盆的层面;下界为隐静点下 2cm 或股骨小转子水平;前界为缝匠肌的前缘;后界为股内侧肌前缘;内侧界为耻骨肌或血管内侧 2.5~3cm;外侧界为缝匠肌和股直肌内侧边界。由于股动脉后方或外侧未见淋巴结复发,因此无需在这些区域的血管外追加额外的照射范围。

双侧髂内、髂外、闭孔淋巴引流区的勾画均应包括血管周围 7mm 边界，并根据解剖结构进行调整以减少骨和肌肉结构照射剂量。髂外及髂内淋巴引流区的上界为髂总血管分叉处（约为 L5/S1 水平），髂外淋巴引流区的下界为腹股沟淋巴引流区上界，髂内淋巴引流区的下界为肛提肌汇入闭孔内肌水平（也有定义认为下界为髂内血管向外侧走行即将离开盆腔的层面/尾骨肌、坐骨棘上缘或子宫动静脉层面上缘）；闭孔淋巴引流区的上界为闭孔动脉出现的水平，下界为闭孔动脉离开盆腔进入闭孔管水平。

部分情况下临床靶体积（clinical target volume，CTV）需要包括髂总、骶前以及直肠系膜区淋巴引流区。髂总淋巴引流区应的勾画应包括髂总动脉周围 7mm 边界，并根据骨、肌肉等调整勾画范围。其上界为腹主动脉分叉水平。骶前淋巴引流区的上界为 S1 水平，下界为 S3 水平，外侧界为骶髂关节，前界为直肠系膜，后界为椎体及骶骨前缘。直肠系膜区上界应为直乙交界水平，下界为肛提肌与直肠交界水平，外侧界为肛提肌和髂内淋巴引流区，前界为阴道、宫颈和子宫后壁，后界为骶前淋巴引流区前界。

2. 新辅助或根治性放疗靶区定义　大体肿瘤体积（gross tumor volume，GTV）：包括定位影像上可见的原发灶（primary gross tumor volume，GTVp）和转移淋巴结（nodal gross tumor volume，GTVnd）。影像学判断可疑转移的淋巴结也应包括在 GTVnd 内。

CTV：分为 CTV1（GTVp 及周围未受侵的正常外阴组织和邻近软组织）和 CTV2（盆腔和双侧腹股沟淋巴引流区）。

（1）对于病变局限于外阴的患者，CTV 应包括全部外阴以及双侧腹股沟、髂内、髂外、闭孔淋巴引流区。对于病变范围超过外阴但未侵犯周围器官的患者，CTV 应包括全部外阴及原发灶周围 1cm 范围。如患者存在 LVSI、卫星灶或其他危险因素，CTV 范围可适当扩大。

（2）如病变侵及阴道，CTV 应包括肿瘤原发灶及距肿瘤近端至少 3cm 的阴道范围，如果无法确定肿瘤侵及阴道的范围或存在 LVSI，则 CTV 应包括全部阴道。对于侵及近段阴道后壁的肿瘤应酌情进行骶前淋巴结的照射。

（3）如病变侵及肛门、肛管、膀胱或直肠，CTV 应包含大体肿瘤及至少 2cm 受累器官（肛门直肠或膀胱）。对于侵及肛门、肛管或直肠的肿瘤，虽然靶区勾画共识认为 CTV 应包括直肠周围（包括直肠系膜区）以及骶前淋巴结（来自骶骨 S1~S3），但在临床中直肠系膜区淋巴结转移概率极低，一般不进行预防照射，仅在明确出现直肠周围淋巴结转移时将直肠系膜区勾画入 CTV。

（4）如肿瘤位于尿道口周围，则 CTV 还应包括至少 2cm 的尿道，如病变侵及尿道中段或近端，则 CTV 应包括整个尿道以及膀胱颈。如肿瘤位于阴蒂周围，则 CTV 还应包括至少 2cm 的阴蒂周围组织，或包括阴蒂悬韧带。一般情况 CTV 应勾画至皮肤下 3mm。当存在皮肤受侵的情况下，可适当采用组织补偿以避免皮肤照射剂量不足的问题，或者根据各中心情况在制订计划时适当给予表浅部位推量。

计划靶体积（planning target volume，PTV）：根据周围器官移动及各中心摆位误差和治疗机精度分别对 CTV 进行外扩。

3. 术后放疗靶区定义　参考 NCCN 指南(2022 年第 1 版)及 GOG 系列研究和 GROINSS 系列研究,术后放疗应根据外阴癌原发灶术后放疗指征和腹股沟及盆腔区域放疗指征确定靶区范围。应注意影像学检查有无可疑转移的淋巴结,如有则需要勾画入 GTVnd。原发灶术后放疗 CTV 需要包括全部瘤床,对于存在切缘阳性或病理窄切缘的患者,CTV 范围应包括全部切缘周围 2cm 范围。必要时可对高危区域进行剂量推量。腹股沟及盆腔区域放疗 CTV 包括双侧腹股沟、髂内、髂外、闭孔淋巴引流区。

对于未行腹股沟淋巴结切除而进行 SLN 的早期患者,SLN 活检阴性,CTV 不需要包括腹股沟淋巴引流区;SLN 活检提示单个淋巴结微转移(≤2mm),CTV 包括腹股沟淋巴引流区;SLN 活检提示转移淋巴结>2mm 或存在包膜外侵者,无法行腹股沟淋巴结切除术,CTV 需要包括双侧腹股沟、髂内、髂外、闭孔淋巴引流区。

(四) 外照射剂量

参考 NCCN 指南(2022 年第 1 版)和 FIGO 指南(2021 年),EBRT 剂量推荐如下:

外阴原发灶:60~70Gy;

术后原发灶瘤床(切缘阴性):45~50Gy;

术后原发灶瘤床(切缘阳性或窄切缘):54~60Gy;

术后腹股沟及盆腔区域(转移淋巴结无包膜外侵犯,无病灶残留):45~50Gy(镜下微小转移:50Gy);

术后腹股沟及盆腔区域(转移淋巴结伴包膜外侵犯,无病灶残留):54~64Gy(多个转移淋巴结或伴包膜外侵犯:60Gy);

转移淋巴结(无法切除或术后有病灶残留):60~70Gy;

SLN 活检提示淋巴结 ≤2mm:50Gy(参考 GROINSS 系列研究,NCCN 未对此类患者剂量给予相关建议)。

(五) 危及器官剂量

参考表 2-7-1。

第七节
外阴癌放疗靶区勾画实例

一、外阴癌术后放疗靶区勾画实例

【病史摘要】

患者,女性,56 岁,因"发现外阴白斑 20 年,外阴癌术后 1 个月余"就诊。

患者20年前发现外阴部皮肤散发小斑块状色素脱失,伴瘙痒,无其他不适,未在意。6个月余前发现外阴多处皮肤破溃,伴疼痛,使用外用药膏无明显缓解。就诊于外院,取外阴肿物活检,病理示高分化鳞癌,后就诊我院。完善妇科查体:外阴左侧大阴唇见30mm×50mm溃疡状质硬肿物,尿道及肛门未见明显侵犯,双侧小阴唇可见色素脱失。阴道畅,宫颈萎缩,表面光滑。子宫萎缩,前位,质中,活动,无压痛。双附件未及异常。我院病理会诊:(外阴活检)高分化鳞癌。盆腔MRI:左侧大阴唇增厚,较厚处约7mm,向上达小阴唇;盆腔、双侧髂血管旁未见肿大淋巴结,双侧腹股沟可见多发小淋巴结,较大约6mm×5mm;考虑左侧大阴唇增厚符合外阴癌表现,累及小阴唇可能大。腹盆增强CT:外阴肿物,具体参考MRI;双腹股沟多发小淋巴结,观察;余未见转移征象。胸部平扫CT未见转移征象。浅表淋巴结超声:双侧腹股沟区多发小淋巴结。1个月余前行腹腔镜探查+双侧腹股沟淋巴结切除+广泛外阴切除术,术后病理:(广泛外阴切除标本):外阴高分化鳞癌,大小30mm×22mm×8mm;癌组织间质浸润深度8mm;癌组织距离内侧切缘最近处2mm;未见脉管癌栓;可见神经侵犯;癌组织未侵及阴蒂;上、下、左、右及底切缘均未见癌累及;腹股沟淋巴结转移(左腹股沟2/6,右腹股沟0/5),转移灶最大径4mm,未见被膜外侵犯;肿瘤病理分期:pT1bN1a。术后复查盆腔MRI:外阴广泛切除术后改变,外阴皮肤稍增厚,左侧为著,增强部分强化;盆腔、双侧髂血管旁及腹股沟区未见肿大淋巴结。腹盆增强CT、胸部平扫CT及浅表淋巴结超声未见转移征象。患者术后恢复可,切口愈合可,考虑肿物距内侧切缘较近,拟行术后放疗入我科。

既往史、个人史无特殊。

【诊断思路】

外阴癌肿瘤>2cm且间质浸润深度>1mm,T分期为T1b,腹股沟区2个淋巴结转移,且<5mm,N分期为N1a,2021年FIGO分期为ⅢA期。诊断:外阴高分化鳞癌术后pT1bN1aM0(AJCC 8th)ⅢA期(2021年FIGO分期)。

【治疗思路】

患者外阴癌术后切缘2mm(<8mm),为近切缘,且浸润深度8mm(>1mm),需要行原发灶术后瘤床放疗,腹股沟区2个转移淋巴结,需要行双侧腹股沟及盆腔淋巴引流区放疗。

【诊疗计划】

术后放疗:VMAT,10MV-X线,具体处方剂量:95%PTV1 55Gy/95%PTV2 50Gy/25f。

【靶区勾画说明】

1. CTV1　全部瘤床及全部切缘周围外放2cm。
2. CTV2　双侧腹股沟、髂内、髂外、闭孔淋巴引流区。
3. PTV　根据周围器官移动及各中心摆位误差和治疗机精度分别对CTV进行外扩。

【外照射靶区示例】(图 5-7-1~ 图 5-7-9)

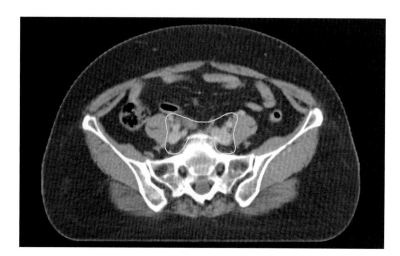

图 5-7-1
髂总动脉分为髂内、髂外动脉
层面
⬛ CTV2

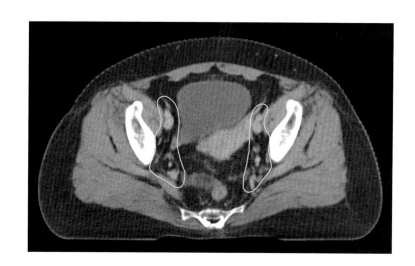

图 5-7-2
骶 3、骶 4 椎体交界层面
⬛ CTV2

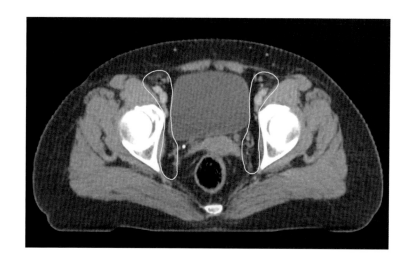

图 5-7-3
髂外淋巴引流区下界层面
⬛ CTV2

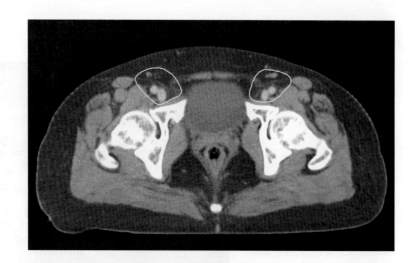

图 5-7-4
耻骨联合上方 1.5cm 层面
CTV2

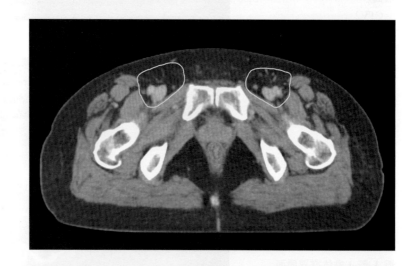

图 5-7-5
耻骨联合上缘层面
CTV2

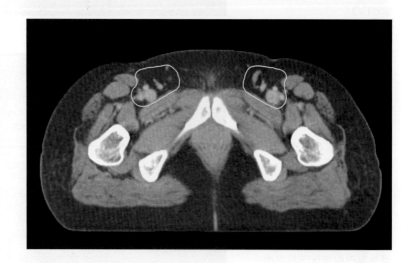

图 5-7-6
耻骨联合下缘层面
CTV2

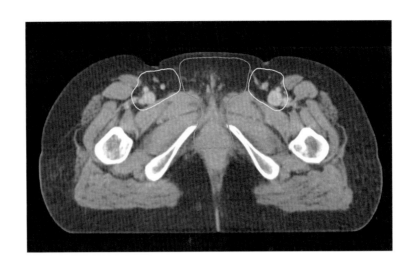

图 5-7-7
CTV1 上界层面
▊CTV1 ▒CTV2

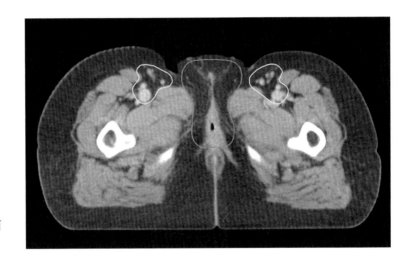

图 5-7-8
腹股沟淋巴引流区下界层面
▊CTV1 ▒CTV2

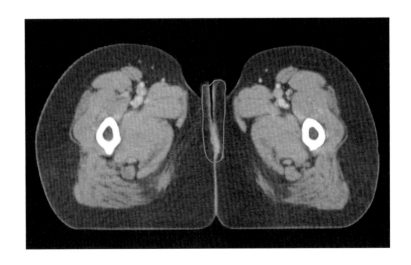

图 5-7-9
CTV1 下界层面
▊CTV1

二、外阴癌根治性放疗靶区勾画实例

【病史摘要】

患者,女性,65 岁,因"外阴瘙痒 10 年,加重 4 个月,发现外阴肿物 3 个月"就诊。

患者近 10 年间断外阴瘙痒,未予重视,4 个月前外阴瘙痒加重,外用药膏效果不佳,3 个月前发现外阴肿物并逐渐增大,就诊我院,妇科查体:右侧小阴唇萎缩未见,左侧小阴唇 5mm,双侧大小阴唇色素脱失,双侧大阴唇下 1/4 及会阴后联合可见溃疡样质硬肿物,大小约 50mm,下缘邻近肛门;阴道通畅,阴道口 4 点~7 点可见质硬肿物,向阴道内累及长约 2~3cm;宫颈萎缩,宫体前位,萎缩,质中,活动度好,规则,无压痛;双附件未触及肿物;三合诊:直肠黏膜光滑。外阴肿物活检病理:中分化鳞癌。完善分期检查,盆腔 MRI:外阴占位,大小约 42mm×23mm,向上累及阴道下段,前缘侵犯尿道后壁,累及外阴及肛周皮肤,部分突出皮肤外,与肛门内括约肌分界尚清,与肛门外括约肌分界欠清,肛门外括约肌受累不除外;双侧腹股沟多发淋巴结,较大约 15mm×11mm,考虑转移可能大。腹盆增强 CT:外阴占位,具体参考 MRI 报告;腹股沟多发淋巴结肿大,不除外转移;余检查未见转移征象。胸部平扫 CT 未见转移征象。浅表淋巴结超声:双侧腹股沟区多发淋巴结,右侧考虑转移,左侧性质待定。肿瘤标志物:SCC 1.9ng/mL。

既往史:高血压 10 年,血压最高 170/110mmHg,既往服用施慧达、吲达帕胺治疗,血压控制可。

个人史无特殊。

【诊断思路】

外阴癌侵犯下 1/3 阴道、尿道,肛门外括约肌受累不除外,T 分期为 T2,腹股沟区多发淋巴结转移,至少 2 个转移淋巴结且短径均超过 5mm,N 分期为 N2b,2021 年 FIGO 分期为ⅢB 期。诊断:外阴中分化鳞癌 cT2N2bM0(AJCC 8th)ⅢB 期(2021 年 FIGO 分期)。

【治疗思路】

患者为局部晚期外阴鳞癌,根据 NCCN 指南(2022 年第 1 版),首选同步放化疗联合手术的综合治疗模式,应首先明确腹股沟淋巴结是否存在转移,因患者拒绝腹股沟淋巴结切除术,且影像学检查符合腹股沟转移淋巴结诊断标准,选择行盆腔及双侧腹股沟淋巴引流区的放化疗,放化疗后根据评效结果确定有无残留病灶,决定后续是否需要手术治疗。

【诊疗计划】

同步放化疗后多学科会诊,评估是否联合手术治疗。① EBRT:VMAT,10MV-X 线,具体处方剂量:95% PGTVnd+95% PGTVp 60Gy/25f,95% PTV1+95% PTV2 45Gy/25f,25 次后给予残留病灶局部加量:95% PGTVp-res 6Gy/3f,期间根据肿瘤退缩情况进行重新定位、勾画靶区和制订计划。② BT:EBRT 完成后开始 BT,BT 前复查 MRI 并行妇科查体,阴道肿物明显缩退,阴道壁较前变软,CT 图像引导下三维 BT 计划,HDR Ir192 多通道施源器给予阴道下段补量,阴道黏膜下 0.5cm 剂量 12Gy/2f(EQD2 剂量 16Gy,总放疗剂量 76Gy,注意外照射接野)。③化疗:顺铂 40mg/m²,每周一次。④手术:同步放化疗后 6 周,外阴局部病灶达到 cCR,病理学活检证实有癌细胞残留,多学科会诊后认为腹股沟淋巴结超声检查未见残留,放疗后达到 cCR,再行手术切除创伤较大,建议仅行外阴局灶切除。

【靶区勾画说明】

1. GTVp　定位影像上可见的原发灶;GTVp-res 为外照射后外阴残留病灶(除阴道外的其他残留病灶)。

2. GTVnd　包括影像学判断可疑转移的腹股沟淋巴结。

3. CTV1　① GTVp 和周围未受侵的正常外阴和邻近软组织;②受累阴道及距肿瘤远端至少 3cm 的阴道;③受累尿道、肛门及距肿瘤远端至少 2cm 的尿道和肛门、肛管或直肠;④皮肤:受累皮肤适当外扩。

4. CTV2　双侧腹股沟、髂内、髂外、闭孔及部分骶前淋巴引流区。

5. PTV　根据周围器官移动及各中心摆位误差和治疗机精度分别对 CTV 进行外扩。

【外照射靶区示例】(图 5-7-10~ 图 5-7-21)

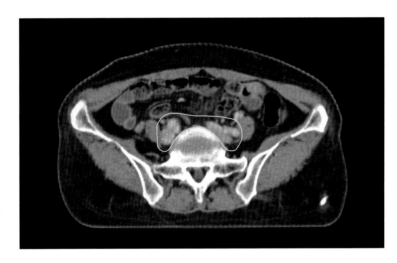

图 5-7-10
髂总动脉分为髂内、髂外动脉层面
▨ CTV2

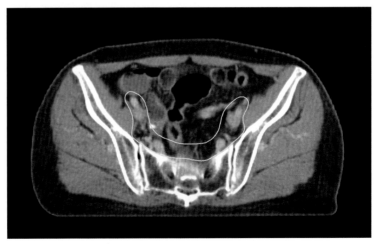

图 5-7-11
骶 1、骶 2 椎体交界层面
▨ CTV2

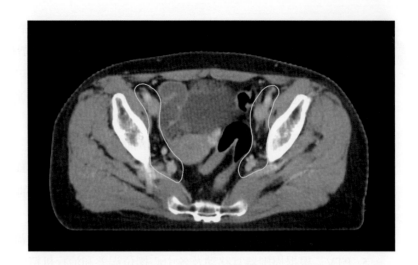

图 5-7-12
梨状肌出现层面
▨ CTV2

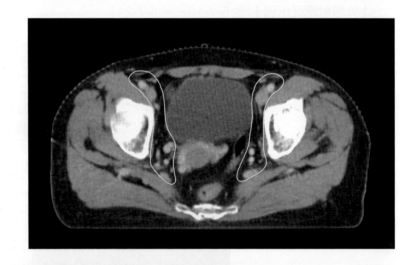

图 5-7-13
髂外、髂内淋巴引流区下界
层面
▨ CTV2

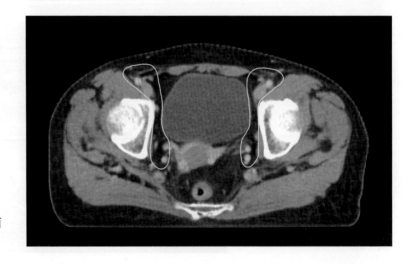

图 5-7-14
腹股沟淋巴引流区上界层面
▨ CTV2

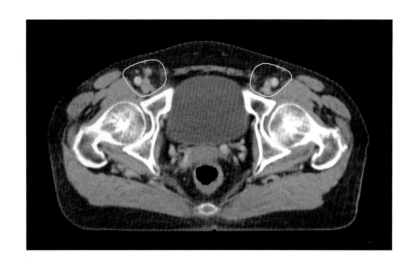

图 5-7-15
耻骨联合上方 1.5cm 层面
CTV2

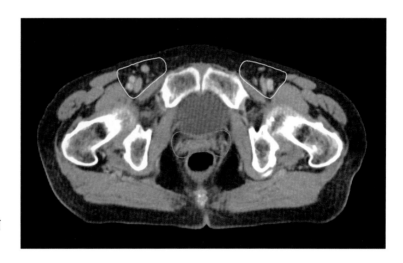

图 5-7-16
耻骨联合上缘、CTV1 上界层面
CTV1　　CTV2

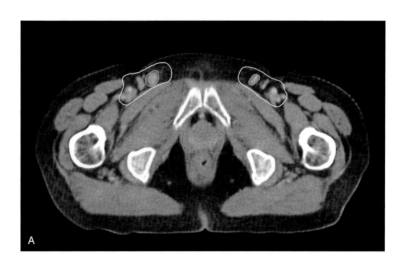

A

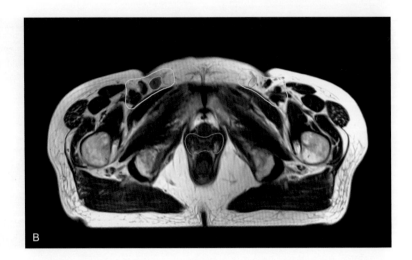

图 5-7-17
腹股沟转移淋巴结层面
A. CT；B. MRI。
■ CTV1　■ CTV2
■ 腹股沟转移淋巴结

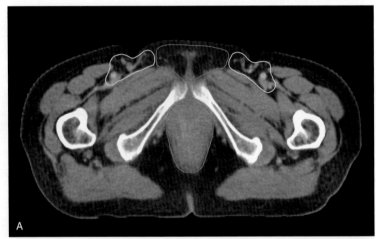

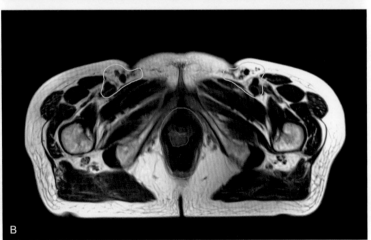

图 5-7-18
耻骨联合下缘层面
A. CT；B. MRI。
■ CTV1　■ CTV2　■ GTVp

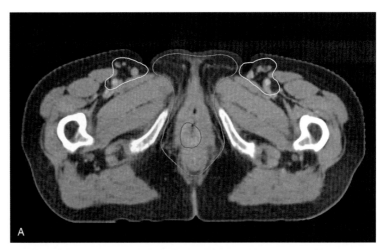

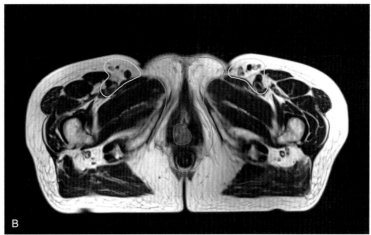

图 5-7-19
腹股沟淋巴引流区下界层面
A. CT；B. MRI。
■CTV1　CTV2　■GTVp

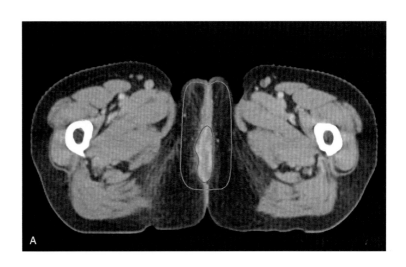

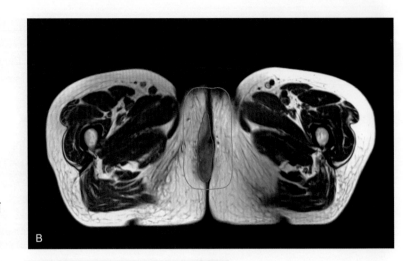

图 5-7-20
外阴病灶（GTVp）下界层面
A. CT；B. MRI。
▨CTV1 ▨GTVp

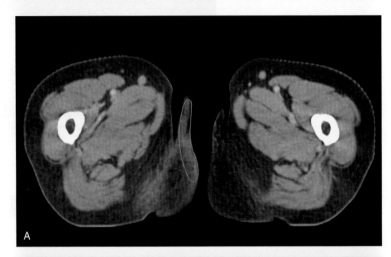

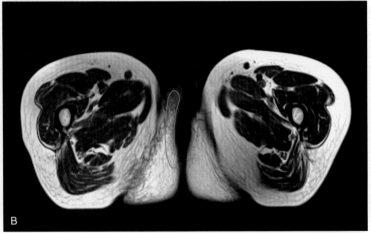

图 5-7-21
外阴（CTV1）下界层面
A. CT；B. MRI。
▨CTV1

参考文献

1. Hampl M, Deckers-Figiel S, Hampl JA, et al. New aspects of vulvar cancer: changes in localization and age of onset. Gynecol Oncol, 2008, 109 (3): 340-345.

2. Faber MT, Sand FL, Albieri V, et al. Prevalence and type distribution of human papillomavirus in squamous cell carcinoma and intraepithelial neoplasia of the vulva. Int J Cancer, 2017, 141 (6): 1161-1169.

3. Eva LJ, Ganesan R, Chan KK, et al. Differentiated-type vulval intraepithelial neoplasia has a high-risk association with vulval squamous cell carcinoma. Int J Gynecol Cancer, 2009, 19 (4): 741-744.

4. Woelber L, Eulenburg C, Grimm D, et al. The risk of contralateral non-sentinel metastasis in patients with primary vulvar cancer and unilaterally positive sentinel node. Ann Surg Oncol, 2016, 23 (8): 2508-2514.

5. Coleman RL, Ali S, Levenback CF, et al. Is bilateral lymphadenectomy for midline squamous carcinoma of the vulva always necessary？ an analysis from Gynecologic Oncology Group (GOG) 173. Gynecol Oncol, 2013, 128 (2): 155-159.

6. Homesley HD, Bundy BN, Sedlis A, et al. Radiation therapy versus pelvic node resection for carcinoma of the vulva with positive groin nodes. Obstet Gynecol, 1986, 68 (6): 733-740.

7. Homesley HD, Bundy BN, Sedlis A, et al. Prognostic factors for groin node metastasis in squamous cell carcinoma of the vulva (a gynecologic oncology group study). Gynecol Oncol, 1993, 49 (3): 279-283.

8. Mahner S, Jueckstock J, Hilpert F, et al. Adjuvant therapy in lymph node-positive vulvar cancer: the AGO-CaRE-1 study. J Natl Cancer Inst, 2015, 107 (3): dju426.

9. Rydzewski NR, Kanis MJ, Donnelly ED, et al. Role of adjuvant external beam radiotherapy and chemotherapy in one versus two or more node-positive vulvar cancer: a national cancer database study. Radiother Oncol, 2018, 129 (3): 534-539.

10. Xanthopoulos EP, Grover S, Puri PM, et al. Survival benefit of adjuvant radiation therapy in node-positive vulvar cancer. Am J Clin Oncol, 2018, 41 (9): 845-850.

11. Woelber L, Eulenburg C, Choschzick M, et al. Prognostic role of lymph node metastases in vulvar cancer and implications for adjuvant treatment. Int J Gynecol Cancer, 2012, 22 (3): 503-508.

12. Parthasarathy A, Cheung MK, Osann K, et al. The benefit of adjuvant radiation therapy in single-node-positive squamous cell vulvar carcinoma. Gynecol Oncol, 2006, 103 (3): 1095-1099.

13. Swanick CW, Eifel PJ, Huo J, et al. Challenges to delivery and effectiveness of adjuvant radiation therapy in elderly patients with node-positive vulvar cancer. Gynecol Oncol, 2017, 146 (1): 87-93.

14. Serre E, Raimond E, Diguisto C, et al. Inguino-femoral radiotherapy in vulvar squamous cell carcinoma: clues to revised indications in patients with only one intracapsular lymph node metastasis. Acta Oncol, 2020, 59 (5): 518-524.

15. Fons G, Groenen SM, Oonk MH, et al. Adjuvant radiotherapy in patients with vulvar cancer and one intra capsular lymph node metastasis is not beneficial. Gynecol Oncol, 2009, 114 (2): 343-345.

16. van der Velden J, Pleunis N, Barlow E, et al. Radiotherapy is not indicated in patients with vulvar squamous cell carcinoma and only one occult intracapsular groin node metastasis. Gynecol Oncol, 2021, 160 (1): 128-133.

17. Oonk MH, van Hemel BM, Hollema H, et al. Size of sentinel-node metastasis and chances of non-sentinel-node involvement and survival in early stage vulvar cancer: results from GROINSS-V, a multicentre observational study. Lancet Oncol, 2010, 11 (7): 646-652.

18. Van der Zee AG, Oonk MH, De Hullu JA, et al. Sentinel node dissection is safe in the treatment of early-stage vulvar cancer. J Clin Oncol, 2008, 26 (6): 884-889.

19. Te Grootenhuis NC, van der Zee AG, van Doorn HC, et al. Sentinel nodes in vulvar cancer: long-term follow-up of the groningen international study on sentinel nodes in vulvar cancer (GROINSS-V) I. Gynecol Oncol, 2016, 140 (1): 8-14.

20. Slomovitz B, Oonk M, Monk BJ, et al. Validation of sentinel lymph biopsy in patients with early stage vulvar cancer: a prospective trial of 1552 women (GROINSS- VII/GOG270). Gynecologic Oncology, 2020, 159: 2-3.

21. Hata M, Omura M, Koike I, et al. Role of radiotherapy as curative treatment of extramammary Paget's disease. Int J Radiat Oncol Biol Phys, 2011, 80 (1): 47-54.

22. Gill BS, Bernard ME, Lin JF, et al. Impact of adjuvant chemotherapy with radiation for node-positive vulvar cancer: a national cancer data base (NCDB) analysis. Gynecol Oncol, 2015, 137 (3): 365-372.

23. Stehman FB, Bundy BN, Thomas G, et al. Groin dissection versus groin radiation in carcinoma of the vulva: a gynecologic oncology group study. Int J Radiat Oncol Biol Phys, 1992, 24 (2): 389-396.

24. Te Grootenhuis NC, Pouwer AW, de Bock GH, et al. Margin status revisited in vulvar squamous cell carcinoma. Gynecol Oncol, 2019, 154 (2): 266-275.

25. Bogani G, Cromi A, Serati M, et al. Predictors and patterns of local, regional, and distant failure in squamous cell carcinoma of the vulva. Am J Clin Oncol, 2017, 40 (3): 235-240.

26. Yang J, Delara R, Ghaith S, et al. Tumor-free margins and local recurrence in squamous cell carcinoma of the vulva. Gynecol Oncol, 2020, 158 (3): 555-561.

27. Pleunis N, Leermakers MEJ, van der Wurff AA, et al. Surgical margins in squamous cell carcinoma, different for the vulva？. Eur J Surg Oncol, 2018, 44 (10): 1555-1561.

28. Te Grootenhuis NC, Pouwer AW, de Bock GH, et al. Prognostic factors for local recurrence of squamous cell carcinoma of the vulva: a systematic review. Gynecol Oncol, 2018, 148 (3): 622-631.

29. Chapman BV, Gill BS, Viswanathan AN, et al. Adjuvant radiation therapy for margin-positive vulvar squamous cell carcinoma: defining the ideal dose-response using the national cancer data base. Int J Radiat Oncol Biol Phys, 2017, 97 (1): 107-117.

30. Ignatov T, Eggemann H, Burger E, et al. Adjuvant radiotherapy for vulvar cancer with close or positive surgical margins. J Cancer Res Clin Oncol, 2016, 142 (2): 489-495.

31. Montana GS, Thomas GM, Moore DH, et al. Preoperative chemo-radiation for carcinoma of the vulva with N2/N3 nodes: a Gynecologic oncology group study. International Journal of Radiation Oncology*Biology*Physics, 2000, 48 (4): 1007-1013.

32. Moore DH, Thomas GM, Montana GS, et al. Preoperative chemoradiation for advanced vulvar cancer: a phase II study of the Gynecologic Oncology Group. Int J Radiat Oncol Biol Phys, 1998, 42 (1): 79-85.

33. Moore DH, Ali S, Koh WJ, et al. A phase II trial of radiation therapy and weekly cisplatin chemotherapy for the treatment of locally-advanced squamous cell carcinoma of the vulva: a Gynecologic oncology group study. Gynecol Oncol, 2012, 124 (3): 529-533.

34. Russell AH, Mesic JB, Scudder SA, et al. Synchronous radiation and cytotoxic chemotherapy for locally advanced or recurrent squamous cancer of the vulva. Gynecol Oncol, 1992, 47 (1): 14-20.

35. Koh WJ, Chiu M, Stelzer KJ, et al. Femoral vessel depth and the implications for groin node radiation. Int J Radiat Oncol Biol Phys, 1993, 27 (4): 969-974.

36. Sebag-Montefiore DJ, McLean C, Arnott SJ, et al. Treatment of advanced carcinoma of the vulva with chemoradiotherapy-can exenterative surgery be avoided？. Int J Gynecol Cancer, 1994, 4 (3): 150-155.

37. Landoni F, Maneo A, Zanetta G, et al. Concurrent preoperative chemotherapy with 5-fluorouracil and mitomycin C and radiotherapy (FUMIR) followed by limited surgery in locally advanced and recurrent vulvar carcinoma. Gynecol Oncol, 1996, 61 (3): 321-327.

38. Mak RH, Halasz LM, Tanaka CK, et al. Outcomes after radiation therapy with concurrent weekly platinum-based chemotherapy or every-3-4-week 5-fluorouracil-containing regimens for squamous cell carcinoma of the vulva. Gynecol Oncol, 2011, 120 (1): 101-107.

39. Tans L, Ansink AC, van Rooij PH, et al. The role of chemo-radiotherapy in the management of locally advanced carcinoma of the vulva: single institutional experience and review of literature. Am J Clin Oncol, 2011, 34 (1): 22-26.

40. Beriwal S, Shukla G, Shinde A, et al. Preoperative intensity modulated radiation therapy and chemotherapy for locally advanced vulvar carcinoma: analysis of pattern of relapse. Int J Radiat Oncol Biol Phys, 2013, 85 (5): 1269-1274.

41. Rao YJ, Chundury A, Schwarz JK, et al. Intensity modulated radiation therapy for squamous cell carcinoma of the vulva: treatment technique and outcomes. Adv Radiat Oncol, 2017, 2 (2): 148-158.

42. Richman AH, Vargo JA, Ling DC, et al. Dose-escalated intensity modulated radiation therapy in patients with locally-advanced vulvar cancer-does it increase response rate？. Gynecol Oncol, 2020, 159 (3): 657-662.

43. Rishi A, Rollins M, Ahmed KA, et al. High-dose intensity-modulated chemoradiotherapy in vulvar squamous cell carcinoma: outcome and toxicity. Gynecol Oncol, 2020, 156 (2): 349-356.

44. Forner DM, Mallmann P. Neoadjuvant and definitive chemotherapy or chemoradiation for stage Ⅲ and Ⅳ vulvar cancer: A pooled Reanalysis. Eur J Obstet Gynecol Reprod Biol, 2017, 212: 115-118.

45. Natesan D, Hong JC, Foote J, et al. Primary Versus Preoperative Radiation for Locally Advanced Vulvar Cancer. Int J Gynecol Cancer, 2017, 27 (4): 794-804.

46. Rao YJ, Chin RI, Hui C, et al. Improved survival with definitive chemoradiation compared to definitive radiation alone in squamous cell carcinoma of the vulva: a review of the National Cancer Database. Gynecol Oncol, 2017, 146 (3): 572-579.

47. Woelber L, Eulenburg C, Kosse J, et al. Predicting the course of disease in recurrent vulvar cancer-a subset analysis of the AGO-CaRE-1 study. Gynecol Oncol, 2019, 154 (3): 571-576.

48. Thomas G, Dembo A, DePetrillo A, et al. Concurrent radiation and chemotherapy in vulvar carcinoma. Gynecol Oncol, 1989, 34 (3): 263-267.

49. Piura B. Management of primary melanoma of the female urogenital tract. Lancet Oncol, 2008, 9 (10): 973-981.

50. Sinasac SE, Petrella TM, Rouzbahman M, et al. Melanoma of the Vulva and Vagina: Surgical Management and Outcomes Based on a Clinicopathologic Reviewof 68 Cases. J Obstet Gynaecol Can, 2019, 41 (6): 762-771.

51. Tolia M, Tsoukalas N, Sofoudis C, et al. Primary extramammary invasive Paget's vulvar disease: what is the standard, what are the challenges and what is the future for radiotherapy？. BMC Cancer, 2016, 16: 563.